Depression Q&A

for general practitioners treating patients
with lifestyle-related diseases.

生活習慣病に合併したうつ病を診る
実地臨床医のための

うつ病診療Q&A

監修：**上島 国利** 昭和大学名誉教授

アルタ出版

監修者の序

近年，さまざまな疫学研究において，高血圧や虚血性心疾患，糖尿病，高脂血症などの生活習慣病にうつ状態・うつ病が高頻度に合併することが示されている。生活習慣病にうつが合併する生物学的な機序の詳細はまだ十分に解明されているわけではないが，免疫機能や神経内分泌の異常，炎症など一部に共通した病態背景を有していることから相互に発症リスクを高め，それぞれの病態に悪影響を及ぼしていると推察されている。加えて，生活習慣病にうつが合併すると，身体活動性の減少や不摂生な食生活，喫煙や飲酒の増加を招くほか，生活習慣病治療薬に対するアドヒアランスが低下するなど，ネガティブな心理行動が引き起こされ，生活習慣病の病態をいっそう悪化させる要因になると考えられる。このように生活習慣病に合併するうつ病を適切に治療することは，生活習慣病を良好にコントロールするうえで非常に重要といえる。

一方で，国内外の調査から，プライマリケアなどの一般診療科を訪れるうつ病患者の多くが正しくうつ病と診断されていないことが明らかになっており，このことは生活習慣病に合併するうつ病の多くが見逃され，適切に治療されていない現状を示唆している。生活習慣病を診る一般臨床医においても，治療を含めたうつ病の診療スキルを高めること，あるいは治療は行わないまでもうつ病を適切に診断して精神科専門医へとつなげる橋渡し的な役割を担うことが求められるようになっている。

このような現状を鑑み，生活習慣病を診る一般臨床医の先生方のうつ病診療スキルの向上を図ることを目的に本書は企画された。本書では，生活習慣病に合併するうつ病の影響と治療意義について豊富なエビデンスデータを示すとともに，実際のうつ病診療で抱くと思われる疑問点についてQ＆A形式によりわかりやすく解説した。また，循環器疾患，脳血管障害，糖尿病・代謝性疾患，呼吸器疾患，慢性疼痛の各領域のエキスパートが合併するうつ病をどのように診ているかをインタビュー形式の読み物として掲載したことも本書の特色の1つである。

本書が，生活習慣病を診る一般臨床医にとって，合併するうつ病診療の一助になれば幸いである。

なお，本書の刊行に際してはアルタ出版の松尾次郎氏の協力に負うところが多かった。氏は多数の参考文献を丹念に参照し，読者が理解しやすいよう図表を工夫された。氏の熱意と学問的見識が監修者にとって非常に助けになった。心からの御礼を申し上げたい。

2016年6月
昭和大学名誉教授
上島 国利

目次

監修者の序 ... 3

精神科医からのメッセージ うつ病治療に対する誤解を解く ... 13
上島 国利　昭和大学名誉教授

- 一般臨床医がうつ病を診る必要はありますか？ ... 14
- うつ症状が認められたらすぐにうつ病治療を行ってもよいのですか？ ... 15
- 抗うつ薬はリスクの高い薬剤ではないのですか？ ... 16
- ベンゾジアゼピン系抗不安薬でうつ病の症状を改善できますか？ ... 17
- 抗うつ薬は症状が改善されればすぐに中止してよいのですか？ ... 18

生活習慣病を診るエキスパートは合併するうつ病をどのように診ているか ... 19

循環器疾患診療エキスパートのうつ病診療アプローチ ... 20
北村 哲也　鈴鹿中央総合病院 循環器内科 診療部長

脳血管障害診療エキスパートのうつ病診療アプローチ ... 24
橋本 洋一郎　熊本市民病院 首席診療部長・神経内科部長

糖尿病・代謝性疾患診療エキスパートのうつ病診療アプローチ ... 28
荒木 厚　東京都健康長寿医療センター 内科総括部長（糖尿病・代謝・内分泌内科）

呼吸器疾患診療エキスパートのうつ病診療アプローチ ... 32
千田 一嘉　国立長寿医療研究センター 呼吸器科／治験・臨床研究推進センター 治験・臨床研究推進部 臨床研究企画室長

慢性疼痛診療エキスパートのうつ病診療アプローチ ... 36
紺野 愼一　福島県立医科大学医学部 整形外科学講座 教授

生活習慣病に合併するうつ病に関する Executive Summary ... 41

生活習慣病に合併するうつ病に対する診断・治療アプローチ ... 57

生活習慣病におけるうつ病の合併頻度と予後への影響 ... 58
- 慢性身体疾患に合併するうつ病の頻度はどのくらいですか？ ... 58
- プライマリケアにおける慢性身体疾患患者のうつ病合併頻度はどのくらいですか？ ... 59
- 慢性身体疾患はうつ病の発症リスクを高めますか？ ... 60
- うつ病は慢性身体疾患の発症リスクを高めますか？ ... 61
- うつ病が合併すると慢性身体疾患患者の活動性や心身機能はどのくらい低下しますか？ ... 62

うつ病が合併すると慢性身体疾患患者の健康関連QOLはどのくらい低下しますか？　63
うつ病は慢性身体疾患患者の死亡リスクを高めますか？　64

うつ病が生活習慣病の病態に影響を及ぼす機序　66
うつ病と生活習慣病が合併する機序について教えてください　66
うつ病と生活習慣病が相互に影響を及ぼしあって発症する機序についてもう少し詳しく教えてください　67
うつ病では生活習慣病に及ぼす生物学的パラメータはどのように変化していますか？　68
うつ病が生活習慣病の発症リスクを高める生物学的機序はどのようなものですか？　69
不健康な生活習慣はうつ病の発症リスクを高めますか？　70
うつ病は不健康な生活習慣を引き起こしますか？　71
うつ病は生活習慣病に対する治療アドヒアランスを悪化させますか？　72
うつ病になると生活機能や身体機能は障害されますか？　73

うつ病治療が生活習慣病の経過や治療アウトカムに及ぼす影響　74
慢性身体疾患に合併したうつ病に対して抗うつ薬治療は有効ですか？　74
慢性身体疾患に合併したうつ病に対する治療効果は慢性身体疾患の数によって影響を受けますか？　75
うつ病治療は身体機能や生活機能の改善に有効ですか？　76

プライマリケアにおけるうつ病の診断アプローチ　78
プライマリケアにおけるうつ病の診断・治療の意義とはどのようなものですか？　78
うつ病の診断アルゴリズムについて教えてください　79
スクリーニングツールを用いたうつの評価はどのように行えばよいですか？　80
うつのスクリーニングツールには他にどのようなものがありますか？　81
自己記入式のうつ病評価尺度で簡易に施行できるものはありますか？　82
具体的にうつ病患者に対する問診はどのように行えばよいですか？　84
うつ病の診断はどのように行うのですか？　85
うつ病にはどのようなサブタイプがありますか？　86
抑うつ障害群には他にどのようなものがありますか？　87
うつ病と双極性うつ病との鑑別はどのように行うのですか？　88
うつ病と持続性抑うつ障害および双極性うつ病との鑑別は具体的にどのように行えばよいですか？　89
薬剤誘発性うつ病を引き起こす薬剤にはどのようなものがありますか？　90
うつ病の重症度判定はどのように行えばよいですか？　91
自殺リスクの評価はどのように行えばよいですか？　92
どのようなうつ病の場合に精神科医に委ねた方がよいですか？　93

目次

プライマリケアにおけるうつ病の治療アプローチ　94
- 治療上の観点から典型的なうつ病の経過と進行について教えてください　94
- うつ病に対する治療アルゴリズムについて教えてください　95
- プライマリケアにおける抗うつ薬の処方は有効ですか？　96
- 新規抗うつ薬が第一選択薬になるというのはどのようなエビデンスに基づいていますか？　97
- 新規抗うつ薬の抗うつ効果に違いはありますか？　98
- 新規抗うつ薬の作用機序について教えてください　99
- 新規抗うつ薬の使い分けについて病像に基づいた選択基準はありますか？　100
- 副作用や有害事象の観点からの新規抗うつ薬の使い分けのポイントはありますか？　101
- 新規抗うつ薬の処方で注意すべき有害事象はありますか？　102
- 不安症状のあるうつ病患者に対してベンゾジアゼピン系薬剤の併用を4〜8週間にとどめているのはどのような理由からですか？　103
- うつ病治療を開始する際に患者にはどのような説明をすればよいですか？　104
- 服薬カウンセリングを行うことはアドヒアランスを維持するのに有効ですか？　105
- 第一選択の抗うつ薬で寛解に至る患者の割合はどのくらいですか？　106
- 第一選択薬で改善効果が得られなかった場合には作用機序の異なる薬剤に切り替えた方が有効ですか？　107
- 抗うつ薬治療全体の寛解率はどのくらいですか？　108
- 治療によりうつ症状の大半が改善したもののわずかに症状が残っているのですが経過や予後に影響はありませんか？　109
- 寛解後は抗うつ薬による治療をすみやかに終結してもよいのですか？　110
- 寛解後は抗うつ薬の用量を減らして処方した方がよいのですか？　111
- 回復期治療は抑うつエピソードの再燃をどのくらい抑制しますか？　112
- 維持期治療は抑うつエピソードの再発をどのくらい抑制しますか？　113
- 治療終結に際しては抗うつ薬をどのように漸減・中止すればよいですか？　114

生活習慣病に合併するうつ病の影響と治療意義　115

■ 心血管疾患

心血管疾患におけるうつ病の合併頻度と予後への影響　116
- 冠動脈疾患に合併するうつ病の頻度はどのくらいですか？　116
- 心不全に合併するうつ病の頻度はどのくらいですか？　117
- うつ病による冠動脈疾患の発症リスクはどのくらいですか？　118
- うつ病は冠動脈疾患患者の死亡リスクを高めますか？　119
- うつ病の重症度は冠動脈疾患患者の死亡リスクに影響を及ぼしますか？　120
- 心不全にうつ病が合併すると予後にどのような影響を及ぼしますか？　121

うつ病が心血管疾患の病態に影響を及ぼす機序 — 122

- うつ病が心血管疾患に影響を及ぼす機序にはどのようなものがありますか？ — 122
- 視床下部—下垂体—副腎皮質系（HPA系）および交感神経系の機能亢進の心血管系への影響はどのようなものですか？ — 123
- うつ病が血管機能に影響を及ぼす機序はどのようなものですか？ — 124
- うつ病が心血管疾患に影響を及ぼす機序はどのようにまとめられますか？ — 125

心血管疾患に合併するうつ病の治療意義とそのアプローチ — 126

- 心血管疾患に合併するうつ病に対して抗うつ薬治療は有効ですか？ — 126
- 心血管疾患に合併するうつ病に対する抗うつ薬の効果の大きさはどの程度ですか？ — 127
- 心血管疾患に合併するうつ病に対する抗うつ薬治療は心血管イベントリスクを低下させますか？ — 128
- 心血管疾患に合併するうつ病に対する抗うつ薬治療は総死亡リスクを低下させますか？ — 129
- 心血管疾患に影響を及ぼす抗うつ薬はありますか？ — 130
- 心血管薬に対する新規抗うつ薬のCYP450阻害作用の関係を教えてください — 131
- 心血管薬と抗うつ薬で重大な薬物相互作用をきたす組み合わせはありますか？ — 132
- 心血管薬と抗うつ薬の薬物相互作用で他に気をつけるべき組み合わせはありますか？ — 133

■ 脳血管障害

脳血管障害におけるうつ病の合併頻度と予後への影響 — 134

- 脳血管障害に合併するうつ病の頻度はどのくらいですか？ — 134
- 脳血管障害によるうつ病は一般的なうつ病の臨床像と同じですか？ — 135
- うつ病は脳血管障害の発症リスクをどのくらい高めますか？ — 136
- 脳血管障害に合併するうつ病は予後にどのような影響を及ぼしますか？ — 137
- 脳血管障害に合併するうつ病は死亡リスクをどのくらい高めますか？ — 138

うつ病が脳血管障害の病態に影響を及ぼす機序 — 140

- 脳卒中後うつ病の発症は脳卒中により生じた脳の損傷が関係していますか？ — 140
- 脳卒中後うつ病発症の機序として他にどのようなものが関係していますか？ — 141
- 血管性うつ病はどのような機序で発症するのですか？ — 142

脳血管障害に合併するうつ病の治療意義とそのアプローチ — 144

- 脳血管障害に合併するうつ病に対して抗うつ薬治療は有効ですか？ — 144
- 脳血管障害に合併するうつ病に対する抗うつ薬治療は脳血管障害の身体機能を改善させますか？ — 145
- 脳血管障害に合併するうつ病に対する抗うつ薬治療は死亡リスクを改善させますか？ — 146

抗血栓薬と抗うつ薬の併用ではどのような点に注意すればよいですか？ ———— 147

■ 糖尿病

糖尿病におけるうつ病の合併頻度と予後への影響 ———— 148
糖尿病に合併するうつ病の頻度はどのくらいですか？ ———— 148
糖尿病はうつ病の発症リスクをどのくらい高めますか？ ———— 149
うつ病は糖尿病の発症リスクをどのくらい高めますか？ ———— 150
うつ病が合併すると血糖コントロールにどのくらい影響を及ぼしますか？ ———— 151
うつ病が合併すると長期的に血糖コントロールにどのような影響を及ぼしますか？ ———— 152
うつ病が合併すると低血糖発作を起こすリスクは高まりますか？ ———— 153
うつ病が合併すると糖尿病のセルフケアやアドヒアランスに影響を及ぼしますか？ ———— 154
うつ病が合併すると糖尿病患者の健康関連QOLはどのくらい悪化しますか？ ———— 155
うつ病が合併すると糖尿病患者の心血管イベントの発生リスクは高まりますか？ ———— 156
うつ病が合併すると糖尿病患者の死亡リスクは高まりますか？ ———— 157
うつ病が合併すると糖尿病患者の心血管死亡リスクは高まりますか？ ———— 158

うつ病が糖尿病の病態に影響を及ぼす機序 ———— 160
うつ病と糖尿病の合併にはどのような生物学的・心理社会的背景がありますか？ ———— 160
糖代謝に影響する神経伝達物質・ストレスホルモンにはどのようなものがありますか？ ———— 161
うつ病の病態は糖代謝にどのように影響しますか？ ———— 162
うつ病がインスリン抵抗性を高めるというエビデンスはありますか？ ———— 163
糖尿病はどのような生物学的機序によりうつ病の発症や経過に影響しますか？ ———— 164

糖尿病に合併するうつ病の治療意義とそのアプローチ ———— 166
糖尿病に合併するうつ病に対して抗うつ薬治療は有効ですか？ ———— 166
糖尿病に合併するうつ病に対する抗うつ薬治療は血糖コントロールを改善させますか？ ———— 167
うつ病を合併する糖尿病患者に対してはどのような治療アプローチが望ましいですか？ ———— 168
うつ病を合併した糖尿病患者のアドヒアランスを高めるには
どのような治療アプローチが望ましいですか？ ———— 169
糖代謝に影響を及ぼす抗うつ薬はありますか？ ———— 170
経口血糖降下薬と抗うつ薬の併用ではどのような点に注意すればよいですか？ ———— 171

■ 肥満・メタボリックシンドローム

肥満・メタボリックシンドロームにおけるうつ病の合併頻度と発症リスク ———— 172

肥満に合併するうつ病の頻度はどのくらいですか？ 172
メタボリックシンドロームとうつ病との合併頻度に関連はありますか？ 173
肥満とうつ病はそれぞれの発症リスクをどのくらい高めますか？ 174
腹部肥満はうつ病の発症リスクをどのくらい高めますか？ 175
メタボリックシンドロームとうつ病はそれぞれの発症リスクをどのくらい高めますか？ 176
メタボリックシンドロームの構成要素が多いほどうつ病の発症リスクは高まりますか？ 177
うつ病は肥満改善のための食餌・運動療法の効果を低下させますか？ 178
肥満はうつ病患者に対する抗うつ薬の治療効果に影響を及ぼしますか？ 179

うつ病と肥満およびメタボリックシンドロームの病態が相互に影響を及ぼす機序 180
肥満はうつ病の発症リスクをどのような機序で高めますか？ 180
うつ病と肥満およびメタボリックシンドロームはどのような機序で相互に影響を及ぼしていますか？ 181

肥満・メタボリックシンドロームに合併するうつ病の治療意義とそのアプローチ 182
うつ病が合併した肥満において肥満の改善はうつ症状の改善に有効ですか？ 182
うつ病が合併した肥満に対するうつ病治療と肥満改善指導はどのくらい有効ですか？ 183
肥満に影響を及ぼす抗うつ薬にはどのようなものがありますか？ 184
脂質代謝改善薬と抗うつ薬の併用ではどのような点に注意すればよいですか？ 185

■ COPD

COPDにおけるうつ病の合併頻度と発症リスク 186
COPDに合併するうつ病の頻度はどのくらいですか？ 186
COPDはうつ病の発症リスクをどのくらい高めますか？ 187
うつ病が合併するとCOPDの症状に影響を及ぼしますか？ 188
うつ病とCOPDの症状関連指標との間にはどのような関係がありますか？ 189
COPDによる機能障害はうつ病の発症リスクを高めますか？ 190
うつ病はCOPD患者の健康状態にどのくらい影響を及ぼしますか？ 191
うつ病はCOPD患者の健康関連QOLにどのくらい影響を及ぼしますか？ 192
うつ病はCOPD患者のアドヒアランスを低下させますか？ 193
うつ病はCOPDの症状増悪や入院リスクを高めますか？ 194
うつ病はCOPD患者の死亡リスクを高めますか？ 195

うつ病とCOPDの病態が相互に影響を及ぼす機序 196
COPDはうつ病の発症リスクをどのような機序で高めますか？ 196

うつ病はどのような機序でCOPDの病態を悪化させますか? ... 197

COPDに合併するうつ病の治療意義とそのアプローチ　198
COPDに合併するうつ病に対して抗うつ薬治療は有効ですか? ... 198
COPDに合併するうつ病に対して非薬物療法は有効ですか? ... 199
うつ病治療はCOPD患者の死亡リスクを低下させますか? ... 200
うつ病を合併するCOPD患者に抗うつ薬を処方する場合, どのような点に注意すればよいですか? ... 201

■ 喘息

喘息におけるうつ病の合併頻度と発症リスク　202
喘息に合併するうつ病の頻度はどのくらいですか? ... 202
喘息はうつ病の発症リスクをどのくらい高めますか? ... 203
うつ病は喘息の発症リスクを高めますか? ... 204
うつ病は喘息の症状コントロールを悪化させますか? ... 205
うつ病は喘息患者の肺機能を低下させますか? ... 206
うつ病は喘息治療に対するアドヒアランスを低下させますか? ... 207
うつ病は喘息の増悪リスクを高めますか? ... 208
うつ病は喘息患者の健康関連QOLを悪化させますか? ... 209
喘息にうつ病が合併すると職業能力障害のリスクはどのくらい高まりますか? ... 210
うつ病は喘息患者の死亡リスクを高めますか? ... 211

うつ病と喘息の病態が相互に影響を及ぼす機序　212
うつ病と喘息の合併を促す生物学的機序としてどのようなものが想定されていますか? ... 212
うつ病はどのような心理学的機序により喘息の症状コントロール悪化や増悪を促しますか? ... 213

喘息に合併するうつ病の治療意義とそのアプローチ　214
抗うつ薬治療はうつ病を合併する喘息患者の喘息症状の改善に有効ですか? ... 214
うつ病などの心理学的要因に対する非薬物的治療介入は喘息患者のうつ症状の改善に有効ですか? ... 215

■ 疼痛

疼痛におけるうつ病の合併頻度と発症リスク　216
疼痛患者に合併するうつ病の頻度はどのくらいですか? ... 216
うつ病患者に合併する疼痛の頻度はどのくらいですか? ... 217

疼痛はうつ病の合併リスクをどのくらい高めますか? 218
うつ病は疼痛の発症リスクをどのくらい高めますか? 219
疼痛が合併するとうつ病にどのような影響を及ぼしますか? 220
うつ病が合併すると疼痛にどのような影響を及ぼしますか? 221
うつ病と疼痛の合併は患者の健康関連 QOL を低下させますか? 222
疼痛はうつ病の再発リスクを高めますか? 223

うつ病と疼痛の病態が相互に影響を及ぼす機序　224
うつ病が疼痛の発症・悪化を促す主たる生物学的機序としてどのようなものが想定されていますか? 224
うつ病が疼痛の発症・悪化を促す生物学的機序として下行性疼痛抑制系のモノアミン神経以外に他にどのようなものが想定されていますか? 225
疼痛とうつ病が相互に影響を及ぼす心理学的機序としてどのようなものが推察されていますか? 226

疼痛に合併するうつ病の治療意義とそのアプローチ　228
抗うつ薬はどのような作用機序により疼痛緩和効果を発揮するのですか? 228
抗うつ薬の疼痛緩和の作用機序はどの薬剤にも共通して認められますか? 229
神経因性疼痛に対する抗うつ薬の疼痛緩和効果はどのくらいですか? 230
糖尿病性神経障害疼痛に対する抗うつ薬の疼痛緩和効果はどのくらいですか? 231
線維筋痛症に対する抗うつ薬の疼痛緩和効果はどのくらいですか? 232
頭痛に対する抗うつ薬の疼痛緩和効果はどのくらいですか? 233
慢性腰背部痛に対する抗うつ薬の疼痛緩和効果はどのくらいですか? 234
うつ病治療は疼痛患者の健康・職業アウトカムにどのような影響を及ぼしますか? 235
疼痛治療薬と抗うつ薬の併用ではどのような点に注意すればよいですか? 236

Appendix　医学統計を理解するためのキホンのキホン　237
リスク比とオッズ比の違いを教えてください 238
Kaplan-Meier 生存曲線とはどのようなものですか? 240
ハザード比はどのような指標ですか? 241
メタ解析の Forest plot の読み方を教えてください 242
回帰係数とはどのようなものですか? 244
相関係数とはどのようなものですか? 246

精神科医からのメッセージ
うつ病治療に対する誤解を解く

"うつ"の用語は，厳密には，①1つの症状名の「抑うつ気分」を指すのか，②症状群としての「うつ状態」を指すのか，③診断名としての「うつ病」を指すのか，を明らかにする必要があるが，臨床研究では必ずしもこれら用語の使い分けが厳密的になされていないことも多い。本書では，できるだけ参照文献の定義に基づいて診断名としての「うつ病」，症状群としての「うつ・うつ状態」を記載したが，その詳細は当該文献の定義を参照されたい。

精神科医からのメッセージ

うつ病治療に対する誤解を解く

上島 国利　　昭和大学名誉教授

Q1　一般臨床医がうつ病を診る必要はありますか？

A　近年のさまざまな疫学研究から，生活習慣病などの慢性身体疾患をもつ患者さんにうつ病・うつ状態が高頻度に合併することが明らかになっています。たとえば，循環器疾患，消化器疾患，呼吸器疾患，糖尿病などの慢性身体疾患を有する患者のうつの合併頻度は 13 〜 24％と高く，慢性身体疾患のない人に比べてうつの合併頻度は 2 〜 3 倍高いことが報告されています（➡ p58）[1]。

生活習慣病にうつ病が合併すると，身体活動の減少や摂食行動の変化，喫煙やアルコール摂取の増加，生活習慣病治療薬に対するアドヒアランスの低下といった心理行動的な側面から慢性身体疾患の経過や予後に悪影響が及ぼされます。また，うつ病の合併により循環器系，内分泌系，免疫系を中心とした生物学的な側面からの悪影響が及ぶことも明らかになっています。うつ病と生活習慣病は，免疫機能や神経内分泌の異常，炎症など一部に共通した病態背景を有しており，それぞれが相互に発症リスクおよび病態への悪影響を高めていると推察されています（➡ p66, p67）[2]。

一方，WHO の報告によれば，うつ病の時点有病率はおよそ 5％とされていますが，60 〜 70％の患者はまずプライマリケアを訪れるとされ，そのうちの半数はうつ病と診断されておらず，適切に治療されている患者割合に至ってはわずか 6 〜 9％とされています（➡ p78）[3]。これらの結果は，うつ病患者の多くが見逃され，適切に治療されていない現状を示しているといえます。

慢性身体疾患に合併するうつ病を適切に治療することは，慢性身体疾患を良好にコントロールするうえで非常に重要ですし，うつ病が合併することで慢性身体疾患患者の健康関連 QOL は著しく低下することからも（➡ p63）[4]，一般臨床におけるうつ病治療の重要性を指摘することができます。

また，近年はうつ病による自殺予防対策が進められつつありますが，身体疾患をもつ患者では重症度によらず自殺リスクが高くなると考えられており[5]，さらにうつ病が合併すると自殺リスクはいっそう高まると推察されます。合併するうつ病に対して治療介入を行わないまでも，うつ病をスクリーニングして精神科へとつなげる橋渡し的な役割が一般臨床医にも求められるといえます。

▶ Reference

1) Niti M, et al. Depression and chronic medical illnesses in Asian older adults: the role of subjective health and functional status. Int J Geriatr Psychiatry 22: 1087-1094, 2007.
2) Katon WJ. Epidemiology and treatment of depression in patients with chronic medical illness. Dialogues Clin Neurosci 13: 7-23, 2011.
3) WHO Regional Office for Europe's Health Evidence Network (HEN). What are the most effective diagnostic and therapeutic strategies for the management of depression in specialist care? World Health Organization, 2005.
4) Moussavi S, et al. Depression, chronic diseases, and decrements in health: results from the World Health Surveys. Lancet 370: 851-858, 2007.
5) 高橋祥友. 自殺の危険. 金剛出版, 2006.

Q2 うつ症状が認められたらすぐにうつ病治療を行ってもよいのですか？

A うつ病にはさまざまなサブタイプがあり，非定型的な病像，不安・焦燥が強い病像，あるいは精神病症状を伴う病像など，呈する病像は多様です。そのようなうつ病像では，一般的に治療抵抗性である場合が多く，適切な治療がなされない場合には予後や転帰が不良となることが少なくありません。このため，"うつ"を訴える患者がどのような病像にあるかを見極め，精神科医に委ねるべきか否かを判断することが非常に重要になります。

一般的に，うつ病患者のうち，重症例や自殺リスクが高い症例，「非定型」「不安性の苦痛」「混合性」「精神病性」のそれぞれの特徴を伴ううつ病サブタイプの症例，あるいは持続性抑うつ障害の症例，他の精神疾患やパーソナリティ障害が合併している症例などは精神科医に委ねるべき病像とされています（➡ p93）[1]。したがって，一般臨床医が診ることのできるうつ病のサブタイプとしては，メランコリアの特徴を伴ううつ病の軽症・中等症例，および器質性・症候性うつ病の軽症・中等症例といえます[2]。一般臨床医がうつ病のサブタイプを詳細に特定する必要はありませんが，精神科医に委ねるべき病像であるか否かを見極めることは求められてきます。また，典型的なうつ病と判断してうつ病の治療を開始してからも，抗うつ薬を1〜2剤用いたものの治療反応が芳しくない場合には症状の遷延化や難治性のリスクがありますので，その場合も精神科医に委ねた方がよいでしょう（➡ p95）。

一方で，"うつ"を呈する患者を精神科医に紹介する場合には，患者の心理面に配慮することが大切です。患者は精神面を治療対象とされることに心理的に抵抗感を抱くことが多く，特に一般臨床で加療されている患者の場合はとりわけその傾向が顕著といえます。したがって，精神科医に委ねる場合には，患者が心理的抵抗感を抱いたままに紹介することがないよう，また見捨てられたという感情を抱かせないよう患者の気持ちに十分留意することが求められます。緊急性が高くなければ，患者が精神科にかかることを受容できるようになるまでじっくりと待つこともときに必要かもしれません。また，精神科医に紹介した後も，一般臨床医と精神科医の説明がくい違っていると患者は混乱し医療に対する不信感を抱くおそれもあるため，統一的な対応がとれるよう普段から精神科医との治療連携を深めておくことも重要といえます。

▶ Reference
1) 染矢俊幸. 一般臨床医のためのうつ病診療エッセンシャルズ. メディカルレビュー社, 2014.
2) 野村総一郎. 内科医のためのうつ病診療 第2版. 医学書院, 2008.

Q3 抗うつ薬はリスクの高い薬剤ではないのですか？

A 一般臨床医にとって，"抗うつ薬はリスクの高い薬剤"と捉えられているケースが少なくありません。その背景として，かつてうつ病治療の中心であった三環系抗うつ薬において，抗コリン作用による尿閉や，低血圧，頻脈，QT延長症候群などの心循環器系の有害作用が現れる場合があるほか，過量服薬による致死性の問題などもあることから（➡ p101）[1]，そのように捉えられているものと思われます。

一方，近年，臨床導入されたSSRI，SNRI，NaSSAなどの新規抗うつ薬では，三環系抗うつ薬に比べて抗コリン作用性の有害事象や心循環器系の有害作用は軽減しており，忍容性にも優れているとされています。新規抗うつ薬でも注意すべき副作用がないわけではありませんが（➡ p102），従来の抗うつ薬に比べれば臨床的に懸念される副作用や有害事象のリスクは少なく，一般臨床医にとっても使いやすい薬剤といえます。また，新規抗うつ薬では過量服薬による致死性はきわめて低いため，安全性にも優れています。

新規抗うつ薬であれば，適切な用量と漸増・漸減によるきめ細かな投与アプローチに基づいた処方を行うかぎりは，臨床的に懸念される副作用や有害事象は起きにくいと考えられますので，比較的安全にうつ病治療を行えるものと思います。

▶ Reference

1) Bauer M, et al. World Federation of Societies of Biological Psychiatry (WFSBP) guidelines for biological treatment of unipolar depressive disorders, part 1: update 2013 on the acute and continuation treatment of unipolar depressive disorders. World J Biol Psychiatry 14: 334-385, 2013.

Q4 ベンゾジアゼピン系抗不安薬でうつ病の症状を改善できますか？

A うつ病患者ではしばしば不安・焦燥感や不眠を呈する場合があり，これらの症状を改善させる目的でベンゾジアゼピン（BZD）系の抗不安薬や睡眠薬が併用されます。抗うつ薬による抗うつ効果は発現までに2〜4週間程度かかることから，不安・焦燥感や不眠などの症状に対して即効性のあるBZD系薬剤を抗うつ薬と併用することは臨床的に高いベネフィットがあります。

しかし，BZD系抗不安薬単独では抗うつ効果はほとんど期待できません。BZD系抗不安薬のアルプラゾラムでは軽症から中等症のうつ病に対して有効である可能性が示されていますが[1]，それ以外のBZD系抗不安薬の抗うつ作用は抗うつ薬には及びません。一方で，BZD系薬剤では，長期連用に依存形成や中断に伴う離脱症状の発現リスクがあるため，うつ病に限らずBZD系薬剤の使用はできるだけ短期間にとどめることが原則とされています。

実際，中等度以上の不安もしくは不眠を伴ううつ病患者を対象に抗うつ薬単独処方と抗うつ薬＋BZD系薬剤併用の有効性を比較した臨床研究をメタ解析した結果によれば，処方開始後1〜4週目までは抗うつ薬単独群に比べてBZD系薬剤併用群で症状改善効果が有意に高かったものの，6週目以降は有意差は認められないという結果でした（➡ p103）[2]。これら併用効果の持続期間と，長期連用に伴う依存形成や中断による離脱症状の発現リスクを勘案すると，BZD系薬剤の併用は4〜8週間程度にとどめることが望ましいといえます。

BZD系薬剤は不安・焦燥感や不眠の症状に対して即効性があることから，患者の治療満足度が高く，ゆえに漫然と処方されやすい傾向にあります。うつ病治療はあくまでも抗うつ薬による治療をベースとし，BZD系薬剤は不安・焦燥感や不眠の症状をターゲットとした補助薬として短期間の併用にとどめることが原則です。

▶ Reference
1) Rickels K, et al. Alprazolam, amitriptyline, doxepin, and placebo in the treatment of depression. Arch Gen Psychiatry 42: 134-141, 1985.
2) Furukawa TA, et al. Antidepressants plus benzodiazepines for major depression. Cochrane Database Syst Rev 2001: CD001026.

Q5　抗うつ薬は症状が改善されればすぐに中止してよいのですか？

A　うつ病では，症状が消失したようにみえても時間経過とともに症状が再燃しやすいことから，症状が消失した時点では寛解とみなされず，症状がみられない期間が2カ月間続いてはじめて"寛解（完全寛解）"とみなされます[1]。うつ病の寛解と症状の再燃・再発リスクとの関連を検討した研究によれば，無症状状態が8週間以上維持された寛解群に比べて，閾値下の残遺症状がある群では再発リスクが3.7倍高いことが明らかとなっていますので（➡ p109）[2]，寛解に至るまで抗うつ薬の処方を継続する必要があります。

また，抗うつ薬への反応後4〜5カ月以内に服薬中止した場合のうつ病再燃率は50〜70%と，同時期に治療を継続した群の再燃率0〜20%と比べると著しく高いことから[3]，抗うつ薬治療の早期の中止は，症状再燃の大きなリスクになることがわかっています（➡ p110）[3]。また，寛解後も4〜9カ月程度は急性期と同用量にて回復期治療を行うことが重要とされています（➡ p111）[4]。回復期治療による抑うつエピソードの再燃リスク抑制効果を検討した研究をメタ解析した結果によれば，回復期治療が抑うつエピソードの再燃リスクを46%抑制することも報告されています（➡ p112）[5]。

さらに，回復期治療により抑うつエピソードが回復した後では50〜80%の患者が再発するとされていますので[6]，再発予防としてできれば1〜2年間の維持期治療を行うことが望ましいとされています。実際，維持期治療による再発リスクの抑制効果を検討した研究をメタ解析した結果によれば，維持治療が抑うつエピソードの再発リスクを44%抑制することが報告されています（➡ p113）[5]。

▶Reference

1) American Psychiatric Association. DSM-5 精神疾患の分類と診断の手引き. 医学書院, 2014.
2) Judd LL, et al. Major depressive disorder: a prospective study of residual subthreshold depressive symptoms as predictor of rapid relapse. J Affect Disord 50: 97-108, 1998.
3) Prien RF, et al. Continuation drug therapy for major depressive episodes: how long should it be maintained? Am J Psychiatry 143: 18-23, 1986.
4) Dawson R, et al. Maintenance strategies for unipolar depression: an observational study of levels of treatment and recurrence. J Affect Disord 49: 31-44, 1998.
5) Hansen R, et al. Meta-analysis of major depressive disorder relapse and recurrence with second-generation antidepressants. Psychiatr Serv 59: 1121-1130, 2008.
6) American Psychiatric Association. Practice guideline for the treatment of patients with major depressive disorder (revision). Am J Psychiatry 157(4Suppl): 1-45, 2000.

生活習慣病を診るエキスパートは
合併するうつ病をどのように診ているか

循環器疾患診療エキスパートのうつ病診療アプローチ

北村 哲也　鈴鹿中央総合病院 循環器内科 診療部長

循環器疾患に合併するうつ病を診るようになったのはどのような経緯からですか？

　一時期，産業医として勤務していたことがあり，そこではメタボリックシンドロームに加えてメンタルヘルスに問題を抱えた勤労者を多く診る機会がありました。当時，うつ病による勤労者の自殺予防対策が積極的に進められていた関係で，産業医として勤めていた企業の社員全員にうつ病の評価スケールである M.I.N.I.（Mini International Neuropsychiatric Interview）を毎年実施し，うつのスクリーニングを行った経験から，循環器疾患を含めたメタボリックシンドロームのある勤労者にうつが合併しているケースが多く，いかに両者が密接に関連しているのかを再認識させられました。循環器疾患にうつが合併することは多くのエビデンスが示しているところですし，うつが合併することで循環器疾患の経過にも多大な影響を及ぼしうることから，現在では循環器疾患に合併するうつをスクリーニングし，積極的に治療介入を行うようにしています。

日常診療でうつを合併する患者さんはどのくらい多いですか？

　疾患によってうつが合併する割合は異なりますが，循環器外来に初診で来られる患者さんのうち1割近くの方にうつがみられる印象がありますし，通院加療中の患者さんでもうつを合併されるケースも少なくありません。疾患ごとにみると，最もうつの合併が多いのが不整脈の患者さんで，動悸や発作性の不整脈がいつ起こるかわからないといった不安感からうつ状態となるケースが多いようです。一方，狭心症や心筋梗塞もうつが合併しやすい疾患の1つですが，近年は冠動脈形成術や冠動脈バイパス手術の治療法の向上，心臓リハビリテーションの積極的介入により安定的な疾患マネジメントがなされていることもあり，うつを合併する虚血性心疾患の患者さんは以前に比べれば減ってきている印象があります。心不全の患者さんでも労作時の息切れ症状により日常生活動作（ADL）が低下して，うつが合併するケースが多く見受けられます。そのほか，高血圧患者でもうつの合併がみられ，特に治療抵抗性の高血圧の背後にうつが隠れているケースが少なくありません。

受診される患者さんのうつをどのようにスクリーニングし，診断していますか？

　産業医として勤務していた頃に M.I.N.I. によるスクリーニングのトレーニング実績はかなり積みましたが，多忙な日常診療で M.I.N.I. によるスクリーニングは実際的ではないので，うつ病自己評価スケールの SDS（Self-rating Depression Scale）または PHQ-9（Patient

Health Questionnaire-9）を用いています。特に，心筋梗塞や心不全などで入院される患者さんに対してはSDSまたはPHQ-9によるうつのスクリーニングを全例に施行しています。外来通院の患者さんでは，たとえば，抑うつ気分がみられたり，不眠がみられるような場合にはうつを疑って，その他のうつ症状がみられないかどうかを尋ねるようにしてスクリーニングしています。

うつが合併すると循環器疾患にどのような影響があると感じていますか？

　うつが合併することによる循環器疾患への影響にはさまざまなものが考えられますが，卑近な例をあげると，うつが合併することで，血圧がなかなか下がらない，頻脈が改善されないといった治療効果に悪影響が及びます。たとえば，治療抵抗性の高血圧の場合に，うつが合併しているケースが少なくありませんし，そのような患者さんでは往々にして頻脈がみられます。ストレス性高血圧を含め，うつなどのメンタル的な問題から高血圧をきたした病態では，抗うつ薬治療などの精神医学的介入を図らないと血圧の改善は見込めませんので，うつの合併による影響は無視できません。実際に，3種類の降圧薬を服用しても血圧が下がらない治療抵抗性の高血圧患者に対して，抗うつ薬を処方してうつ症状が改善されるだけで血圧が著明に低下するケースも少なくありません。

　以前に，発作性の不整脈を呈しうつ状態となった患者に対してSSRI処方によりうつ症状の改善とともに不整脈を良好にコントロールできた症例を報告したことがありますが[1]，同症例はその後の経過でSSRIによる治療継続で不整脈自体が寛解しています。不整脈を引き起こす病態カスケードの上流に位置する高血圧などの因子を抑制することをアップストリーム治療といいますが，交感神経の亢進をもたらすうつなどの中枢神経の機能異常は同病態カスケードのさらに上位に位置すると考えられ，うつ病治療など中枢神経に対する治療介入は"超アップストリーム治療"といえるかもしれません。

　一方，虚血性心疾患にうつが合併すると，疾患の経過および予後に大きな影響を及ぼすことが知られています。たとえば，心筋梗塞患者の約4割がうつ症状を呈し，うつは心筋梗塞後の心血管イベント発症の独立したリスク因子であることや，うつ症状のある患者群はうつ症状のない群に比べて予後が悪いことが報告されています[2]。また，うつ症状が重症であるほど心筋梗塞後の5年生存率は有意に低下することからわかるように[2]，うつの合併による虚血性心疾患への影響はきわめて大きいといえます。

うつが虚血性心疾患に及ぼす影響についてはさまざまな機序が考えられますが，端的な影響としては心臓リハビリテーションへの取り組み意欲がうつにより低下することがあげられます。カテーテル治療や冠動脈バイパス手術を受けた虚血性心疾患患者では心臓リハビリテーションへの取り組みがその後の経過や予後を左右しますが，心臓発作を経験した虚血性心疾患患者さんはただでさえ心臓リハビリテーションへの取り組みを躊躇する傾向があるうえ，うつが合併するとリハビリへの取り組み意欲はいっそう低下して疾患の経過および予後に大きな影響を及ぼすようになります。

実際に合併するうつをどのように治療していますか？

三環系抗うつ薬などの従来の抗うつ薬は副作用の観点から使いづらかったほか，不整脈などの循環器系への影響を及ぼす場合があったため，処方は困難でしたが，SSRI や SNRI などの新規抗うつ薬では副作用がより少なくなり循環器系への影響も軽微であることから，循環器疾患の患者さんに対してかなり処方しやすくなったと思います。

基本的に循環器疾患のある患者さんに対しては循環器系への影響がほとんどない SSRI が使いやすいと思います。一方の SNRI はノルアドレナリン作用による血圧上昇や頻脈の副作用のため高血圧または心疾患のある患者さんには「慎重投与」とされていますが，私の印象では血圧や脈拍への影響はほとんど経験したことがなく，SSRI に比べて抗うつ効果が早く現れる印象がありますので，早期の効果発現が必要な患者さんの場合には慎重投与を心がけつつ積極的に SNRI を用いることもあります。SNRI による血圧上昇や頻脈の副作用よりも，うつ症状の改善から交感神経の興奮が抑制されることによる血圧・脈拍の安定化の方が優位に働くと推察されますので，あくまでも「慎重投与」が原則ですが，循環器疾患のある患者さんに対して場合によっては SNRI の投与を考慮してもよいと考えています。

抗うつ薬は効果発現までに時間がかかるので，不安症状や不眠がみられる場合には投与初期にベンゾジアゼピン系薬剤を併用することがあります。ただし，ベンゾジアゼピン系薬剤には長期服薬に伴う依存性の問題がありますので，併用はごく短期間にとどめるようにしています。

患者さんにはどのように説明してうつ病治療を開始されていますか？

精神科治療薬に対する抵抗感からか，"うつ病"といって抗うつ薬を処方すると拒否反応を示す方も少なくありません。ですので，患者さんへの説明に際しては，「ストレスが原因で血圧上昇や頻脈が生じている可能性があるのでそれらを軽減させるために抗うつ薬を服薬してみましょう」というように，原因がストレスに起因していること，それらを緩和するための薬として抗うつ薬を処方することを強調すると，患者さんに受け入れられやすいと思います。

抗うつ薬による治療の改善効果をどのように評価していますか？

教科書的にいえば，うつの評価・診断時に用いた評価スケールを再度施行して定量的に評価することが望ましいと思いますが，患者さんからの「気分が楽になりました」「よく眠れるようになりました」といった感想を聞くだけでも症状改善効果をある程度把握できると思います。加えて，抗うつ効果により血圧や脈拍の安定化がみられることでも治療の改善効果を推し量ることもできることがあります。

どの段階から抗うつ薬の治療終結を考えますか？
また，治療終結にあたり抗うつ薬をどのように中止していますか？

症状の改善効果がみられた患者さんの場合になりますが，治療開始後3カ月から半年ぐらいまでは治療を継続し，その後に治療終結を考慮するようにしています。抗うつ薬の中止にあたっては，性急に漸減・中止しようとすると症状が再燃する可能性もありますので，時間をかけて漸減・中止するようにしています。なかには，抗うつ薬を漸減・中止する過程で症状が再燃する患者さんがいますが，その場合はうつの病像が複雑であったり，治療が長期化する可能性も考えられるため，精神科に紹介するようにしています。

▶ **Reference**

1) 森谷勲, ほか. 発作性心房細動の症状改善にパロキセチンが著効した1症例. Pharm Med 22: 151-155, 2004.
2) Lespérance F, et al. Five-year risk of cardiac mortality in relation to initial severity and one-year changes in depression symptoms after myocardial infarction. Circulation 105: 1049-1053, 2002.

脳血管障害診療エキスパートのうつ病診療アプローチ

橋本 洋一郎 熊本市民病院 首席診療部長・神経内科部長

日常診療でうつを合併する患者さんはどのくらい多いですか？

臨床的には，頭痛，めまい，しびれなどの不定愁訴を訴える患者さんにうつが合併しているケースが多いと感じています。さまざまな不定愁訴を訴える患者さんの多くはいくつかの医療機関を転々として，検査所見で異常がみられないため多くは「自律神経失調症」などの診断名がつけられて，適切な治療がなされていないことがほとんどです。このような不定愁訴を訴える患者さんの病像の背後にうつが隠れている場合も多く，不定愁訴の背景としてのうつの多くが見逃されているのが現状ではないかと思います。

一方，脳血管障害の患者さんでは脳卒中後うつ病（post-stroke depression）が現れる場合のあることが広く知られていて，疫学的には急性期またはリハビリ入院中の脳血管障害患者の約5人に1人がうつを合併していると考えられています[1]。脳卒中後うつ病の発症機序として，脳損傷による器質的・病態生理学的変化によりうつが引き起こされるとする「脳障害説」と，脳血管障害の後遺症に対する心理的反応としてうつが生じる「心因説」が考えられ，一般的に脳血管障害発症後3〜6カ月のうつでは器質的要因が強く，その後の慢性期でのうつは脳血管障害の後遺症に対する心因性の要因が強いと考えられています。なお，当院は急性期病院としての位置づけから脳血管障害の患者さんを診るのは2週間程度と短いことから，急性期に発症するうつを除くと，脳卒中後うつ病を診る機会はそれほど多いというわけではありません。

うつが合併すると基礎疾患にどのような影響があると感じていますか？

難治性頭痛の患者さんにうつが合併していることが少なくなく，そのような患者さんの中にはうつに伴う頭痛もありますし，緊張型頭痛や片頭痛の患者さんにうつが伴うと頭痛治療の効果が現れにくく，遷延化しやすい傾向があります。ですので，頭痛の症状を改善させるうえでも，合併するうつを適切に治療することが重要になります。

また，脳卒中後うつ病の患者さんの場合には，脳血管障害発症から半年以内のリハビリを行う時期にうつを発症することが多く，リハビリの阻害因子となります。実際，脳卒中後うつ病の発症有無による日常生活動作（ADL）への影響を検討した臨床研究によれば，脳卒中後うつ病を発症した群は脳卒中後うつ病を発症していない群に比べてADLの改善効果が大きく低下したほか，抗うつ薬（SSRI）投与により脳卒中後うつ病の治療を行うとADLの改善が認められたことから[2]，脳卒中後うつ病に対する治療の重要性が示されてい

ます。同様に，脳卒中後うつ病の有無により脳血管障害患者の生存率を10年間追跡して検討した臨床研究でも，脳卒中後うつ病を発生しなかった患者群に比べて脳卒中後うつ病を発生した患者群で生存率の有意な低下が認められています[3]。加えて，脳卒中後うつ病の患者さんでは脳血管障害の再発予防のための薬物療法に対するアドヒアランスが低下するため注意が必要です。近年，脳血管障害患者において時間経過とともに再発予防のための抗血栓薬の服薬アドヒアランスが低下することが臨床的な問題となっていますが[4]，うつが合併すると抗血栓薬の服薬アドヒアランスはさらに低下すると考えられます。これらの観点から，脳卒中後うつ病の早期発見および治療介入は非常に重要になります。

受診される患者さんのうつをどのようにスクリーニングし，診断していますか？

頭痛やめまいなどの愁訴を訴える患者さんに対しては，経験的に午前中に具合が悪くなる方はうつである場合が多いと感じていますので，「具合が悪くなるのは午前中ですか，それとも午後ですか」と聞くようにしています。多くの愁訴を訴え，午前中に具合が悪くなる患者さんの場合にはうつを疑って，意欲の低下，食欲不振，不眠の有無を確認し，抑うつ気分の有無を尋ねます。また，抑うつ気分がありうつと思われる場合には，さらに「死にたいと思ったことがありますか？」と希死念慮があるかどうかも確認するようにしています。希死念慮の有無を確認することは自殺の抑止にもなりますし，希死念慮のある患者さんの場合には精神科での治療が必要になりますので，あえて希死念慮の有無を確認するようにしています。

一方，脳卒中後うつ病には，日本脳卒中学会が作成した脳卒中うつスケール（JSS-D）があります。JSS-Dは，脳卒中後うつ病の代表的な症状（意欲や興味の低下，自発性の低下，無関心）に焦点をあてているほか，脳血管障害に直接起因している可能性がある症状（嚥下障害による摂食量の低下や神経因性膀胱による頻尿）を除いており，評価項目が少なく臨床で使いやすいと思います。

脳卒中後うつ病の診断で大切なことは，維持期における「社会参加」が低下していないかどうかを適切に評価することです。国際生活機能分類（ICF）による脳血管障害患者の維持期評価では，①機能障害があるか，②活動制限がみられるか，③社会参加が低下しているか，の3つの観点から行いますが，機能障害が「ない」または「軽度」で，活動制限もみられないにもかかわらず，社会参加が低下している場合に，「うつ」が背後に潜んで

いる可能性があります．一般に，脳卒中後うつ病は脳血管障害による後遺症が重いほど引き起こされやすいと考えられがちですが，むしろ後遺症が軽い患者さんの方が元気な頃の生活機能レベルと比較してしまうぶん，心理的に落ち込んでうつに陥りやすい傾向があります．脳血管障害患者のリハビリでは，機能障害や活動制限に対する介入ばかりが重視されがちで，「社会参加」の低下が見逃されやすい傾向にありますので，後遺症が軽いにもかかわらず，「社会参加」が低い場合には「うつ」を疑うことが重要です．

実際に合併するうつをどのように治療していますか？

基本的に，合併するうつ病に対しては精神科に紹介するようにしていますが，軽症のうつ病であったり，うつ病性不眠がみられる場合には少量の抗うつ薬を投与することがあります．特に，頭痛患者では不眠症を合併しているケースが多いため，うつ病性不眠に対する治療を含めて，催眠鎮静系の抗うつ薬を処方することが多いです．一般的に，不眠症治療ではベンゾジアゼピン系睡眠薬が用いられますが，ベンゾジアゼピン系薬剤は即効性があり，患者さんの治療満足度が高いものの，長期服薬に伴う依存性の問題がありますし，特に高齢者ではふらつきの副作用による転倒・骨折のリスクが高くなりますので，できるだけベンゾジアゼピン系薬剤に頼らない治療を心がけています．

抗うつ薬の処方は，最小用量から開始して経過をみながら漸増していきますが，診ている患者さんのほとんどは軽症例ですので，精神科で処方される用量に比べればごく低用量で治療しているケースが大半です．処方に際しては，現れやすい副作用を患者さんにあらかじめ伝えておくと，アドヒアランスを良好に維持できると思います．

抗うつ薬による治療の改善効果をどのように評価していますか？

基本的に，身体科で診るうつは身体症状が前景に立つことが多いので，うつの身体症状が軽減ないし消失することを1つの評価指標としています．また，うつの精神症状や身体症状による生活の支障が改善されているかどうかも効果の見極めの指標にしています．

脳卒中後うつ病の患者さんの場合には，リハビリテーションに前向きに取り組むようになってADLの改善がみられるようになったり，意欲が高まって「社会参加」ができるようになることが改善効果の指標になります．

抗うつ薬による治療期間は平均的にどのくらいですか？

治療期間は患者さんによってさまざまですが，頭痛に合併するうつの場合にはうつ症状の改善に伴って頭痛も軽減するといった好循環が期待できますので，3カ月から半年ぐらいでよくなるケースが多いように思います。脳卒中後うつ病の場合は改善に時間がかかるケースが多く，半年～1年でよくなる場合もあれば，数年かかることも珍しくありません。

どの段階から抗うつ薬の治療終結を考えますか？
また，治療終結にあたり抗うつ薬をどのように中止していますか？

治療終結に関しては，1つの考え方として，患者さんが抗うつ薬の服薬を忘れるようになるというのが，それだけ調子がよいことを意味しますので，治療終結を考えるわかりやすいきっかけになるのではないかと思います。逆をいえば，患者さんが調子がよいからと抗うつ薬の服薬をためらうような素振りをみせる場合には，患者さんの脳裏に症状のことが思い浮かぶということですから，改善度合いが十分ではない可能性があります。あくまでも目安にすぎませんが，服薬しわすれてもなお調子がよいという場合には治療終結を考え，逆に患者さんの方から服薬中断を希望する場合には治療終結は時期尚早と判断することが多いように思います。

抗うつ薬の中止については，もともと抗うつ薬を処方する用量は少ないですが，それでも漸減・中止に至るまでは時間をかけるようにしています。患者さんの調子には波があることが少なくありませんから，焦らずにじっくりと時間をかけて漸減・中止することが大切だと思います。

▶Reference

1) Robinson RG. Poststroke depression: prevalence, diagnosis, treatment, and disease progression. Biol Psychiatry 54: 376-387, 2003.
2) Gainotti G, et al. Relation between depression after stroke, antidepressant therapy, and functional recovery. J Neurol Neurosurg Psychiatry 71: 258-261, 2001.
3) Morris PL, et al. Association of depression with 10-year poststroke mortality. Am J Psychiatry 150: 124-129, 1993.
4) Glader EL, et al. Persistent use of secondary preventive drugs declines rapidly during the first 2 years after stroke. Stroke 41: 397-401, 2010.

糖尿病・代謝性疾患診療エキスパートのうつ病診療アプローチ

荒木 厚 東京都健康長寿医療センター 内科総括部長（糖尿病・代謝・内分泌内科）

糖尿病に合併するうつ病を診るようになったのはどのような経緯からですか？

　もともと老年医学を専門としていましたので，高齢者によくみられるうつ病は治療対象としていましたし，研修医時代に治療して良くなった初めての症例がうつ病の患者さんでした。当時は，三環系抗うつ薬しかありませんでしたが，副作用の発現に注意しながら抗うつ薬を処方したところ著効し，患者さんが元気になられたのでとても印象に残っています。そのような成功体験もあって，うつ病を診ることにはまったく抵抗がなく，現在も糖尿病に合併するうつを積極的に診るようにしています。

日常診療でうつを合併する患者さんはどのくらい多いですか？

　疫学研究では，糖尿病患者の約11％がうつ病と診断され，自記式質問票による評価で約31％がうつ傾向にあることから，糖尿病患者では1型，2型を問わず糖尿病がない人と比べてうつ病の頻度は約2倍高いと考えられています[1]。当院は老年医学を専門とする施設ですが，高齢糖尿病患者になるとうつの合併リスクはさらに高まります。わが国で実施された高齢糖尿病患者を対象とした大規模臨床介入研究（J-EDIT研究）によれば，GDS-15（Geriatric Depression Scale-15）によるうつ症状評価で約39％（強化治療群41％，通常治療群36％）の患者にうつ傾向が認められると報告されています[2]。実際，私の臨床実感でも，糖尿病患者さんの5～10％はうつ病が合併しているという印象ですし，うつの傾向がみられる患者さんを含めればその数はもっと多いと思います。

　近年の研究から，糖尿病の病態がうつを引き起こしやすいことが明らかになっています。糖尿病患者のうつの要因として，糖尿病合併症，高血糖または低血糖，糖尿病治療・インスリン治療，ADL低下，視力障害，尿失禁，ライフイベント（肉親や友人との離別や死別），入院数の増加などが考えられています。糖尿病合併症のなかでは神経障害がうつを起こしやすく，神経障害による疼痛と身体の不安定さがうつ症状を引き起こすものと推察されています[3]。また，HbA1cが7.0％以上の高血糖の糖尿病患者においてうつが発症しやすく，うつの再発リスクも高まるほか[4]，逆に低血糖もうつ症状を引き起こしやすいことが報告されています[2]。したがって，うつを引き起こしやすい要因のある糖尿病患者さんの場合には，うつが合併していないかどうかを注意深く観察する必要があります。

うつが合併すると糖尿病にどのような影響があると感じていますか？

　近年，合併するうつが糖尿病患者の血糖コントロールや経過・予後にさまざまな悪影響を及ぼしうることが明らかになっています。まず，うつが合併することで運動療法や食餌療法，血糖モニタリング，血糖降下薬の服用といった糖尿病治療に対するアドヒアランスが低下することで血糖コントロールが不良になることはさまざまに指摘されています[5,6]。実際，私が診ている糖尿病患者さんでもうつが合併しているケースでは血糖コントロールが芳しくないケースが多い印象があります。

　また，うつが合併すると糖尿病合併症の大血管障害や細小血管障害を引き起こしやすく，要介護や死亡リスクも高まることが報告されています[7,8]。さらに，うつが合併した糖尿病患者では，脳血管障害を起こしやすく，うつが脳血管障害の独立した危険因子であることや[2]，重症低血糖をきたしやすいことなども明らかになっています[9]。うつの合併は糖尿病の治療経過や予後を著明に悪化させる要因となりますので，積極的に治療介入することが重要といえます。

受診される患者さんのうつをどのようにスクリーニングし，診断していますか？

　うつ病の診断にあたっては，まずはDSM-5の診断基準で中核症状とされる「抑うつ気分」と「興味または喜びの喪失」がみられるかどうかを評価します。高齢者の場合，抑うつ気分が目立たないケースもありますので，趣味や興味のあることに関心がなくなった，外出せず家に閉じこもることが多くなった，といった「興味または喜びの喪失」の症状が1つの手がかりになる場合が多いように思います。そのほか，高齢者のうつ病では身体症状が前景に立つことが多いので，不眠や食欲不振・体重減少，疼痛などがみられるかどうかもポイントになります。体重減少に関しては，糖尿病患者さんでは運動療法や食餌療法により体重を減らすことが治療目標になっていますので，運動療法や食餌療法を頑張っているわけでもないのに体重減少がみられるか否かを評価のポイントとします。また，糖尿病性神経障害によりしびれや疼痛症状を呈する患者さんの場合にはうつを合併するリスクが高いので[3]，積極的にスクリーニングすることが大切です。

　うつが合併すると糖尿病治療に対するアドヒアランスが低下して血糖コントロールが不良となる場合が多いので，糖尿病治療の効果が芳しくない場合には背後にうつが潜んでいないかどうかチェックすることも重要です。

実際に合併するうつをどのように治療していますか？

　軽度のうつであれば，当院の医療スタッフによるカウンセリングや運動教室での運動療法を行うことで軽快するケースもありますが，中等度のうつ病の場合には併行して薬物療法を行います。抗うつ薬はSSRIやSNRIなどの新規抗うつ薬を用いています。抗うつ薬の使い分けに関しては，たとえば，意欲の低下が顕著な場合にはSNRI，不安が強い場合にはSSRIのパロキセチン，糖尿病性神経障害に伴う疼痛がある場合には同適応を取得しているSNRIのデュロキセチンを処方するようにしています。

　抗うつ薬の処方は最小用量から開始して漸増していきますが，アドヒアランスを維持するために，副作用の発現に注意しながらきめ細かな処方を心がけています。特に，SSRIやSNRIでは服薬初期に嘔気・嘔吐の副作用が出やすいので，あらかじめそのことをお伝えし，必要であれば制吐薬を併用します。服薬初期に現れる副作用を乗り切れば，その後は問題なく服薬を継続できると思います。

　ベンゾジアゼピン系薬剤については，不安や睡眠障害がみられる場合には，治療初期にベンゾジアゼピン系の抗不安薬や睡眠薬を併用します。特に，抗うつ薬は効果発現までに時間がかかるため，不安症状や不眠に対して即効性のあるベンゾジアゼピン系薬剤を併用することは患者さんが治療効果を実感できるので有用性は高いといえます。ただし，高齢者の場合にはベンゾジアゼピン系薬剤によるふらつきや転倒のリスクが高くなりますので，注意が必要です。

抗うつ薬による治療の改善効果をどのように評価していますか？

　抑うつ気分が目立つ場合には，気分の改善が目安になりますが，抑うつ気分が目立たないケースでは，意欲や興味・関心が高まって外出したりといった活動性が高まっているかどうかが目安になるかと思います。あとは不眠が改善したり，食欲が増して体重が増えたり，あるいは疼痛症状が改善するといった身体症状の改善も目安になると思います。

うつの改善は糖尿病治療にも良い影響が及びますか？

　糖尿病治療は，運動療法であれ，食餌療法であれ，あるいは薬物療法であれ，セルフケアが基本となるため，治療意欲などの心理的要因が大きく影響しますので，合併するうつが改善されれば糖尿病治療にも良い影響が及びます。その意味では，うつに対する治療介

入は糖尿病治療の一環ともいえるかもしれません。

　うつを合併した糖尿病の治療で気をつけるべき重要な点は、うつが重症低血糖の危険因子であること[9]、逆に低血糖やインスリン治療がうつを引き起こしやすいことから[2]、可能であればインスリン製剤から経口血糖降下薬に変更したり、低血糖をきたしにくい血糖降下薬に変薬することです。うつの存在は血糖コントロールに悪影響を及ぼしうるため、うつが合併した場合には糖尿病治療を見直すことも重要な視点になります。

どの段階から抗うつ薬の治療終結を考えますか？ また、治療終結にあたり抗うつ薬はどのように中止していますか？

　少なくとも治療を開始してから1年間は服薬していただいていますが、基本的には副作用で問題がなければ治療終結は考えずに、継続して服薬していただくようにしています。患者さんの方から服薬を中止したいとの希望があれば治療終結を考慮しますが、その場合もかなり時間をかけて漸減・中止するようにしています。

▶ Reference

1) Anderson RJ, et al. The prevalence of comorbid depression in adults with diabetes: a meta-analysis. Diabetes Care 24: 1069-1078, 2001.
2) Araki A, et al. Long-term multiple risk factor interventions in Japanese elderly diabetic patients: the Japanese Elderly Diabetes Intervention Trial-study design, baseline characteristics and effects of intervention. Geriatr Gerontol Int 12(Suppl1): 8-17, 2012.
3) Vileikyte L, et al. Predictors of depressive symptoms in persons with diabetic peripheral neuropathy: a longitudinal study. Diabetologia 52: 1265-1273, 2009.
4) Maraldi C, et al. Diabetes mellitus, glycemic control, and incident depressive symptoms among 70- to 79-year-old persons: the health, aging, and body composition study. Arch Intern Med 167: 1137-1144, 2007.
5) Lin EH, et al. Relationship of depression and diabetes self-care, medication adherence, and preventive care. Diabetes Care 27: 2154-2160, 2004.
6) Lustman PJ, et al. Recent advances in understanding depression in adults with diabetes. Curr Diab Rep 7: 114-122, 2007.
7) Lin EH, et al. Depression and advanced complications of diabetes: a prospective cohort study. Diabetes Care 33: 264-269, 2010.
8) Black SA, et al. Depression predicts increased incidence of adverse health outcomes in older Mexican Americans with type 2 diabetes. Diabetes Care 26: 2822-2828, 2003.
9) Katon WJ, et al. Association of depression with increased risk of severe hypoglycemic episodes in patients with diabetes. Ann Fam Med 11: 245-250, 2013.

呼吸器疾患診療エキスパートのうつ病診療アプローチ

千田 一嘉　国立長寿医療研究センター 呼吸器科／
治験・臨床研究推進センター 治験・臨床研究推進部 臨床研究企画室長

呼吸器疾患に併存するうつ病を診るようになったのはどのような経緯からですか？

　当院は高齢患者を対象とした医療機関ですが，呼吸器領域の生活習慣病としてはCOPD（慢性閉塞性肺疾患）が中心になります。COPDは，タバコ煙を主とする有害物質の長期吸入曝露による炎症性肺疾患ですが，近年の研究から，肺の末梢での炎症性サイトカインが肺からこぼれ落ちるように全身に波及し，心血管疾患，代謝性疾患，骨格筋機能障害・骨粗しょう症，抑うつといったさまざまな併存症をきたすことが明らかとなり[1]，いまやCOPDは"慢性全身性炎症性疾患"として捉えられるようになっています[2]。

　安定期のCOPDの治療・管理は，重症化を抑制し，健康関連QOLを最大限に維持するものです。禁煙や増悪予防などのセルフマネジメント教育を基礎とし，運動療法や身体活動性を維持する呼吸リハビリテーションを核として，さらに薬物療法が加えられる，いわゆる"包括ケア（Integrated Care）"が理想とされています[3]。COPDの包括ケアでは，患者のセルフ・エフィカシー（自己効力感）の強化による行動変容が重要になりますが，その最大の阻害要因となるのがうつと不安です。したがって，全身併存症としてのうつに対する治療はCOPDの包括ケアにおいて非常に重要と考えられ，積極的に介入するようにしています。

日常診療でうつを併存するCOPDの患者さんはどのくらい多いですか？

　疫学研究を概観すると，COPD患者におけるうつの併存頻度は20〜40%程度と報告により差がありますが，対照群がある大規模コホート研究では26%と報告されているほか[4]，COPDの全身併存症の網羅的解析の結果でも約20%と見積もられていますので[5]，少なくともCOPD患者の2割にうつが併存していると考えられます。実際，当院の包括的呼吸リハビリテーション外来に通院加療中のCOPD患者を対象にGDS-15（Geriatric Depression Scale-15）を用いてうつを評価した結果でも，約25%の患者にうつが認められるという結果でした。

　一方で，COPDの全身併存症としてうつが高頻度に併存するにもかかわらず，うつを併存するCOPD患者の多くはうつが見逃され，未治療のままに経過しているケースが多いといわれています。その理由として，①うつ症状がCOPD自体の症状（息切れによる喜びの喪失，不眠，食思不振）と区別しづらく，全身併存症として認識されにくい，②呼吸器領域におけるうつのスクリーニング体制が未整備，③患者自身や家族，介護者がうつを否定しがち（Stigma（汚名）の問題），④患者・家族と医療者間のコミュニケーションの不足，⑤

医療従事者が多忙のためうつをケアしきれない，などがあげられます[6,7]。

COPDにうつが併存すると相互にどのような影響があると感じていますか？

　心理行動面からみると，労作時の息切れや咳・痰などの呼吸器症状と，それに伴う身体機能障害と日常生活の活動制限が身体活動性を低下させ，社会的孤立感や疎外感も相まってうつを呈しやすくなります。一方，生物学的な側面からみると，COPDによる慢性の全身性炎症は炎症性サイトカインを介してうつを惹起させるといわれています。このように，COPDがうつを引き起こし，逆に併存するうつがCOPDの病態を悪化させるなど，COPDとうつとの間には負の連鎖が生じると考えられています。

　うつが併存することでCOPDに多大な悪影響を及ぼすことはさまざまに報告されています。たとえば，COPD患者を対象に併存するうつとCOPDの増悪との関連を検討した研究によれば，うつを併存する群はうつのない群に比べて増悪のリスクが有意に高く[8]，入院リスクも高まることが報告されるなど[9]，併存するうつが身体活動性を低下させ，COPDの経過や予後に悪影響を及ぼすことが示されています。また，併存するうつとCOPD患者の死亡リスクとの関連を検討した研究によれば，うつ病が併存した患者はそうでない患者に比べて死亡リスクが1.8倍程度高まると報告されており[10]，生命予後も脅かされることがメタ解析で示されました。

　実際，当院の包括的呼吸リハビリテーション外来に通院加療中のCOPD患者を対象に，うつの併存と呼吸機能，身体機能，健康関連QOLとの関連を検討した研究でも，同様の結果が示されています。GDS-15評価によるうつ症状と各アウトカムとの相関係数は，息切れスコア（MRC）が$r=0.46$，運動耐容能（6分間歩行距離）が$r=-0.41$，呼吸器複合指標（BODE指数）が$r=0.34$，身体活動性（Baeckeの身体活動性質問紙）が$r=-0.37$，健康関連QOL（SGRQ）が$r=0.49$，虚弱（FriedらのFrailty項目合致数）が$r=0.48$といずれも相関がみられており，COPDの経過や予後に悪影響が及ぶことがみてとれました。

受診される患者さんのうつをどのようにスクリーニングし，診断していますか？

　うつ病の評価スケールにはさまざまなものがありますが，当院では高齢者のうつ病を評価するGDS-15を用いています。先ほど述べたように，うつ症状はCOPD自体の症状と区別しづらく，全身併存症として認識されにくいこともありますので，COPD患者に対して

は常にうつの併存を念頭に置きながら診療にあたることが大切と思います。

　COPD患者のうつのリスク因子としては，社会的サポート（介護力）の低下，長い罹病期間，既往歴（特に精神疾患），低い経済・社会的地位，全身性ステロイド投与などがあげられていますので[9]，これらのリスク因子を有するCOPD患者さんの場合には特に注意が必要と思われます。

実際に併存するうつをどのように治療していますか？

　基本的に，併存するうつ病に対しては当院の精神科とのリエゾンにより対応しており，薬物療法については精神科の先生にお任せしています。ただ，精神科での薬物療法によりうつの症状が安定した段階で当科で処方継続を行うことはよくあります。精神科や心療内科のない病院や診療所の場合には併存するうつへの対応はなかなか難しいかもしれませんが，できれば精神科や心療内科を標榜する診療所と病診連携・診診連携により信頼のおける精神科医とのリエゾンにより対応することが望ましいと思われます。

　うつを併存するCOPD患者さんに対して当科が直接的に治療介入するのは，呼吸リハビリテーションを中心とする包括ケアにおいて多職種で協働して行う心理的ケアの部分となります。前述したとおり，COPDの包括的ケアにおいて，患者のセルフ・エフィカシー（自己効力感）の強化による行動変容に対してうつは最大の阻害要因となりますので，この部分に対する心理的ケアアプローチは非常に重要です。

　包括的呼吸リハビリテーションによるCOPDに併存するうつへの改善効果はいくつか報告があります。たとえば，多職種協働による6週間の包括的外来呼吸リハビリテーションの無作為化比較試験の結果では，HADS（Hospital Anxiety and Depression Scale）でみたうつ症状，健康関連QOL，歩行能力の改善と医療機関利用率の減少が示され，12カ月間の効果持続が確認されています[11]。また，包括的呼吸リハビリテーションの短期的な効果は，開始時の心理・社会的要素に影響されず，心理・社会的要因の優れない群にも効果が認められるという報告もあります[12]。加えて，呼吸リハビリテーションと心理療法の併用によるうつや不安に対する有効性を検討した12週間の無作為化比較試験の結果では，心理療法併用群は非併用群に比べてうつおよび不安症状スコアの有意な改善が認められ，COPDに併存するうつと不安に対する心理療法併用の有効性が確認されています[13]。

　一方，呼吸リハビリテーションに認知行動療法を併用した場合のうつと不安症状に対す

る有効性を検討した6週間の無作為化比較試験の結果でも，認知行動療法併用群は非併用群に比べてうつおよび不安症状スコアの有意な改善が報告されています[14]。当院では認知行動療法の併用は取り入れていませんが，今後，呼吸リハビリテーションと認知行動療法併用の有効性が期待されます。

どの段階から抗うつ薬の治療終結を考えますか？ また，治療終結にあたり抗うつ薬はどのように中止していますか？

うつ症状の消退を評価することはもちろんですが，それだけでなく包括ケアの有効性を高齢者総合的機能評価（Comprehensive Geriatric Assesment：CGA）に基づいて検討した上で，治療終結を考慮します。基本的に，治療終結の最終的な判断と抗うつ薬の中止についても，精神科の先生にお願いして対応していただいています。

▶ Reference

1) Barnes PJ, et al. Systemic manifestations and comorbidities of COPD. Eur Respir J 33: 1165-1185, 2009.
2) 日本呼吸器学会 COPD ガイドライン第4版作成委員会. COPD（慢性閉塞性肺疾患）診断と治療のためのガイドライン 第4版. メディカルレビュー社, 2013.
3) Wagg K. Unravelling self-management for COPD: what next? Chron Respir Dis 9: 5-7, 2012.
4) Hanania NA, et al. Determinants of depression in the ECLIPSE chronic obstructive pulmonary disease cohort. Am J Respir Crit Care Med 183: 604-611, 2011.
5) Divo M, et al. Comorbidities and risk of mortality in patients with chronic obstructive pulmonary disease. Am J Respir Crit Care Med 186: 155-161, 2012.
6) Yohannes AM, et al. Depression and anxiety in elderly patients with chronic obstructive pulmonary disease. Age Ageing 35: 457-459, 2006.
7) Hill K, et al. Anxiety and depression in end-stage COPD. Eur Respir J 31: 667-677, 2008.
8) Quint JK, et al. Relationship between depression and exacerbations in COPD. Eur Respir J 32: 53-60, 2008.
9) Xu W, et al. Independent effect of depression and anxiety on chronic obstructive pulmonary disease exacerbations and hospitalizations. Am J Respir Crit Care Med 178: 913-920, 2008.
10) Atlantis E, et al. Bidirectional associations between clinically relevant depression or anxiety and COPD: a systematic review and metaanalysis. Chest 144: 766-777, 2013.
11) Griffiths TL, et al. Results at 1 year of outpatient multidisciplinary pulmonary rehabilitation: a randomised controlled trial. Lancet 355: 362-368, 2000.
12) Trappenburg JC, et al. Psychosocial conditions do not affect short-term outcome of multidisciplinary rehabilitation in chronic obstructive pulmonary disease. Arch Phys Med Rehabil 86: 1788-1792, 2005.
13) de Godoy DV, et al. A randomized controlled trial of the effect of psychotherapy on anxiety and depression in chronic obstructive pulmonary disease. Arch Phys Med Rehabil 84: 1154-1157, 2003.
14) Kunik ME, et al. One session cognitive behavioural therapy for elderly patients with chronic obstructive pulmonary disease. Psychol Med 31: 717-723, 2001.

慢性疼痛診療エキスパートのうつ病診療アプローチ

紺野 愼一　福島県立医科大学医学部 整形外科学講座 教授

慢性疼痛に合併するうつを診るようになったのはどのような経緯からですか？

　もともと脊椎手術を受ける腰痛患者さんで経過が思わしくないケースに抑うつなどの精神医学的な問題を抱えている場合が多いことに着目したのがきっかけで，教室として90年代半ばごろより慢性疼痛患者を対象に精神科とのリエゾンアプローチを開始したのがはじまりです。精神科とのリエゾンアプローチは今日に至るまで連綿と続けられ，うつ病ないし精神医学的な問題を抱える慢性疼痛患者に対するうつ病診療アプローチは当科の特色の1つとなっています。

　近年，慢性疼痛とうつ病との関連を示すエビデンスが多く報告され，注目されています。そのため，慢性疼痛に対する考え方として，たんに解剖学的な身体的痛みの病気と捉えるのではなく，身体的な痛みに加えて持続的なストレス状態により引き起こされる精神的な痛みが絡み合った，いわば生物・心理・社会的疼痛症候群として病態を捉えることが重要と考えられるようになっています。

慢性疼痛とうつの病態にはどのような関連がありますか？

　当科では，慢性疼痛で入院する患者さんに対して，脳波検査，脳MRI，脳血流シンチグラフィといった脳の検査も実施しています。慢性腰痛患者では脳の器質的変化がみられることがあります。私が班長を務めた厚生労働省の研究班会議では，慢性腰痛患者，腰部椎間板ヘルニア患者，腰部脊柱管狭窄症患者を対象に脳画像所見を比較した結果，腰部椎間板ヘルニア患者と腰部脊柱管狭窄症患者では脳の萎縮所見はみられなかったのに対して，慢性腰痛患者では約半数に脳の萎縮所見がみられることを報告しています[1]。このことは，慢性腰痛を放っておくと，おそらくは脳血流が低下して脳の萎縮が進む可能性を示唆しています。同様のことはうつ病においても当てはまり，うつ病でも脳血流の低下がみられますので慢性疼痛ときわめて似た病態がみられると考えられ，慢性疼痛に対するうつ病治療の重要性を示しているといえます。

疼痛患者さんのうつをどのようにスクリーニングし，診断していますか？

　慢性疼痛患者の精神医学的問題を短時間にスクリーニングするためのツールとして，われわれは「整形外科疾患における精神医学的問題を見つけるための簡易問診票（Brief Scale for Psychiatric Problems in Orthopaedic Patients：BS-POP）」を開発しています。BS-POPには，医師による患者評価のための質問票（BS-POP医師用）と，患者の自己評価

のための質問票（BS-POP 患者用）の2種類があり，BS-POP 医師用では診察上の問題点（過剰な訴え，イライラ感），異常な行動や身体所見，患者の強迫性や率直性といったパーソナリティ障害に関する8項目の質問から構成され（得点範囲は8〜24点），BS-POP 患者用では患者の抑うつ，イライラ感，睡眠障害に関する10項目の質問から構成されています（得点範囲は10〜30点）。BS-POP 医師用を単独で用いる場合は11点以上，医師用・患者用を組み合わせて使用する場合は，医師用10点以上かつ患者用15点以上の場合に，精神医学的問題が関与すると判定することができます。

　また，BS-POP 医師用では疼痛症状の過剰な訴えや強迫性を評価していますが，このようなパーソナリティに問題がある患者さんの場合には，精神科とのリエゾンにより認知行動療法的な治療アプローチを併用するようにしています。ただし，精神科とのリエゾンの場合でも，治療はあくまでも整形外科が主体となって，精神科からのアドバイスをいただきながら治療を進める形になります。ですから，患者さんからみると，精神科にかかっているという意識は少ないと思います。

うつを合併する慢性疼痛患者さんにどのように説明してうつ病治療を開始していますか？

　まずは痛みの制御に脳が深く関わっていることを患者さんに理解していただくことが大切です。脳には末梢の痛みを抑制する下行性疼痛抑制系というシステムが備わっていますが，持続的なストレス状態やうつ状態に陥るとこのシステムがうまく働かなくなるために慢性的な痛みとして現れているというメカニズムをきちんと説明します。その際には，たとえば「長時間ずっと座っていると腰が重くなったり，痛くなったりしませんか？それと同じで，持続的なストレス状態で脳の下行性疼痛抑制系がうまく働かなくなると慢性的な痛みが現れるようになるんですよ」というように，具体的な例をあげながら患者さんの理解を促すようにしています。患者さんへの説明でよくないのは「精神的な痛み」と説明することで，このような説明では脳と末梢の痛みとの関連が正しく伝わらず，うつ病治療に対する患者さんの理解は得られません。痛みを感じているのは脳であり，脳の下行性疼痛抑制系がうまく働かない状態で末梢の痛みを治療しても疼痛効果が得られないというメカニズムをきちんと説明すると，ほとんどの患者さんは疼痛治療としてのうつ病治療に対して納得していただけます。

慢性疼痛患者さんのうつをどのように治療していますか？

当科を受診する慢性疼痛の患者さんの大半は，すでに他院にて鎮痛薬や手術療法を施行してもなお疼痛が改善しない方々ですが，外来レベルで抗うつ薬や抗不安薬を処方することで疼痛症状がかなり改善されるケースは多いです。抗うつ薬には下行性疼痛抑制系を賦活する作用がありますから，基本的には抗うつ薬をベースにして，そのほかに「眠れない」「不安がある」「イライラする」といった症状があれば抗不安薬を併用します。抗うつ薬では，副作用の発現がより少ない新規抗うつ薬が中心で，なかでも疼痛抑制作用をもつSNRIを処方しています。なお，先ほど，慢性疼痛患者では脳血流量の低下がみられることを述べましたが，抗うつ薬により疼痛症状が緩和されると，脳血流量の低下も顕著に改善されることもわかっています。

一方，疼痛症状の背後にあるのがうつではなく，身体表現性障害の場合には，薬物療法による効果はほとんど期待できません。身体表現性障害は，症状の訴えに見合う身体的異常がないにもかかわらず，痛みや胃腸症状，神経症状などのさまざまな身体的な症状が長期間にわたって持続する病気ですが，治療には薬物療法に加えて，精神療法的アプローチが必要となりますので，その場合には精神科に紹介するようにしています。

抗うつ薬によるうつの改善効果をどのように評価していますか？

身体的な痛みの評価としては，NRS（Numerical Rating Scale）やVAS（Visual Analogue Scale）などの疼痛評価スケールを用います。NRSは痛みを0から10の11段階に分けて，痛みがまったくないのを0，考えられるなかで最悪の痛みを10として痛みの程度を数値的に評価し，一方のVASは10cmの線の左端を「痛みなし」，右端を「最悪の痛み」として患者の痛みの程度を感覚的な位置として印を付けて評価します。ここで重要なことは，「痛みがまったくない」という疼痛の完全な消失を目指すことはかなり困難になりますので，たとえばNRSで7点の疼痛スコアが3点ぐらいに低下するといったように，痛みがある程度の緩和することで疼痛のために制限されていた患者さんの活動性・機能性が回復するレベルを目指すようにします。また，腰痛であれば特異的QOL尺度としてRDQ（Roland-Morris Disability Questionnaire）がありますので，QOLを含めた多角的な観点から疼痛改善効果を評価します。これらの治療目標は抗うつ薬の治療開始前に設定し，治療経過をみながら用量調節して治療目標に近づけるよう目指します。

抗うつ薬による治療期間は平均的にどのくらいですか？また，どの段階から治療終結を考えますか？

　患者さんによって治療期間は異なりますが，平均的にみると，抗うつ薬の治療を開始して2〜3カ月ぐらいで当初の治療目標に達することが多いと思います。その後も維持治療として抗うつ薬の処方を継続しますが，私の場合は，治療の終結は患者さんの方から「症状が良くなったので薬をやめたい」と言ってきたときに考えるようにしています。個人的には，気になる副作用や肝機能などの検査データに問題がなければ抗うつ薬をずっと継続して服薬してもよいと考えていますが，昨今は患者さんの希望に沿う形で治療方針を決めるのが主流ですから，できるだけ患者さんの意思を尊重するようにしています。

治療終結にあたり抗うつ薬をどのように中止していますか？

　精神科で診るうつ病の場合には抗うつ薬を漸減するのが基本と思いますが，疼痛治療で処方する抗うつ薬は精神科で処方する用量に比べて少ないので，そのまま服薬を中止するケースがほとんどです。もともとの用量が少ないので，すぐに服薬を中止しても中止後症候群のような有害事象はいまのところ経験したことはありません。

▶ Reference
1) 厚生労働科学研究費補助金 慢性の痛み対策研究事業．慢性疼痛の多面的評価システムの開発と客観的評価法の確立に対する研究．平成23年度〜25年度総合研究報告書．pp19-22, 2014.

生活習慣病に合併するうつ病に関する Executive Summary

慢性身体疾患に合併するうつ病の頻度はどのくらいですか？

Evidence 1
慢性身体疾患を有する患者におけるうつの合併頻度は 13〜24%
慢性身体疾患のない人のうつの頻度は 7.5%

Evidence 2
慢性身体疾患患者は慢性身体疾患のない人に比べてうつの合併頻度が 2〜3倍 高い

Key Message
慢性身体疾患患者ではうつの合併頻度が 2〜3倍高まります

▶ 詳細なデータは p58・Q1 を参照

うつ病は慢性身体疾患の発症リスクを高めますか？

Evidence 1
うつ病による慢性身体疾患発症のリスク比は，以下のとおり高い

高血圧	1.49	COPD	1.76
心疾患	1.56	喘息	1.78
糖尿病	1.59	関節炎	1.94

Key Message
うつ病は慢性身体疾患の発症リスクを 1.5〜2倍高めます

▶ 詳細なデータは p61・Q4 を参照

うつ病が合併すると慢性身体疾患患者の心身機能にどのくらい影響を及ぼしますか？

Evidence 1

慢性身体疾患のない人に比べた慢性身体疾患患者の心身機能の障害のオッズ比は1.06と有意ではないが，うつ病が合併するとオッズ比は **2.48** と著明に上昇する

慢性身体疾患なし	慢性身体疾患患者	うつ病が合併した慢性身体疾患患者
1.00 (reference)	1.06 (95%CI：0.91, 1.24)	2.48* (95%CI：1.96, 3.15)

* 有意差あり

Key Message

慢性身体疾患患者にうつ病が合併すると心身機能の低下が著明に増大します

▶ 詳細なデータは p62・Q5 を参照

うつ病が合併すると慢性身体疾患患者の健康関連QOLはどのくらい低下しますか？

Evidence 1

慢性身体疾患（狭心症，糖尿病，喘息，関節炎のいずれか）とうつ病，および両者が合併した場合の健康スコア * は，以下のとおり低い

健常者	90
慢性身体疾患	80
うつ病	70
慢性身体疾患＋うつ病	60

* 健康スコア：健康についての自記式質問紙票に基づいて作成した0-100の値をとるスケールで，点数が高いほど健康であることを示す。

Key Message

慢性身体疾患にうつ病が合併すると健康関連QOLを著しく低下させます

▶ 詳細なデータは p63・Q6 を参照

Q うつ病は慢性身体疾患患者の死亡リスクを高めますか？

Evidence 1: 身体疾患入院患者におけるうつ症状のない群に対するうつ症状がある群の死亡リスクのオッズ比は **1.9倍** と高い

Key Message: うつ病は慢性身体疾患患者の死亡リスクを2倍高めます

▶ 詳細なデータは p64・Q7 を参照

Q うつ病と生活習慣病はどのような機序で合併しますか？

Evidence 1: うつ病および慢性身体疾患のいずれも，**免疫機能の異常，神経内分泌の異常，炎症**といった生物学的変化を引き起こし，相互に発症リスクを高める

Evidence 2: うつ病および慢性身体疾患のいずれも，**食生活の乱れ，身体活動の低下，飲酒・喫煙の増加**などの心理行動上の変化を引き起こし，相互に発症リスクを高める

Key Message: うつ病と慢性身体疾患は，生物学的変化や心理行動上の変化を介して相互に発症リスクを高めます

▶ 詳細なデータは p66・Q1，p67・Q2 を参照

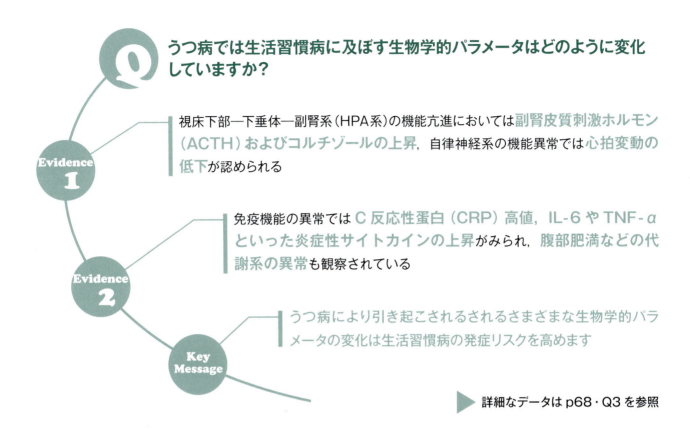

うつ病では生活習慣病に及ぼす生物学的パラメータはどのように変化していますか？

Evidence 1 視床下部—下垂体—副腎系（HPA系）の機能亢進においては**副腎皮質刺激ホルモン（ACTH）およびコルチゾールの上昇**，自律神経系の機能異常では**心拍変動の低下**が認められる

Evidence 2 免疫機能の異常では**C反応性蛋白（CRP）高値，IL-6やTNF-αといった炎症性サイトカインの上昇**がみられ，**腹部肥満などの代謝系の異常**も観察されている

Key Message うつ病により引き起こされるさまざまな生物学的パラメータの変化は生活習慣病の発症リスクを高めます

▶ 詳細なデータはp68・Q3を参照

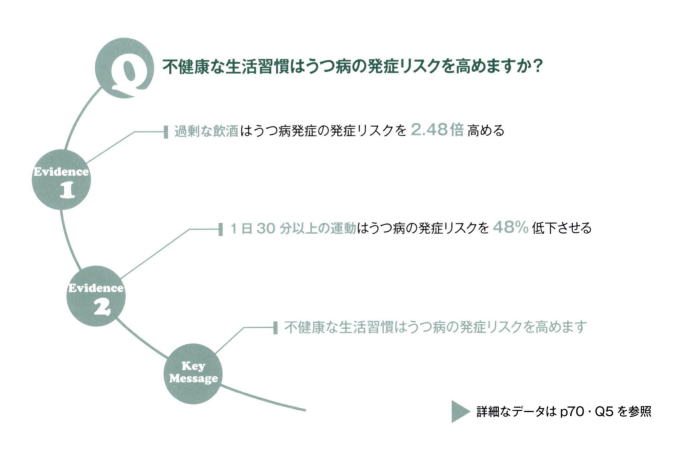

不健康な生活習慣はうつ病の発症リスクを高めますか？

Evidence 1 **過剰な飲酒**はうつ病発症の発症リスクを**2.48倍**高める

Evidence 2 **1日30分以上の運動**はうつ病の発症リスクを**48%**低下させる

Key Message 不健康な生活習慣はうつ病の発症リスクを高めます

▶ 詳細なデータはp70・Q5を参照

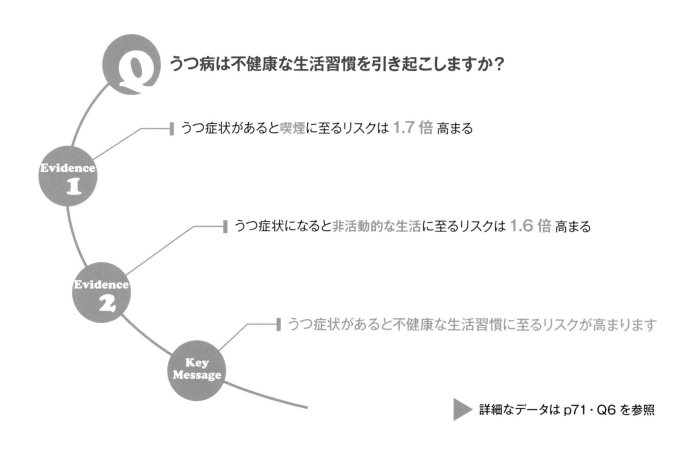

Q うつ病は不健康な生活習慣を引き起こしますか？

Evidence 1: うつ症状があると喫煙に至るリスクは 1.7 倍 高まる

Evidence 2: うつ症状になると非活動的な生活に至るリスクは 1.6 倍 高まる

Key Message: うつ症状があると不健康な生活習慣に至るリスクが高まります

▶ 詳細なデータは p71・Q6 を参照

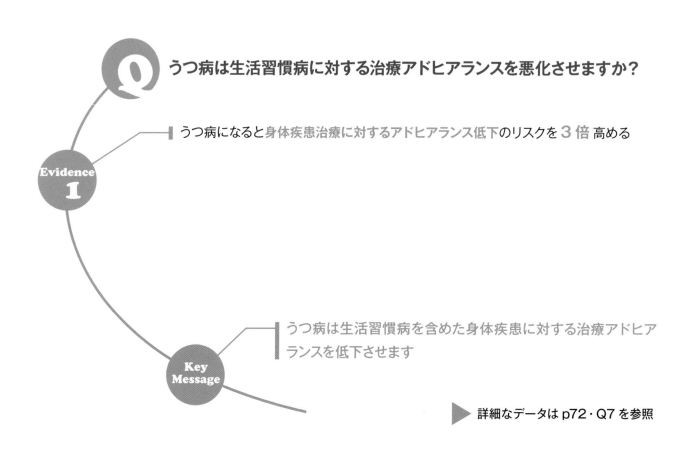

Q うつ病は生活習慣病に対する治療アドヒアランスを悪化させますか？

Evidence 1: うつ病になると身体疾患治療に対するアドヒアランス低下のリスクを 3 倍 高める

Key Message: うつ病は生活習慣病を含めた身体疾患に対する治療アドヒアランスを低下させます

▶ 詳細なデータは p72・Q7 を参照

Q うつ病になると生活機能や身体機能を障害しますか？

Evidence 1 ｜ 高齢者のうつ病は日常生活動作（ADL）の障害に対するリスクを 1.4 倍高める

Evidence 2 ｜ 高齢者のうつ病は身体機能の障害に対するリスクを 1.5 倍高める

Key Message ｜ 高齢者がうつ病になると生活機能や身体機能の障害リスクが高まります

▶ 詳細なデータは p73・Q8 を参照

Q 慢性身体疾患に合併したうつ病に対して抗うつ薬治療は有効ですか？

Evidence 1 ｜ 身体疾患に合併したうつ病に対する抗うつ薬の有効性を検討した研究をメタ解析した結果では，プラセボ群に対する抗うつ薬治療群の治療反応性のオッズ比は，以下のとおり高い

投与後 4 ～ 5 週目	2.29	投与後 9 ～ 18 週目	2.08
投与後 6 ～ 8 週目	2.33	投与後 18 週目	2.13

Key Message ｜ 抗うつ薬は慢性身体疾患に合併したうつ病に対しても高い有効性を示します

▶ 詳細なデータは p74・Q1 を参照

Q うつ病治療は身体機能や生活機能の改善に有効ですか？

Evidence 1　高齢者に対するうつ病治療により，うつ症状改善群はうつ症状非改善群に比べて**身体機能スコア**および**手段的日常生活動作（IADL）スコア**が**有意に改善**する

Key Message　うつ病治療により症状が改善すると高齢者の生活機能や身体機能の改善が期待できます

▶ 詳細なデータは p76・Q3 を参照

Q プライマリケアにおける抗うつ薬の処方は有効ですか？

Evidence 1　プライマリケアで抗うつ薬の処方を受けるうつ病患者を対象に三環系抗うつ薬およびSSRI の有効性と忍容性を検討した研究をメタ解析した結果によれば，プラセボ群に対する三環系抗うつ薬および SSRI の症状改善効果のリスク比は，以下のとおり高い

三環系抗うつ薬	1.26
SSRI	1.37

Key Message　プライマリケアにおいても抗うつ薬治療はうつ症状の改善に有効です

▶ 詳細なデータは p96・Q3 を参照

新規抗うつ薬が第一選択薬になるというのはどのようなエビデンスに基づいていますか？

Evidence 1　プライマリケアで抗うつ薬の処方を受けるうつ病患者を対象にSSRIと三環系抗うつ薬の有効性と忍容性を検討した研究をメタ解析した結果で，SSRIと三環系抗うつ薬でうつ症状スコアの改善効果に有意差は認められない

Evidence 2　三環系抗うつ薬に対するSSRIのあらゆる理由による総治療脱落率および副作用による治療脱落率のリスク比は0.76，0.73と有意に低く，忍容性に優れる

Key Message　新規抗うつ薬はその他の抗うつ薬に比べて同等の有効性をもち，かつ忍容性に優れています

▶ 詳細なデータはp97・Q4を参照

新規抗うつ薬の抗うつ効果に違いはありますか？

Evidence 1　新規抗うつ薬の有効性を検討した臨床研究をメタ解析した結果では，SSRIとSNRI，SSRIとNaSSA，およびSNRIとNaSSAの間に有意差は認められておらず，新規抗うつ薬間で有効性に違いはないと報告されている

Evidence 2　SNRIやNaSSAなどのセロトニン系に加えノルアドレナリン系にも作用する薬剤（デュアルアクション系薬剤）と，セロトニン系のみに作用するSSRIとの有効性を検討した臨床試験をメタ解析した結果では，わずかではあるものの，SSIRよりもデュアルアクション系薬剤の方が有効性に優れるとの結果も示されている

Key Message　基本的には新規抗うつ薬の有効性はほぼ同等と考えられますが，デュアルアクション系薬剤がわずかに有効性に優れる可能性もあります

▶ 詳細なデータはp98・Q5を参照

Q 新規抗うつ薬の使い分けについて病像に基づいた選択基準はありますか？

Evidence 1
うつ病における気分に関連した症状は，負の感情が増加する陰性情動の亢進と，正の感情が減少する陽性情動の喪失に分けられ，陰性情動の亢進ではセロトニンおよび一部のノルアドレナリンの機能不全が，陽性情動の喪失ではドパミンおよび一部のノルアドレナリンの機能不全がそれぞれ関与していると考えられる

Key Message
SSRIは陰性情動が強いうつに対して，またSNRIやNaSSAは陰性情動が強いうつに加えて陽性情動が強いうつに対しても有効と考えられます

▶ 詳細なデータはp100・Q7を参照

Q 副作用や有害事象の観点からの新規抗うつ薬の使い分けのポイントはありますか？

Evidence 1
SSRIやSNRIでは消化器症状などが発現する傾向が強いが，過鎮静や体重増加のリスクはない。一方，NaSSAでは過鎮静と体重増加のリスクがある

Evidence 2
鎮静作用の強いNaSSAは不眠症状を呈する患者や，不安・焦燥のある患者に対しては有利に働く

Key Message
新規抗うつ薬では薬剤により副作用や有害事象の発現に違いがあるため，患者の病像に合わせて選択します

▶ 詳細なデータはp101・Q8を参照

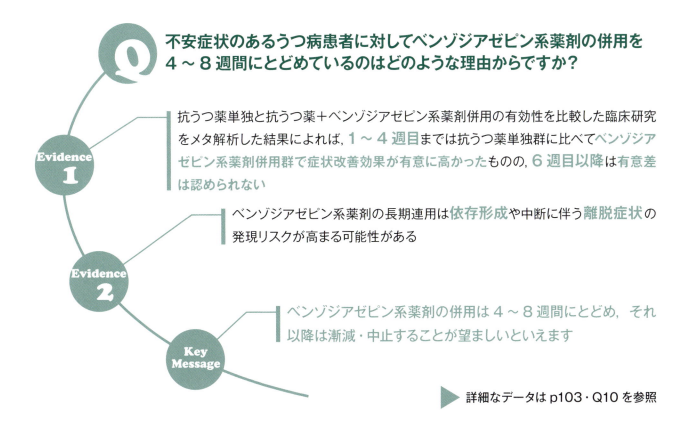

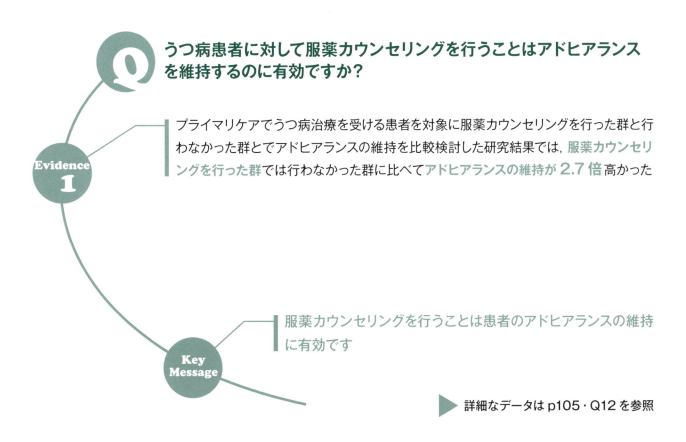

Q 第一選択の抗うつ薬で寛解に至る患者の割合はどのくらいですか？

Evidence 1
第一選択の抗うつ薬で寛解に至った患者の割合は3割程度にとどまり，第一選択の抗うつ薬を十分量・十分期間用いても寛解に至らない患者の割合は7割近くにも上る

Key Message
第一選択の抗うつ薬を十分量を十分期間用いても芳しい改善効果が得られない場合には漫然と投与しつづけるのではなく，薬剤の変更を検討することが重要です。

▶ 詳細なデータはp106・Q13を参照

Q 第一選択薬で改善効果が得られなかった場合には作用機序の異なる薬剤に切り替えた方が有効ですか？

Evidence 1
SSRIで治療反応性が得られなかった患者を対象にSNRIに切り替えた場合の寛解率を検討した研究では，寛解率が有意に高まったとする報告と有意差はないとする報告が混在する

Evidence 2
異なるクラスの抗うつ薬への変更についてのシステマティックレビューの結果では，同じクラスの別の薬剤に変更しても，別のクラスの薬剤に変更しても有効性に差はないと結論づけられている

Key Message
理論的には作用機序の異なる薬剤への変更の方が有効と考えられますが，それらを支持するエビデンスは十分ではありません

▶ 詳細なデータはp107・Q14を参照

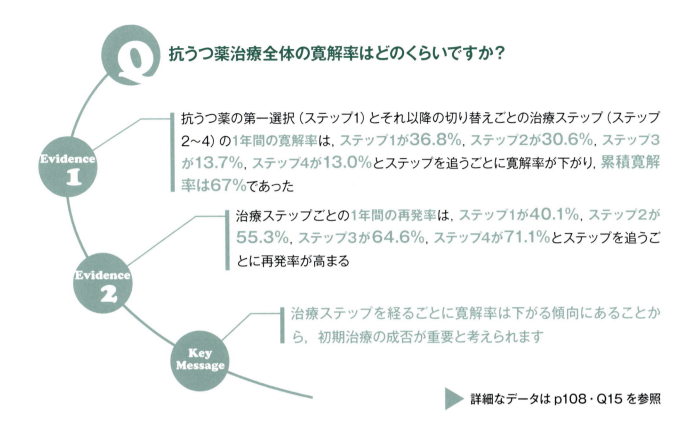

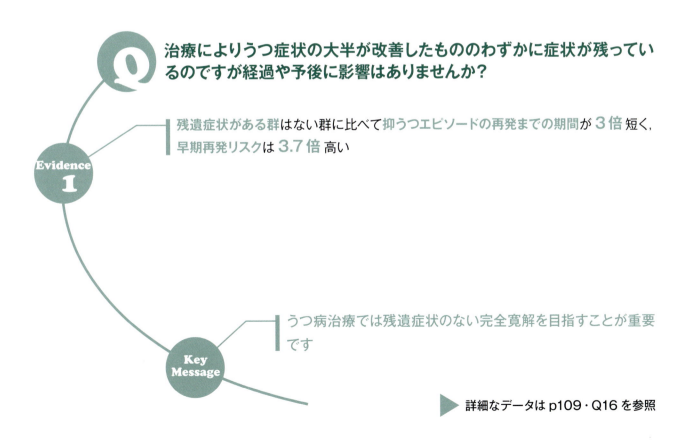

Q 寛解後は抗うつ薬による治療をすみやかに終結してもよいのですか？

Evidence 1: 抗うつ薬への反応後4～5カ月以内に服薬中止した場合のうつ病再燃率は50～70％と，同時期に治療を継続した群の再燃率0～20％と比べると著しく高い

Evidence 2: 抑うつエピソード回復後では50～80％の患者で再発する

Key Message: 寛解後も4～6カ月程度は回復期治療を行い，その後は再発予防として1～2年間の維持期治療を行うことが望ましいといえます

▶ 詳細なデータはp110・Q17を参照

Q 寛解後は抗うつ薬の用量を減らして処方した方がよいのですか？

Evidence 1: 寛解後に急性期と同用量の抗うつ薬を継続した群と，減薬した群において再燃・再発リスクを検討した研究によれば，15カ月間までは急性期の用量を維持した方が再燃・再発のリスクが低く，特に6カ月までは圧倒的にリスクが低い

Key Message: 寛解後の半年間の回復期治療においては急性期と同用量の抗うつ薬にて治療を継続することが望ましいといえます

▶ 詳細なデータはp111・Q18を参照

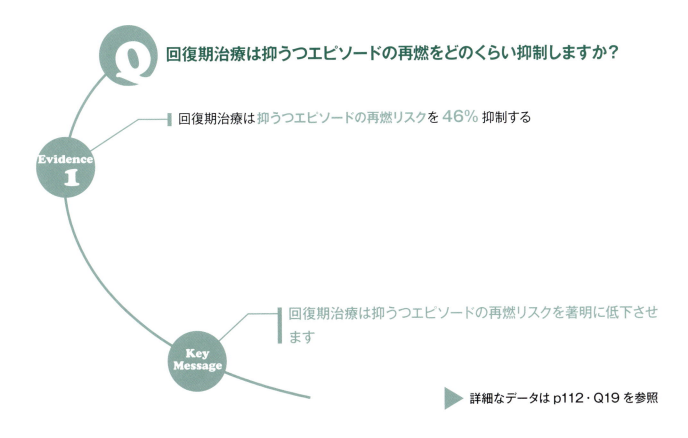

回復期治療は抑うつエピソードの再燃をどのくらい抑制しますか？

Evidence 1: 回復期治療は抑うつエピソードの再燃リスクを **46%** 抑制する

Key Message: 回復期治療は抑うつエピソードの再燃リスクを著明に低下させます

▶ 詳細なデータは p112・Q19 を参照

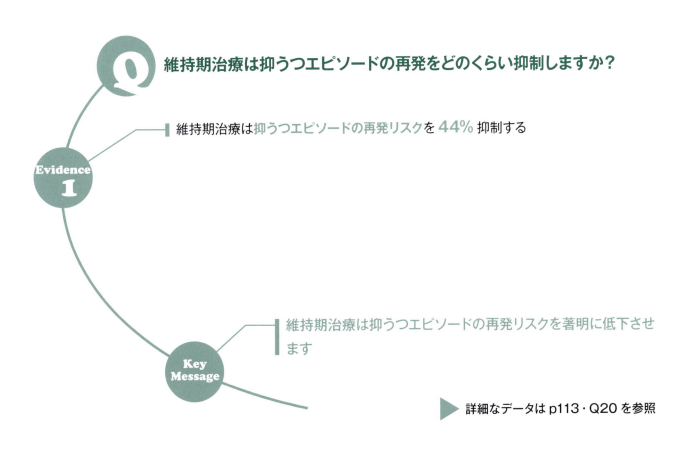

維持期治療は抑うつエピソードの再発をどのくらい抑制しますか？

Evidence 1: 維持期治療は抑うつエピソードの再発リスクを **44%** 抑制する

Key Message: 維持期治療は抑うつエピソードの再発リスクを著明に低下させます

▶ 詳細なデータは p113・Q20 を参照

Q 治療終結に際しては抗うつ薬をどのように漸減・中止すればよいでしょうか？

Evidence 1 抗うつ薬を性急に中止しようとすると，中止後症候群（めまい，しびれ，電撃様の知覚，振戦，発汗，不眠，悪夢，悪心・嘔吐，興奮，不安・焦燥など）が現れることがある

Key Message 抗うつ薬の治療終結にあたっては，漸減開始から中止まで1～2カ月の期間をかけて徐々に減量していくことが大切です

▶ 詳細なデータはp114・Q21を参照

生活習慣病に合併するうつ病に対する
診断・治療アプローチ

1 生活習慣病におけるうつ病の合併頻度と予後への影響

Q1 慢性身体疾患に合併するうつ病の頻度はどのくらいですか？

A 循環器疾患や消化器疾患，慢性呼吸器疾患，糖尿病などの慢性疾患を有する群におけるうつの合併頻度は13〜24％と，慢性疾患のない群の7.5％に比べてうつの合併頻度が2〜3倍高いことが報告されています

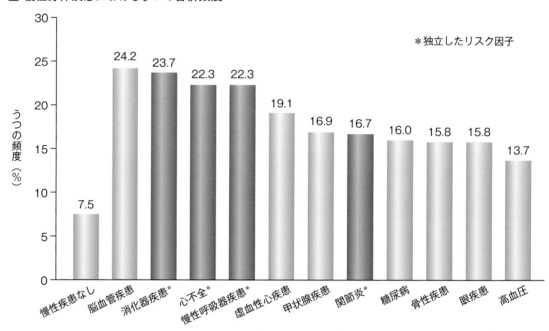

■ 慢性身体疾患におけるうつの合併頻度

Niti M, et al. Int J Geriatr Psychiatry 22: 1087-1094, 2007 より作成

　心筋梗塞などの心血管疾患，脳梗塞などの脳血管疾患，糖尿病などの内分泌疾患，喘息・COPDなどの呼吸器疾患など，さまざまな慢性身体疾患においてうつは高頻度に合併することが知られています。アジア人2,611名を対象とした疫学研究によれば，循環器疾患や消化器疾患，慢性呼吸器疾患，糖尿病などの慢性疾患を有する群におけるうつの合併頻度は13〜24％と慢性疾患のない群の7.5％に比べてうつの合併頻度が2〜3倍高かったほか（図），交絡因子の影響を除外した多変量解析の結果では慢性呼吸器疾患，消化器疾患，関節炎，心不全が独立したリスク因子であることが報告されています[1]。

交絡因子：曝露因子とアウトカム（病気の発症や転帰など）との因果関係において，研究対象である暴露因子以外にアウトカムに影響を及ぼしうる因子のことをいう。たとえば，飲酒とがんの関連性を調べようとする場合に，研究対象とする因子（飲酒）以外にがんの発症に影響を及ぼすと考えられる喫煙などが交絡因子にあたる

独立したリスク因子：他の曝露因子の存在の有無に関わらず，それ自身でアウトカムに影響を及ぼす因子のことをいう

▶ Reference

1) Niti M, et al. Depression and chronic medical illnesses in Asian older adults: the role of subjective health and functional status. Int J Geriatr Psychiatry 22: 1087-1094, 2007.

Q2 プライマリケアにおける慢性身体疾患患者のうつ病合併頻度はどのくらいですか？

A プライマリケア患者の約7.5％がうつ病を合併しているとされ，あらゆる身体疾患においてうつ病の合併が認められています

■ プライマリケアにおける慢性身体疾患患者におけるうつ病の合併頻度とオッズ比

		うつ病の有病率		未調整		調整済み	
		N	%(w)	OR	95% CI	OR	95% CI
悪性新生物	がん	194	11.8	1.7	1.4, 2.0	1.5	1.3, 1.7
内分泌疾患 栄養性疾患 代謝性疾患	脂質異常症	1,209	8.2	1.2	1.1, 1.3	0.9	0.8, 1.0
	糖尿病	678	9.0	1.3	1.2, 1.5	0.9	0.8, 1.0
	1型糖尿病	30	11.2	1.7	1.1, 2.4	1.1	0.7, 1.7
	2型糖尿病	648	8.9	1.3	1.2, 1.4	0.9	0.8, 1.0
	糖尿病性腎症	99	11.7	1.7	1.4, 2.1	0.9	0.7, 1.2
	糖尿病性網膜症	118	12.0	1.7	1.4, 2.1	0.9	0.7, 1.2
	糖尿病性神経障害	236	13.4	2.0	1.8, 2.3	1.2	1.0, 1.5
	糖尿病性足病変	90	13.3	2.0	1.6, 2.5	1.0	0.7, 1.3
	肥満	1,381	8.2	1.2	1.1, 1.2	0.9	0.8, 0.9
	甲状腺疾患	468	8.3	1.0	0.9, 1.1	0.9	0.8, 1.0
	高尿酸血症	281	8.2	1.2	1.1, 1.4	0.7	0.6, 0.8
心血管疾患	高血圧	1,377	7.6	1.0	1.0, 1.1	0.7	0.6, 0.8
	冠動脈疾患	628	10.2	1.7	1.5, 1.9	1.2	1.1, 1.4
	安定狭心症	206	9.8	1.4	1.2, 1.6	1.0	0.8, 1.2
	不安定狭心症	68	11.8	1.7	1.3, 2.2	1.2	0.9, 1.6
	心筋梗塞	249	12.0	2.0	1.7, 2.3	1.4	1.2, 1.7
	経皮経管的血管形成術	155	10.6	1.6	1.4, 2.0	1.1	0.9, 1.4
	バイパス術	133	12.5	2.0	1.7, 2.5	1.5	1.2, 1.8
	左室肥大	281	10.1	1.5	1.3, 1.7	0.8	0.7, 1.0
	心不全	442	11.0	1.7	1.5, 1.9	1.2	1.0, 1.3
	心房細動	152	9.2	1.3	1.1, 1.5	0.9	0.8, 1.1
	末梢動脈疾患（症候性）	121	13.2	2.1	1.7, 2.5	1.3	1.1, 1.7
	末梢動脈疾患（無症候性）	86	12.4	1.9	1.5, 2.4	1.2	0.9, 1.5
	頸動脈狭窄症	85	12.0	1.8	1.4, 2.2	1.1	0.8, 1.4
神経系疾患	一過性脳虚血発作/遷延性可逆性虚血性神経欠損	137	14.6	2.2	1.8, 2.7	1.6	1.3, 2.0
	脳障害	129	15.9	2.5	2.1, 3.1	1.8	1.5, 2.3
消化器系疾患	胃腸障害	451	9.8	1.4	1.2, 1.5	1.2	1.0, 1.3
	肝疾患	234	12.5	1.9	1.6, 2.2	1.4	1.2, 1.6
筋骨格系疾患	多発性関節炎/リウマチ	420	10.9	1.5	1.4, 1.7	1.3	1.2, 1.5
	骨粗しょう症	243	9.8	1.2	1.1, 1.4	1.0	0.9, 1.2
泌尿器系疾患	膀胱疾患/腎疾患	220	10.2	1.4	1.2, 1.6	1.1	0.9, 1.3

％(w)：年齢・性で重み付けしたDSQ（depression screening questiotnnarie）スコアの高い患者の割合
調整済み：身体疾患の合併数による調整済み

Pieper L, et al. Bundesgesundheitsblatt Gesundheitsforschung Gesundheitsschutz 51: 411-421, 2008.

　プライマリケア患者約15,000例を対象にうつ病の合併頻度を検討した研究によれば，7.5％の患者がICD-10によるうつ病診断基準を満たし，あらゆる身体疾患においてうつ病の合併頻度が高いことが報告されています（表）[1]。また，身体疾患がない人に比べた身体疾患数のうつ病発症オッズ比（OR）は，身体疾患数が1〜5までがそれぞれ1.6, 2.5, 2.8, 3.4, 4.4であり，身体疾患数が6以上になるとオッズ比が6.2と，身体疾患数が増えるほど発症リスクが上昇することも示されています。

▶「オッズ比」は巻末のAppendix「医学統計を理解するためのキホンのキホン」を参照

▶ Reference

1) Pieper L, et al. Depression as a comorbid disorder in primary care [in German]. Bundesgesundheitsblatt Gesundheitsforschung Gesundheitsschutz 51: 411-421, 2008.

Q3 慢性身体疾患はうつ病の発症リスクを高めますか？

A 慢性身体疾患患者では慢性身体疾患のない人に比べてうつ病の合併リスクが2.6倍高く，慢性身体疾患の数が多いほどリスクが高まることが報告されています

■ 慢性身体疾患によるうつ病の合併リスク

	12カ月有病率 (95% CI)	OR* (95% CI)
糖尿病 (n=1,794)	9.3 (7.6, 10.7)	1.96 (1.59, 2.42)
高血圧 (n=7,371)	8.0 (7.3, 8.8)	2.00 (1.74, 2.31)
冠動脈疾患 (n=3,491)	9.3 (8.2, 10.4)	2.30 (1.94, 2.68)
うっ血性心不全 (n=391)	7.9 (5.2, 11.8)	1.96 (1.23, 3.11)
脳血管障害 (n=710)	11.4 (9.0, 14.6)	3.15 (2.33, 4.25)
COPD (n=1,681)	15.4 (13.6, 17.4)	3.21 (2.72, 3.79)
末期腎不全 (n=431)	17.0 (13.1, 21.8)	3.56 (2.61, 4.87)
慢性身体疾患		
あり (n=10,560)	8.8 (8.2, 9.4)	2.61 (2.31, 2.94)
なし (n=19,462)	4.8 (4.5, 5.2)	1.00 (1.00)
慢性身体疾患の罹患数		
3 (n=1,467)	12.0 (10.3, 13.9)	6.52 (5.21, 8.17)
2 (n=2,869)	9.8 (8.5, 11.3)	3.90 (3.20, 4.76)
1 (n=7,135)	7.7 (7.0, 8.4)	2.22 (1.96, 2.51)
0 (n=18,551)	4.7 (4.3, 5.1)	1.00 (1.00)

*：年齢・性による調整

Egede LE. Gen Hosp Psychiatry 29: 409-416, 2007.

健康データベースの集団30,801人を対象に慢性身体疾患ごとのうつ病の12カ月有病率と合併オッズ比を検討した研究が報告されています[1]。それによれば，各慢性身体疾患におけるうつ病の12カ月有病率と合併オッズ比（OR）は，糖尿病が9.3％（OR = 1.96），高血圧が8.0％（OR = 2.00），冠動脈疾患が9.3％（OR = 2.30），うっ血性心不全が7.9％（OR = 1.96），脳血管障害が11.4％（OR = 3.15），COPDが15.4％（OR = 3.21），末期腎不全が17.0％（OR = 3.56）といずれも高く，慢性身体疾患のない人に比べて慢性身体疾患患者のうつ病合併のオッズ比は2.6と算出されています（**表**）。また，慢性身体疾患の数が多いほどうつ病合併のリスクが著明に高まることも明らかとなっています。

▶「オッズ比」は巻末のAppendix「医学統計を理解するためのキホンのキホン」を参照

▶ Reference

1) Egede LE. Major depression in individuals with chronic medical disorders: prevalence, correlates and association with health resource utilization, lost productivity and functional disability. Gen Hosp Psychiatry 29: 409-416, 2007.

Q4 うつ病は慢性身体疾患の発症リスクを高めますか？

A うつ病の存在は糖尿病，高血圧，心疾患，喘息，COPD，関節炎といった慢性身体疾患の発症リスクを有意に高めると報告されています

■ うつ病による慢性身体疾患の発症リスク

	うつ病のみ			不安障害のみ			うつ病と不安障害の合併		
	ARR	95% CI	p値	ARR	95% CI	p値	ARR	95% CI	p値
関節炎	1.94	1.75, 2.14	<0.0001	1.71	1.54, 1.90	0.0001	2.04	1.79, 2.33	<0.0001
喘息	1.78	1.50, 2.11	<0.0001	1.4	1.13, 1.75	0.0023	2.16	1.66, 2.81	<0.0001
COPD	1.76	1.54, 2.02	<0.0001	1.62	1.37, 1.91	<0.0001	2.05	1.68, 2.49	<0.0001
糖尿病	1.59	1.37, 1.84	<0.0001	1.21	1.00, 1.47	0.0457	1.64	1.33, 2.02	<0.0001
心疾患	1.56	1.34, 1.81	<0.0001	1.74	1.45, 2.09	<0.0001	2.16	1.77, 2.63	<0.0001
高血圧	1.49	1.36, 1.64	<0.0001	1.48	1.31, 1.68	<0.0001	1.66	1.44, 1.93	<0.0001
骨粗しょう症	1.78	1.22, 2.61	0.0433	1.6	1.01, 2.53	0.0029	2.47	1.47, 4.15	0.0007

ARR：調整済みリスク比
有意水準：$p \leq 0.007$

Bhattacharya R, et al. BMC Psychiatry 14: 10, 2014.

　健康データベースの集団33,242人を対象にうつ病および不安障害と慢性身体疾患との関連を後方視的に検討した疫学研究では，うつ病と不安障害による慢性身体疾患の発症リスクへの影響の大きさが示されています。それによれば，うつ病による慢性身体疾患発症のリスク比は，関節炎が1.94（95％CI：1.75, 2.14），喘息が1.78（95％CI：1.50, 2.11），COPDが1.76（95％CI：1.54, 2.02），糖尿病が1.59（95％CI：1.37, 1.84），心疾患が1.56（95％CI：1.34, 1.81），高血圧が1.49（95％CI：1.36, 1.64）と有意に高まることが報告されています（表）[1]。また，うつ病と不安障害が合併すると慢性身体疾患の発症リスクはいっそう高まることが示されています。

▶「リスク比」は巻末のAppendix「医学統計を理解するためのキホンのキホン」を参照

▶ Reference
1) Bhattacharya R, et al. Excess risk of chronic physical conditions associated with depression and anxiety. BMC Psychiatry 14: 10, 2014.

Q5 うつ病が合併すると慢性身体疾患患者の活動性や心身機能はどのくらい低下しますか?

A 慢性身体疾患にうつ病が合併すると医療機関の施設利用や病臥日数の増加,心身機能の低下など,活動性や機能障害のリスクが有意に高まることが報告されています

■ うつ病が合併した場合の慢性身体疾患患者における活動性低下と心身機能の低下

慢性身体疾患,うつ病有無別にみた活動性・心身機能の低下を示す割合(%)

		慢性身体疾患なし (n=19,462)	慢性身体疾患あり (n=9,585)	慢性身体疾患+うつ病 depression (n=975)	p値
外来訪問数	0	26.3	8.4	8.7	<0.001
	1	19.8	11.3	7.0	
	2-3	27.4	24.9	17.0	
	≧4	26.5	55.4	67.3	
救急訪問数	0	86.1	78.2	59.2	<0.001
	1	10.4	14.8	18.4	
	2-3	2.8	5.2	13.6	
	≧4	0.7	1.8	8.8	
欠勤日数(病気による)	0	53.8	49.7	35.2	<0.001
	1-5	36.3	34.4	29.4	
	≧6	9.9	15.9	35.4	
病臥日数	0	64.9	61.4	36.9	<0.001
	1-5	28.8	25.6	23.6	
	≧6	6.3	13.1	39.4	
心身機能の低下あり		17.8	46.5	68.2	<0.001

慢性身体疾患,うつ病による活動性・心身機能の低下のオッズ比

		慢性身体疾患あり (n=9,585)	慢性身体疾患+うつ病 (n=975)
外来訪問数	0	1.00	1.00
	≧1	1.50* (1.28, 1.77)	1.73* (1.32, 2.27)
救急訪問数	0	1.00	1.00
	≧1	1.14 (0.99, 1.33)	1.94* (1.55, 2.45)
病気による欠勤日数	0	1.00	1.00
	≧1	0.98 (0.80, 1.21)	1.22 (0.88, 1.68)
病臥日数	0	1.00	1.00
	≧1	0.97 (0.85, 1.10)	1.60* (1.28, 2.00)
心身機能の低下	あり	1.00	1.00
	なし	1.06 (0.91, 1.24)	2.48* (1.96, 3.15)

慢性身体疾患なし群をreferenceとしてオッズ比を算出
* 有意差あり

Egede LE. Gen Hosp Psychiatry 29: 409-416, 2007.

健康データベースの集団30,801人を対象に慢性身体疾患におけるうつ病合併リスクとうつ病合併による活動性低下と機能障害の影響を検討した研究が報告されています[1]。それによれば,慢性身体疾患とうつ病合併患者では慢性身体患者のない人や慢性身体疾患患者に比べて外来・救急訪問数/仕事の欠勤日数/病臥日数の増加,および心身機能の低下を示す割合が多く(**左表**),慢性身体患者のない人と比べた慢性身体疾患とうつ病合併患者のそれぞれのオッズ比は,仕事の欠勤日数が1.22(95% CI: 0.88, 1.68)と有意ではなかったものの,外来訪問数が1.73(95% CI: 1.32, 2.27),救急訪問数が1.94(95% CI: 1.55, 2.45),病臥日数が1.60(95% CI: 1.28, 2.00),心身機能の低下が2.48(95% CI: 1.96, 3.15)と有意に高いことが示されています(**右表**)。

▶「オッズ比」は巻末のAppendix「医学統計を理解するためのキホンのキホン」を参照

▶ Reference

1) Egede LE. Major depression in individuals with chronic medical disorders: prevalence, correlates and association with health resource utilization, lost productivity and functional disability. Gen Hosp Psychiatry 29: 409-416, 2007.

Q6 うつ病が合併すると慢性身体疾患患者の健康関連 QOL はどのくらい低下しますか？

A うつ病が健康関連 QOL に及ぼす影響は慢性身体疾患が単独で及ぼす影響よりも大きく，さらに慢性身体疾患にうつ病が合併するとその影響はいっそう大きくなります

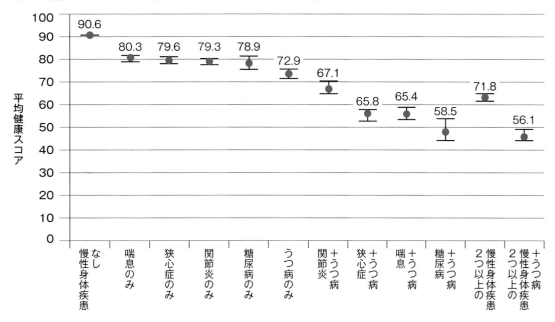

■ 慢性身体疾患およびうつ病の罹患による健康スコアへの影響

健康スコア：健康についての自記式質問紙票に基づいて作成した 0-100 の値をとるスケールで，点数が高いほど健康であることを示す

Moussavi S, et al. Lancet 370: 851-858, 2007.

慢性身体疾患に合併するうつ病の健康に及ぼす悪影響が，世界 60 カ国の 24 万 5,404 人からのデータに基づいた大規模疫学調査において示されています。うつ病および 4 つの慢性身体疾患（狭心症，関節炎，喘息，糖尿病）における健康スコアを評価した結果，健常群の健康スコアは 90.6 と高く，またそれぞれの慢性身体疾患の健康スコアも 80 前後（78.9 ～ 80.3）とやや低い一方で，うつ病の健康スコアは 72.9 とより低く，うつ病が各慢性身体疾患に合併した場合の健康スコアも 58.5 ～ 67.1 といっそう低下することが報告されています（図）[1]。

▶ Reference

1) Moussavi S, et al. Depression, chronic diseases, and decrements in health: results from the World Health Surveys. Lancet 370: 851-858, 2007.

Q7 うつ病は慢性身体疾患患者の死亡リスクを高めますか？

A 身体疾患入院患者を対象にうつ症状の有無と死亡リスクとの関連を検討した研究によれば，うつ症状があると死亡リスクは約2倍高まることが報告されています

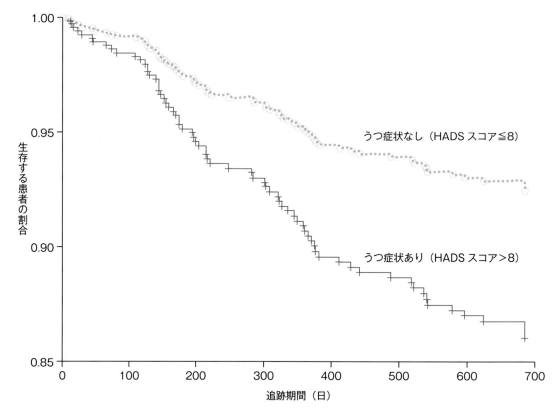

■ 身体疾患入院患者におけるうつの有無と死亡リスクとの関連

HADS: Hospital Anxiety and Depression scale
0～7点：不安，抑うつなし
8～10点：不安，抑うつの疑い
11点以上：不安，抑うつがある

Herrmann C, et al. Psychosom Med 60: 570-577, 1998.

身体疾患入院患者454例を対象に22カ月の追跡期間にてうつ症状の有無と死亡リスクとの関連を検討した研究によれば，うつ症状のある群のうつ症状がない群に比べた死亡リスクの調整済みオッズ比は1.9（95% CI：1.2, 3.1）と有意に高いことが報告されています（**図**）[1]。

▶「オッズ比」は巻末の Appendix「医学統計を理解するためのキホンのキホン」を参照

▶ Reference
1) Herrmann C, et al. Diagnostic groups and depressed mood as predictors of 22-month mortality in medical inpatients. Psychosom Med 60: 570-577, 1998.

生活習慣病に合併するうつ病に対する診断・治療アプローチ

2 うつ病が生活習慣病の病態に影響を及ぼす機序

Q1 うつ病と生活習慣病が合併する機序について教えてください

A うつ病先行モデル，慢性身体疾患先行モデル，因子共有モデルのいずれも免疫機能や神経内分泌の異常／炎症といった生物学的要因と，食生活の乱れ／身体活動の低下／飲酒・喫煙の増加などの心理行動上の負因が発症に影響していると想定しています

■ うつ病と生活習慣病の発症に影響を及ぼす機序における3つのモデル

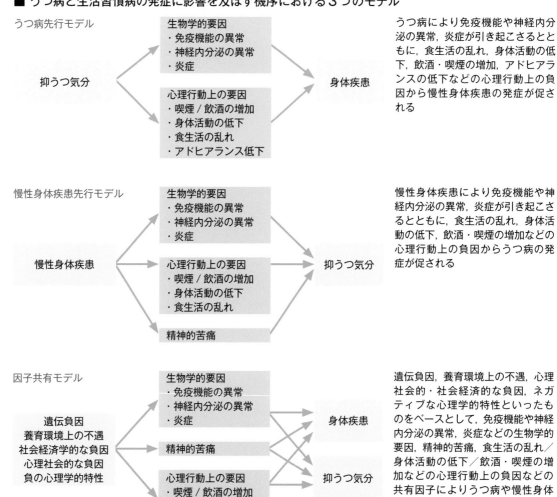

Steptoe A. Integrating clinical with biobehavioural studies of depression and physical illness. In: Steptor A.(eds). Depression and Physical Illness. Cambridge University Press, 2007.

　うつ病と生活習慣病の発症に影響を及ぼす機序における3つのモデルを図に示します[1]。うつ病先行モデル，慢性身体疾患先行モデル，因子共有モデルのいずれも免疫機能や神経内分泌の異常／炎症といった生物学的要因と，食生活の乱れ／身体活動の低下／飲酒・喫煙の増加などの心理行動上の負因が介在しており，さらにその背景として遺伝負因や養育環境上の不遇，心理社会的・社会経済的な負因による影響も想定しています。

▶Reference
1) Steptoe A. Integrating clinical with biobehavioural studies of depression and physical illness. In: Steptor A.(eds). Depression and Physical Illness. Cambridge University Press, 2007.

Q2 うつ病と生活習慣病が相互に影響を及ぼしあって発症する機序についてもう少し詳しく教えてください

A うつ病と生活習慣病には一部に共通した病態背景を有しており，それぞれが相互に発症リスクおよび病態への悪影響を高めていると推察されています

■ うつ病と生活習慣病が相互に病態に悪影響を及ぼしあう機序

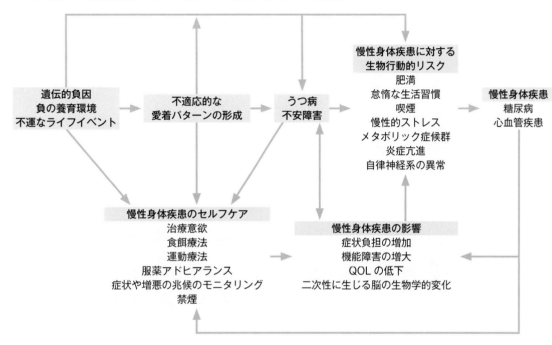

① 遺伝的負因や幼少期における養育環境上の負因は直接的にうつ病に対する脆弱性を高めるとともに，不適応的な愛着パターンの形成により対人関係上の問題に対処できないなどうつ病のリスク因子となる
② 養育環境上の負因は不健康な食生活，運動不足，喫煙といった健康上の望ましくないライフスタイルを引き起こしやすく，これらは生活習慣病のリスク因子として働く
③ うつ病が発症すると肥満やメタボリックシンドロームのリスクを高め，視床下部—下垂体—副腎系（HPA系）および自律神経系の異常や炎症の亢進といった生物学的な病態機序により生活習慣病の発症リスクを高める
④ うつ病の合併は生物学的な病態機序により生活習慣病に悪影響を及ぼすほか，生活習慣病のセルフケア（食餌・運動療法，禁煙）に対するアドヒアランスを低下させてより病態の悪化を助長する
⑤ うつ病と生活習慣病が合併すると，生活習慣病の症状の負担が増大し，さまざまな機能障害を高めて QOL が低下し，これがさらにうつ病の症状を悪化させるなど悪循環を形成する

Katon WJ. Biol Psychiatry 54: 216-226, 2003.

図は，うつ病と生活習慣病の両病態における生物学的および心理社会的な関連性として推察されている機序のモデルを示したものです[1]。うつ病と生活習慣病には一部に共通した病態背景を有しており，それぞれが相互に発症リスクおよび病態への悪影響を高めていると推察されています。

▶ Reference
1) Katon WJ. Epidemiology and treatment of depression in patients with chronic medical illness. Dialogues Clin Neurosci 13: 7-23, 2011.

Q3 うつ病では生活習慣病に及ぼす生物学的パラメータはどのように変化していますか？

A HPA系の機能亢進ではACTHおよびコルチゾールの上昇，自律神経系の機能異常では心拍変動の低下，免疫機能の異常ではCRP高値，IL-6やTNF-αの上昇，腹部肥満などの代謝系の異常が観察され，生活習慣病のリスクを高めていると考えられています

■ うつ病において観察される生活習慣病に及ぼす生物学的パラメータの変化

分類	項目	研究報告	研究数	患者数	統合効果量 (95%CI)
代謝調節異常	メタボリック症候群	Pan et al 2012	29	155,333	OR = 1.42 (1.28, 1.57)
	腹部肥満	Xu et al 2011	15	34,832	OR = 1.38 (1.22, 1.57)
免疫異常・炎症	C反応性蛋白 (CRP)	Howren et al 2009	49	51,234	d = 0.15 (0.10, 0.21)*
	インターロイキン-6		61	24,837	d = 0.25 (0.18, 0.31)*
	インターロイキン-1β		14	756	d = 0.35 (0.03, 0.67)*
	インターロイキン-1RA		9	1,214	d = 0.25 (0.04, 0.46)*
	インターロイキン-6	Dowlati et al 2010	16	892	MD = 1.8pg/mL (1.2, 2.3)*
	TNF-α		13	788	MD = 4.0pg/mL (2.2, 5.7)*
	インターロイキン-1β		9	533	MD = −1.6pg/mL (−3.6, 0.4)
	可溶性インターロイキン-2R		8	596	MD = 0.56pg/mL (0.28, 0.84)*
	インターロイキン-6	Liu et al 2012	18	923	MD = 0.68pg/mL (0.44, 0.92)*
	TNF-α		15	995	MD = 0.55pg/mL (0.13, 0.99)*
	インターロイキン-1β		10	580	MD = −0.53pg/mL (−1.36, 0.31)
自律神経系の機能異常	心拍変動	Rottenberg 2007	13	686	d = 0.33 (0.18, 0.49)*
	心拍変動	Kemp et al 2010	14	726	Hedges'g = −0.21 (−0.40, −0.02)*
HPA系の機能異常	コルチゾール高値	Stetler and Miller 2011	354	18,374	d = 0.60 (0.54, 0.66)*
	ACTH高値		96	3,812	d = 0.28 (0.16, 0.41)*
	CRH高値		16	888	d = −0.53 (−1.71, 0.65)
	朝の唾液中コルチゾール値	Knorr et al 2010	20	2,318	MD = 2.6 nmol/l (1.0, 4.2)*
	夕の唾液中コルチゾール値		10	1,617	MD = 0.3 nmol/l (0.03, 0.5)*

OR：オッズ比，d：Cohen's d，MD：平均差
Cohen's d, Hedges'g；2グループ間の平均値の差から算出される効果量で，標準偏差を単位として平均値がどれだけ離れているかを表す（たとえば，d, g = 1であれば1標準偏差（SD）分だけ離れていることを意味する）。一般的な効果量の目安として，d, g = 0.2が小（small），d, g = 0.5が中（medium），d, g = 0.8が大（large）とされる
*：有意差あり

Penninx BW, et al. BMC Med 11: 129, 2013.

うつ病において生活習慣病に及ぼす生物学的パラメータが変化していることはさまざまな研究において示されています（図）[1]。視床下部—下垂体—副腎系（HPA系）の機能亢進においては副腎皮質刺激ホルモン（ACTH）およびコルチゾールの上昇，自律神経系の機能異常では心拍変動の低下がそれぞれ認められているほか，免疫機能の異常ではC反応性蛋白（CRP）高値，インターロイキン-6（IL-6），腫瘍壊死因子-α（TNF-α）といった炎症性サイトカインの上昇がみられ，腹部肥満などの代謝系の異常も観察されています。これらうつ病により惹起されるさまざまな生物学的パラメータの変化が生活習慣病のリスクを高めていると考えられています。

▶「オッズ比」は巻末のAppendix「医学統計を理解するためのキホンのキホン」を参照

▶ **Reference**

1) Penninx BW, et al. Understanding the somatic consequences of depression: biological mechanisms and the role of depression symptom profile. BMC Med 11: 129, 2013.

Q4 うつ病が生活習慣病の発症リスクを高める生物学的機序はどのようなものですか？

A 慢性的なストレス状態は神経伝達物質，神経栄養因子レベルの低下といったゲノム変化やHPA系の亢進によりうつ病の病態を惹起し，そのような病態機序はさらに細胞老化およびアポトーシスを促して生活習慣病の発症を促すと考えられています

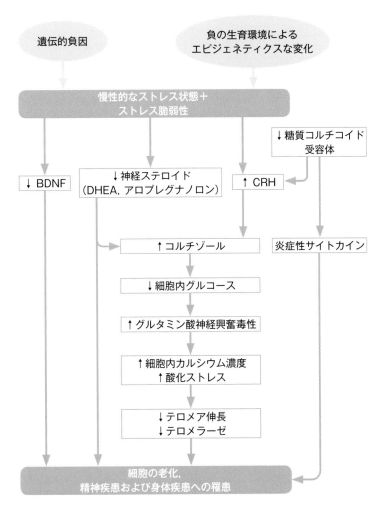

■ うつ病が生活習慣病の発症リスクを高める生物学的機序

① 遺伝的負因および負の生育環境によるエピジェネティックスな変化から慢性的なストレス状態が惹起され，ストレス脆弱性が高まる

② 慢性的なストレス状態は糖質コルチコイド受容体のダウンレギュレーションを引き起こして免疫機能を変化させ，炎症性サイトカインを増加させるとともに，糖質コルチコイドの機能異常は神経伝達物質，神経栄養因子レベルの低下といったゲノム変化をもたらし，HPA系の亢進と相まってうつ病の病態を惹起する

③ HPA系の亢進により高コルチゾール血症が引き起こされると細胞内のグルコースが欠乏し，グルタミン酸神経系機能が亢進して，細胞内におけるカルシウム濃度の上昇，ミトコンドリア機能障害，フリーラジカルの産生増加，酸化ストレスの上昇といった細胞毒性のカスケードが生じる

④ 細胞毒性のカスケードと炎症性サイトカインの増加は，染色体を保護するテロメアおよびテロメラーゼの機能を減弱させて細胞老化を促進する

⑤ 神経ステロイドや神経栄養因子といった神経保護的に働く代償機構の異常は細胞障害や，アポトーシスに対して保護的に作用できず，慢性身体疾患の発症を促す結果となる

Wolkowitz OM, et al. Dialogues Clin Neurosci 13: 25-39, 2011.

図は，うつ病が生活習慣病の発症リスクを高めると推察されている生物学的な機序を示したものです[1]。慢性的なストレス状態は神経伝達物質，神経栄養因子レベルの低下といったゲノム変化をもたらしてHPA系の亢進と相まってうつ病の病態を惹起しますが，そのような病態機序はさらに細胞毒性のカスケードを介して細胞老化およびアポトーシスを促して生活習慣病の発症を促すと考えられています。

▶Reference
1) Wolkowitz OM, et al. Of sound mind and body: depression, disease, and accelerated aging. Dialogues Clin Neurosci 13: 25-39, 2011.

Q5 不健康な生活習慣はうつ病の発症リスクを高めますか？

A 疫学研究の結果から，過剰な飲酒はうつ病の発症リスクを高め，逆に1日30分以上の運動はうつ病の発症リスクを低下させることが明らかとなっています

■ ベースライン時における生活習慣（喫煙，飲酒，運動，体重）とうつ病発症との関連

ベースライン時のライフスタイル		例数	うつ病の発症リスク	
			調整済み リスク比 1[a] (95% CI)	調整済み リスク比 2[b] (95% CI)
喫煙状況	現在喫煙	312	Reference	Reference
	過去喫煙	448	0.89 (0.57, 1.40)	0.88 (0.56, 1.40)
	非喫煙	409	0.73 (0.46, 1.17)	0.67 (0.41, 1.09)
1日平均飲酒量	なし	161	Reference	Reference
	2杯まで	928	0.92 (0.55, 1.54)	1.15 (0.68, 1.96)
	3杯以上	80	1.49 (0.68, 3.24)	2.48 (1.08, 5.69)*
1日平均飲酒量（連続値）[c]		1,169	1.07 (0.95, 1.21)	1.17 (1.03, 1.32)*
1日平均運動時間	なし	578	Reference	Reference
	30分まで	332	0.86 (0.57, 1.30)	0.87 (0.56, 1.33)
	30分超	259	0.43 (0.24, 0.76)**	0.52 (0.29, 0.92)*
1日平均運動時間（連続値）[c]		1,169	0.99 (0.98, 1.00)**	0.99 (0.98, 1.00)*
肥満	あり	385	Reference	Reference
	なし	784	0.90 (0.62, 1.33)	1.03 (0.69, 1.54)
BMI (Body Mass Index)（連続値）[c]		1,169	0.99 (0.95, 1.04)	0.98 (0.93, 1.02)

a：ベースライン時のうつ症状による調整
b：ベースライン時のうつ症状，年齢・性，婚姻状況，教育レベル，手段的日常生活動作状況，慢性身体疾患罹患数による調整
c：連続値をとる独立変数が1単位上昇した場合のリスク比
*：$p<0.05$, **：$p<0.01$
Reference：リスク比の算出にあたって比較対照とした参照カテゴリ
飲酒量：飲酒1杯中にアルコール10g含まれると換算すると，アルコール5%のビール500mlで2杯となる

van Gool CH, et al. Am J Public Health 97: 887-894, 2007.

1,169人の集団を対象に6年間の追跡期間にてベースライン時の喫煙，飲酒，運動，BMIの状況とうつ病発症との関連を検討した疫学研究によれば，過剰な飲酒（1日平均飲酒量3杯以上）によるうつ病発症のリスク比（比較対照は飲酒なし群）は2.48（95% CI：1.08, 5.69）と有意に発症リスクを高める一方，1日30分以上の運動によるリスク比（比較対照は運動なし群）は0.52（95% CI：0.29, 0.92）と有意に発症リスクを低下させることが報告されています（図）[1]。これらの結果は生活習慣がうつ病の発症リスクに関与している可能性を示唆しているといえます。

▶「リスク比」は巻末のAppendix「医学統計を理解するためのキホンのキホン」を参照

▶ **Reference**
1) van Gool CH, et al. Associations between lifestyle and depressed mood: longitudinal results from the Maastricht Aging Study. Am J Public Health 97: 887-894, 2007.

Q6　うつ病は不健康な生活習慣を引き起こしますか？

A 疫学研究の結果から，うつ症状の存在は喫煙や非活動的な生活，過剰な飲酒といった望ましくない生活習慣を形成する可能性があります

■ 追跡期間中におけるうつ症状の変化と生活習慣の変化との関連

うつ症状の変化と 過剰な飲酒との関連	過剰な飲酒の発現[a]				過剰な飲酒の中止[b]			
	n	Inc.	RR	(95% CI)	n	Inc.	RR	(95% CI)
うつ症状なし	911	1.4%	Ref		38	2.3%	Ref	
うつ症状の発現	148	1.3%	1.24	(0.27, 5.75)	7	1.3%	0.21	(0.03, 1.65)
うつ症状の寛解	74	1.3%	0.75	(0.09, 6.18)	2	1.3%	2.83	(0.02, 10.86)
うつ症状の持続	94	3.0%	4.04	(0.97, 16.09)	5	2.0%	2.35	(0.05, 3.36)

うつ症状の変化と 喫煙行動との関連	喫煙の開始[c]				禁煙[d]			
	n	Inc.	RR	(95% CI)	n	Inc.	RR	(95% CI)
うつ症状なし	765	1.6%	Ref		184	5.3%	Ref	
うつ症状の発現	115	0.6%	0.53	(0.07, 4.18)	40	6.5%	1.07	(0.48, 2.40)
うつ症状の寛解	55	2.6%	2.20	(0.46, 10.54)	21	6.5%	1.12	(0.37, 3.37)
うつ症状の持続	70	1.0%	1.34	(0.14, 12.44)	29	7.1%	1.12	(0.43, 2.91)

うつ症状の変化と 非活動的な生活との関連	非活動的な生活へ[e]				活動的な生活へ[f]			
	n	Inc.	RR	(95% CI)	n	Inc.	RR	(95% CI)
うつ症状なし	712	18.3%	Ref		237	9.8%	Ref	
うつ症状の発現	119	27.1%	1.62*	(1.05, 2.52)	36	8.4%	0.88	(0.39, 1.98)
うつ症状の寛解	50	18.2%	1.09	(0.56, 2.14)	26	19.5%	2.06	(0.84, 5.06)
うつ症状の持続	72	21.2%	1.25	(0.70, 2.24)	27	7.1%	0.54	(0.20, 1.50)

Inc.: 6年間の発現率，RR: リスク比，Ref：reference（リスク比の算出にあたって比較対照とした参照カテゴリ）
a：ベースライン時に過剰な飲酒のない群が対象
b：ベースライン時に過剰な飲酒がある群が対象
c：ベースライン時に喫煙しない群が対象
d：ベースライン時に喫煙する群が対象
e：ベースライン時に活動的な生活をしていた群が対象
f：ベースライン時に非活動的な生活をしていた群が対象
* 有意差あり
過剰な飲酒：1杯中10gのアルコールを含む酒を3杯/日以上飲酒する
活動的な生活，非活動的生活：歩行や運動もしくは一般的な家事を含めて83.6分以上の活動を「活動的な生活」，83.6分以下の活動を「非活動的生活」と定義

van Gool CH, et al. Age Ageing 32: 81-87, 2003.

1,280人の集団を対象に6年間の追跡期間にてベースライン時および追跡期間中におけるうつ症状の有無と飲酒，喫煙，非活動的生活との関連を検討した疫学研究によれば，ベースライン時においてうつ症状と有意な相関がみられたのは喫煙でオッズ比は1.71（95% CI：1.17, 2.52）でした．一方，追跡期間中にうつ症状となった群では非活動的な生活に至るリスク比が1.62（95% CI：1.05, 2.52）と有意に高まり，また有意差は得られなかったものの経過中にうつ症状が持続した群では過剰な飲酒に至るリスクが4倍高まる可能性も示されています（図）[1]．これらの結果はうつ病が生活習慣に悪影響を及ぼす可能性を示唆しているといえます．

▶「リスク比」は巻末のAppendix「医学統計を理解するためのキホンのキホン」を参照

▶ Reference

1) van Gool CH, et al. Relationship between changes in depressive symptoms and unhealthy lifestyles in late middle aged and older persons: results from the Longitudinal Aging Study Amsterdam. Age Ageing 32: 81-87, 2003.

Q7 うつ病は生活習慣病に対する治療アドヒアランスを悪化させますか？

A うつ病患者では身体疾患治療に対するノンアドヒアランスのリスクが非うつ病患者に比べて3倍も高まることが報告されています

■ うつ病による身体疾患治療に対するアドヒアランス低下への影響

独立変数		研究報告数	r（中央値）	r（平均値）		Cohen's d*	オッズ比** (95% CI)	リスク差(%)**	リスク比**
				重み付けなし	重み付け				
うつ病	トータル	12	−0.24	−0.27 (−0.38, −0.17) p<.001	−0.21 (−0.29, −0.13) p<.001	−0.56, −0.43	3.03 (1.98, 4.95)	27	1.74
	末期腎不全患者	6	−0.34	−0.30 (−0.48, −0.08) p<.008	−0.22 (−0.33, −0.11) p<.001	−0.63, −0.45	3.44 (1.26, 8.10)	30	1.85
	非末期腎不全患者	6	−0.24	−0.25 (−0.40, −0.09) p<.005	−0.21 (−0.30, −0.11) p<.001	−0.52, −0.43	2.77 (1.43, 5.44)	25	1.66
不安障害		13	0.00	−0.04 (−0.21, 0.12) p<0.59	−0.04 (−0.11, 0.02) p=0.20	−0.08, −0.08	1.17 (0.61, 2.25) P=0.59	4	1.08

r：うつ病または不安障害と身体疾患治療に対するアドヒアランスとの間の相関係数
Cohen's d；2グループ間の平均値の差から算出される効果量で，標準偏差を単位として平均値がどれだけ離れているかを表す（たとえば，d = 1 であれば 1 標準偏差（SD）分だけ離れていることを意味する）。一般的な効果量の目安として，d = 0.2 が小（small），d = 0.5 が中（medium），d = 0.8 が大（large）とされる
* 非重み付けのr平均値，重み付けのr平均値のそれぞれに対する値
** 非重み付けのr平均値に基づいた標準化値；リスク差は非うつ病・不安障害患者に対するうつ病・不安障害患者のリスクの差，オッズ比およびリスク比は非うつ病・不安障害患者に対するうつ病・不安障害患者のノンアドヒアランスの値

DiMatteo MR, et al. Arch Intern Med 160: 2101-2107, 2000.

うつ病または不安障害による身体疾患治療に対するアドヒアランス低下への影響を検討した研究をメタ解析した結果によれば，うつ病によるノンアドヒアランスのオッズ比は3.03（95% CI：1.98, 4.95）と有意に高いと報告されています。この結果は，不安障害によるノンアドヒアランスのオッズ比が1.17（95% CI：0.61, 2.25）と有意差が得られなかったのとは対照的に，うつ病が身体疾患治療に対するアドヒアランスの低下に大きな影響を及ぼすことを示唆しているといえます（**表**）[1]。

▶「オッズ比」「リスク比」は巻末の Appendix「医学統計を理解するためのキホンのキホン」を参照

▶ Reference

1) DiMatteo MR, et al. Depression is a risk factor for noncompliance with medical treatment: meta-analysis of the effects of anxiety and depression on patient adherence. Arch Intern Med 160: 2101-2107, 2000.

Q8 うつ病になると生活機能や身体機能は障害されますか？

A 高齢者を対象とした疫学研究の結果から，うつ病の存在は将来的な日常生活機能（ADL）の障害および身体機能の障害リスクを高めることが報告されています

■ 高齢者におけるうつ病の有無と追跡期間中に生じた生活機能および身体機能の障害の発現頻度

		追跡期間（年）					
		1	2	3	4	5	6
ADL障害	うつ病なし	4.3	8.8	13.0	17.0	20.6	23.9
	うつ病あり	6.3	13.3	19.2	24.4	31.7	36.1
	p値	0.05	0.001	<0.001	<0.001	<0.001	<0.001
歩行運動障害	うつ病なし	13.1	22.8	29.6	37.1	43.6	48.3
	うつ病あり	22.2	37.9	47.8	56.0	62.5	67.1
	p値	<0.001	<0.001	<0.001	<0.001	<0.001	<0.001

Penninx BW, et al. Am J Public Health 89: 1346-1352, 1999.

■ 高齢者におけるうつ病による生活機能および身体機能の障害のリスク比

		ADL障害のリスク比 RR (95% CI)	歩行運動障害のリスク比 RR (95% CI)
未調整		1.67 (1.43, 1.95)	1.73 (1.54, 1.94)
潜在的交絡因子による調整	年齢・性	1.57 (1.35, 1.84)	1.62 (1.44, 1.81)
	＋教育レベル・収入	1.52 (1.30, 1.78)	1.57 (1.40, 1.76)
	＋ベースライン時の関節炎	1.48 (1.26, 1.73)	1.52 (1.36, 1.71)
	＋ベースライン時の狭心症	1.45 (1.24, 1.70)	1.46 (1.30, 1.64)
	＋ベースライン時の脳卒中	1.44 (1.23, 1.69)	1.45 (1.29, 1.63)
	＋ベースライン時の認知機能障害	1.41 (1.20, 1.65)	変化なし
	＋ベースライン時の聴覚障害	1.39 (1.18, 1.63)	変化なし
	＋その他のベースライン時の慢性身体疾患	変化なし	変化なし

Penninx BW, et al. Am J Public Health 89: 1346-1352, 1999.

　65歳以上の高齢者集団6,247人を6年間追跡してうつ病と生活機能および身体機能の障害との関連を検討した疫学研究によれば，うつ病患者群は非うつ病患者群に比べて日常生活動作（ADL）および歩行運動障害の発現頻度が有意に高いことが報告されています（**上表**）[1]。

　また，交絡因子により調整したうつ病によるADL障害および歩行運動障害のリスク比は，それぞれ1.39（95% CI：1.18, 1.63），1.45（95% CI：1.29, 1.63）と有意に高く（**下表**）[1]，うつ病による生活・身体機能の障害の大きさが浮き彫りとなっています。

▶「リスク比」は巻末のAppendix「医学統計を理解するためのキホンのキホン」を参照

▶ Reference
1) Penninx BW, et al. Exploring the effect of depression on physical disability: longitudinal evidence from the established populations for epidemiologic studies of the elderly. Am J Public Health 89: 1346-1352, 1999.

3 うつ病治療が生活習慣病の経過や治療アウトカムに及ぼす影響

Q1 慢性身体疾患に合併したうつ病に対して抗うつ薬治療は有効ですか?

A 身体疾患に合併したうつ病に対する抗うつ薬の有効性と忍容性を検討した研究をメタ解析した結果によれば、プラセボ群に比べて抗うつ薬治療群の有効性はすべての観察期間において有意に高く、忍容性もプラセボ群とほぼ同程度と報告されています

■ うつ病が合併した身体疾患患者に対する抗うつ薬の有効性と忍容性

アウトカム	研究報告数	n	統計方法	効果量
治療反応性(4-5週) 抗うつ薬群 vs. プラセボ群	7	445	オッズ比 (M-H, Random, 95% CI)	2.29 (1.16, 4.54)
治療反応性(6-8週) 抗うつ薬群 vs. プラセボ群	25	1,674	オッズ比 (M-H, Random, 95% CI)	2.33 (1.80, 3.00)
治療反応性(9-18週) 抗うつ薬群 vs. プラセボ群	18	1,535	オッズ比 (M-H, Random, 95% CI)	2.08 (1.33, 3.24)
治療反応性(>18週) 抗うつ薬群 vs. プラセボ群	6	713	オッズ比 (M-H, Random, 95% CI)	2.13 (1.31, 3.47)

アウトカム	研究報告数	n	統計方法	効果量
治療脱落(4-5週) 抗うつ薬群 vs. プラセボ群	5	365	オッズ比 (M-H, Random, 95% CI)	1.11 (0.48, 2.57)
治療脱落(6-8週) 抗うつ薬群 vs. プラセボ群	22	1,555	オッズ比 (M-H, Random, 95% CI)	1.32 (1.00, 1.75)
治療脱落(9-18週) 抗うつ薬群 vs. プラセボ群	12	920	オッズ比 (M-H, Random, 95% CI)	1.17 (0.71, 1.94)
治療脱落(>18週) 抗うつ薬群 vs. プラセボ群	5	674	オッズ比 (M-H, Random, 95% CI)	0.88 (0.63, 1.23)

Rayner L, et al. Cochrane Database Syst Rev 3: CD007503, 2010.

　身体疾患に合併したうつ病に対する抗うつ薬の有効性と忍容性を検討した51の研究をメタ解析した結果によれば、抗うつ薬治療群のプラセボ群に対する治療反応性のオッズ比は4～5週目が2.29(95% CI:1.16, 4.54)、6～8週目が2.33(95% CI:1.80, 3.00)、9～18週目が2.08(95% CI:1.33, 3.24)、18週以降が2.13(95% CI:1.31, 3.47)といずれも有意に高いことが報告されています(**表**)[1]。また、治療脱落においても6～8週目のオッズ比が1.32(95% CI:1.00, 1.75)と抗うつ薬治療群でわずかに脱落が高かったものの、その他の治療期間ではプラセボ群との有意差は認められておらず、忍容性も良好という結果が得られています。

▶「オッズ比」「メタ解析」は巻末のAppendix「医学統計を理解するためのキホンのキホン」を参照

▶ Reference

1) Rayner L, et al. Antidepressants for depression in physically ill people. Cochrane Database Syst Rev 3: CD007503, 2010.

Q2 慢性身体疾患に合併したうつ病に対する治療効果は慢性身体疾患の数によって影響を受けますか？

A 合併する身体疾患の数が多いほどうつの重症度が高い傾向にありますが，合併する身体疾患の数はうつ病治療による効果の大きさに違いに影響を及ぼさないものと推察されています

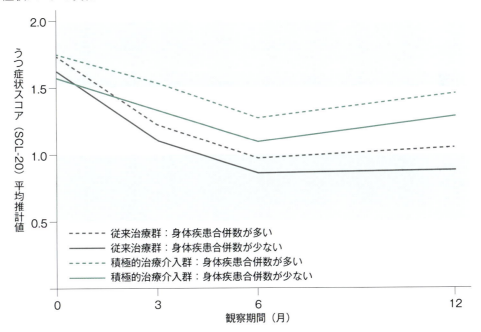

■ 高齢うつ病患者における身体疾患の合併数別にみた従来治療群および積極的治療介入群のうつ症状スコアの変化

SCL-20: 20-item Symptom Checklist Depression Scale（スコア範囲：0-4，スコア値が大きいほどうつ症状が強い）

Harpole LH, et al. Gen Hosp Psychiatry 27: 4-12, 2005.

プライマリケアにおける高齢うつ病患者1,807例を対象に1年間の観察期間にて，薬物療法中心の従来のうつ病治療と，簡易な心理療法や精神科医とのリエゾン等の積極的な治療介入による治療アウトカムへの影響を検討した研究では，合併する身体疾患の数と治療アウトカムとの関連が報告されています。それによれば，合併する身体疾患の数が多いほどベースライン時におけるうつの重症度が高いほか，従来治療群に比べて積極的治療介入群ではうつ病治療のアウトカムが有意に高いという結果が得られていますが，治療効果の大きさに関しては身体疾患の合併数によって影響を受けないことから，身体疾患の合併が多い患者でも合併の少ない患者と同様に治療強度を高めると同等の治療効果の大きさが得られると示唆されます（図）[1]。

▶ **Reference**

1) Harpole LH, et al. Improving depression outcomes in older adults with comorbid medical illness. Gen Hosp Psychiatry 27: 4-12, 2005.

Q3 うつ病治療は身体機能や生活機能の改善に有効ですか？

A 高齢うつ病患者を対象にうつ病治療による身体機能や生活機能に対する改善効果を検討した臨床研究によれば，うつ症状改善群は非改善群に比べて身体的な QOL や手段的日常生活動作（IADL）に対する有意な改善が認められています

■ 高齢うつ病患者におけるうつ症状の改善有無別にみた身体的な QOL スコアおよび IADL スコアの改善

機能の評価		うつ症状 非改善群 n = 1,186	うつ症状 改善群 n = 546	スコア群間差 （95% CI）	p 値
		平均			
SF-12・身体的側面の QOL サマリースコア	ベースライン	39.89	41.62	1.73 (0.83, 2.63)	<0.001
	3 カ月フォローアップ	39.14	42.25	3.11 (2.22, 4.00)	<0.001
	6 カ月フォローアップ	38.92	42.72	3.80 (2.94, 4.66)	<0.001
	12 カ月フォローアップ	38.49	43.37	4.88 (4.06, 5.70)	<0.001
手段的日常生活動作 （IADL）スコア	ベースライン	0.62	0.58	−0.05 (−0.22, 0.12)	0.58
	3 カ月フォローアップ	0.87	0.63	−0.24 (−0.40, −0.09)	0.003
	6 カ月フォローアップ	0.86	0.64	−0.22 (−0.37, −0.08)	0.002
	12 カ月フォローアップ	0.95	0.52	−0.43 (−0.59, −0.28)	<0.001

Callahan CM, et al. J Am Geriatr Soc 53: 367-373, 2005.

プライマリケアにおける高齢うつ病患者 1,801 例を対象に 1 年間の観察期間にて，薬物療法中心の従来のうつ病治療と，簡易な心理療法や精神科医とのリエゾン等の積極的な治療介入による治療アウトカムへの影響を検討した研究では，身体機能および生活機能に対する改善効果が報告されています．それによれば，従来治療群に比べて積極的治療介入群では身体的な QOL および手段的日常生活動作（IADL）のいずれも有意に改善していたほか，うつ症状改善群と非改善群に分けて解析した結果では，症状改善群は非改善群に比べて身体的な QOL および IADL のいずれも有意な改善が認められています（**表**）[1]．

▶ Reference

1) Callahan CM, et al. Treatment of depression improves physical functioning in older adults. J Am Geriatr Soc 53: 367-373, 2005.

生活習慣病に合併するうつ病に対する診断・治療アプローチ

4 プライマリケアにおけるうつ病の診断アプローチ

Q1 プライマリケアにおけるうつ病の診断・治療の意義とはどのようなものですか？

A プライマリケアにおけるうつ病患者の大半が適切な診断と治療がなされていない現状は，慢性身体疾患に合併し病態に悪影響を及ぼしうるうつ病に対する治療の重要性を示唆しているといえます

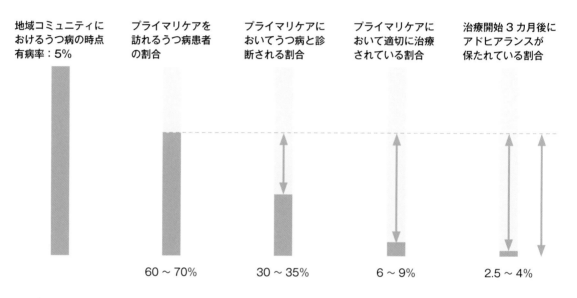

■ プライマリケアにおけるうつ病患者に対する診断・治療の現状

WHO Regional Office for Europe's Health Evidence Network (HEN). What are the most effective diagnostic and therapeutic strategies for the management of depression in specialist care? World Health Organization, 2005.

　一般にうつ病の時点有病率はおよそ5％程度と考えられていますが，60〜70％の患者はまずプライマリケアを訪れるとされています。そのうちの半数はうつ病と適切に診断されておらず，適切に治療されている割合はわずか6〜9％程度にしかすぎないと考えられています。さらに，治療開始3カ月後においてアドヒアランスが保たれている患者の割合は2.5〜4％程度にまで低下するとされています（**図**）[1]。これらの結果は，プライマリケアにおけるうつ病患者の大半は適切な診断と治療がなされておらず，慢性身体疾患に合併し病態に悪影響を及ぼしうるうつ病に対する治療の重要性を示唆しているといえます。

▶Reference
1) WHO Regional Office for Europe's Health Evidence Network (HEN). What are the most effective diagnostic and therapeutic strategies for the management of depression in specialist care? World Health Organization, 2005.

Q2 うつ病の診断アルゴリズムについて教えてください

A 問診や所見にてうつが疑われる場合，スクリーニングツールを用いた評価を行い，うつ状態にあると判断されればDSM-5診断基準に基づいてうつ病の診断評価を行い，併せてうつ症状を呈する他の精神疾患との鑑別を行いながら，診断を確定していきます

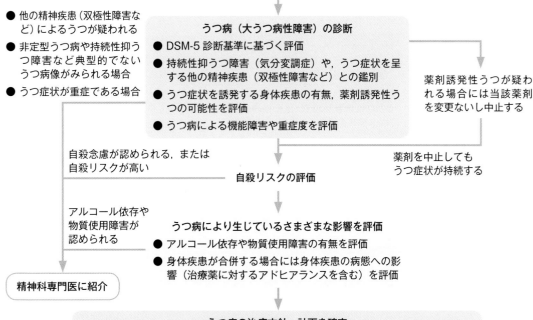

■ うつ病のスクリーニングおよび診断のアルゴリズム

Health Care Guideline: Adult Depression in Primary Care Guideline, Sixteenth Edition. Institute for Clinical Systems Improvement, 2013 を参考に作成

　うつ病のスクリーニングおよび診断のアルゴリズムを図に示します。問診や所見にてうつが疑われる場合，スクリーニングツールを用いた評価を行い，うつ状態にあると判断されればDSM-5診断基準に基づいてうつ病の診断評価を行い，併せてうつ症状を呈する他の精神疾患や薬剤誘発性うつとの鑑別を行いながら，診断を確定します。

DSM（Diagnostic and Statistical Manual of Mental Disorders）：
米国精神医学会（American Psychiatric Association）が作成する「精神疾患の診断・統計マニュアル」で精神疾患の診断基準として国際的に広く用いられている。

Q3 スクリーニングツールを用いたうつの評価はどのように行えばよいですか？

A 「二項目質問紙法」や『MINI精神疾患簡易構造化面接法』の抑うつエピソードのスクリーニングツールなどは簡便に施行できるので非専門医でも使いやすいツールといえます

■ 二項目質問紙法によるうつのスクリーニング

1.	この1カ月間，気分が沈んだり，ゆううつな気持ちになったりすることがよくありましたか？
2.	この1カ月間，どうしても物事に対して興味がわかない，あるいは心から楽しめない感じがよくありましたか？

判定はどちらか1つでも該当すれば陽性とする

鈴木竜世，ほか．精神医 45: 699-708, 2003.

■ MINI精神疾患簡易構造化面接法によるうつのスクリーニング

A1.	この2週間以上，毎日のように，ほとんど1日中ずっと憂うつであったり，沈んだ気持ちでいましたか？	いいえ	はい
A2.	この2週間以上，ほとんどのことに興味がなくなっていたり，たいていいつもなら楽しめていたことが楽しめなくなっていましたか？	いいえ	はい
	A1またはA2のどちらかが"はい"である	いいえ	はい
A3.	この2週間以上，憂うつであったり，ほとんどのことに興味がなくなっていた場合，		
a.	毎日のように，食欲が低下，または増加していましたか？または，自分では意識しないうちに，体重が減少，または増加しましたか（例：1カ月間に体重±5%，つまり70kgの人の場合，±3.5kgの増減）	いいえ	はい
b.	毎晩のように，睡眠に問題（たとえば，寝つきが悪い，真夜中に目が覚める，朝早く目が覚める，寝すぎてしまうなど）がありましたか？	いいえ	はい
c.	毎日のように，普段に比べて話し方や動作が鈍くなったり，またはいらいらしたり，落ち着きがなくなったり，静かに座っていられなくなりましたか？	いいえ	はい
d.	毎日のように，疲れを感じたり，または気力がないと感じましたか？	いいえ	はい
e.	毎日のように，自分に価値がないと感じたり，または罪の意識を感じたりしましたか？	いいえ	はい
f.	毎日のように，集中したり，決断したりすることが難しいと感じましたか？	いいえ	はい
g.	自分を傷つけたり自殺することや，死んでいればよかったと繰り返し考えましたか？	いいえ	はい
	A1からA3の回答に，少なくともA1とA2のどちらかを含んで，5つ以上"はい"がある	いいえ	はい

Sheehan DV, et al.（大坪天平ほか訳）．MINI精神疾患簡易構造化面接法．星和書店，2003.

うつ病のスクリーニングツールはさまざまなものが開発されていますが，非専門医の場合には簡易に施行できるツールが有用です。

上表の二項目質問紙法（Two-question case-finding instrument）は，うつ病の中核症状である「抑うつ気分」「興味または喜びの喪失」の2項目に絞って評価するスクリーニングツールで，この2項目を満たした場合の感度は87.9％と報告されており[1]，簡便なスクリーニングツールとしての有用性が確認されています。

また，**下表**に示す『MINI精神疾患簡易構造化面接法』の抑うつエピソードのスクリーニングツールでは，A1の「抑うつ気分」とA2の「興味または喜びの喪失」のいずれかを満たし，A3の7つの症状項目のうち4つが該当すればうつ状態と評価することができます[2]。MINIのスクリーニングツールも15分前後の施行時間で評価できるため非専門医でも使いやすいツールといえます。

▶ Reference
1) 鈴木竜世，ほか．職域のうつ病発見および介入における質問紙法の有用性検討．精神医 45: 699-708, 2003.
2) Sheehan DV, et al.（大坪天平ほか訳）．MINI精神疾患簡易構造化面接法．星和書店，2003.

Q4 うつのスクリーニングツールには他にどのようなものがありますか？

A うつ病のスクリーニングツールには，うつの有無を評価するものから，重症度を測るものまでさまざまありますが，自記式質問紙法によるスクリーニングツールは短時間で施行できるため一般臨床においても有用です

■ さまざまなうつ病スクリーニングツール

うつ病のスクリーニングツール	施行方法	施行時間	評価
Hamilton Depression Rating Scale (HAM-D)	医師による評価	20〜30分	うつ病の重症度
Montgomery-Åsberg Depression Rating Scale (MADRS)	医師による評価	5〜10分	うつ病の重症度
Symptom Check List-90-Revision (SCL-90-R)	自記式	15分	うつ病／他の精神疾患合併の評価
Brief Symptom Inventory (BSI) (Abbreviated SCL-90-R)	自記式	10分	うつ病／他の精神疾患合併の評価
Illness Distress Scale (IDS)	自記式	5〜10分	身体的・精神的苦痛の重症度
Psychological Distress Inventory (PDI)	自記式	5分	苦痛の重症度
Carroll Depression Rating Scale (CDRS)	自記式	5分	うつ病の重症度
Geriatric Depression Scale (GDS)	自記式	5分	うつ病の重症度
Zung Depression Scale (Zung)	自記式	5分	うつ病の重症度
Beck Depression Inventory for Primary Care (BDI-PC)	自記式	5分	うつ病の重症度
Beck Depression Inventory-Fast Screen for Medical Patients (BDI-FS)	自記式	5分未満	うつ病の重症度
Depression in the Medically ill scale (DMI-10)	自記式	5分	うつ病の重症度
General Health Questionnaire (GHQ)	自記式	バージョンによる	うつ病の重症度
Patient Health Questionnaire (PHQ-9)	自記式	5分未満	うつ病の存在
Medical Outcomes Study Depression Questionnaire (MOS-DQ)	自記式	5分未満	うつ病の存在
Hospital Anxiety and Depression Scale (HADS)	自記式	5分未満	うつ病の重症度
Centre for Epidemiological Studies Depression Scale (CES-D)	自記式	10分	うつ病の重症度
Quick Inventory of Depressive Symptomatology (QIDS-J)	自記式	5〜10分	うつ病の重症度

Law RW, et al. Assessment scales in depression and anxiety. Taylor and Fransic, 2005. より改変

表は現在臨床で用いられている主なうつ病のスクリーニングツールを示したものです[1]。うつの有無を評価するものから，重症度を測るものまでさまざまですが，自記式質問紙法によるスクリーニングツールは短時間で施行できるため一般臨床においても有用といえます。また，身体疾患に合併するうつ病の評価には，「Beck Depression Inventory-Fast Screen for Medical Patients」や「Depression in the Medically Ill」などの専用のスクリーニングツールが開発されています。

▶ Reference

1) Law RW, et al. Assessment scales in depression and anxiety. Taylor and Fransic, 2005.

Q5 自己記入式のうつ病評価尺度で簡易に施行できるものはありますか？

A 16項目の自己記入式の評価尺度である簡易抑うつ症状尺度（QIDS-J）は，各項目がDSM-5のうつ病の診断基準にある症状に対応しているため，うつ症状の評価やスクリーニングに簡便に使うことができます

■ 日本語版自己記入式・簡易抑うつ症状尺度
（QIDS-J：Quick Inventory of Depressive Symptomatology）

設問1	寝つき	0	問題ない（または，寝つくのに30分以上かかったことは一度もない）
		1	寝つくのに30分以上かかったこともあるが，1週間の半分以下である
		2	寝つくのに30分以上かかったことが，週の半分以上ある
		3	寝つくのに60分以上かかったことが，（1週間の）半分以上ある
設問2	夜間の睡眠	0	問題ない（夜間に目が覚めたことはない）
		1	落ち着かない，浅い眠りで，何回か短く目が覚めたことがある
		2	毎晩少なくとも1回は目が覚めるが，難なくまた眠ることができる
		3	毎晩1回以上目が覚め，そのまま20分以上眠れないことが，（1週間の）半分以上ある
設問3	早く目が覚めすぎる	0	問題ない（またはほとんどの場合，目が覚めるのは起きなくてはいけない時間のせいぜい30分前である）
		1	週の半分以上，起きなくてはならない時間より30分以上早く目が覚める
		2	ほとんどいつも起きなくてはならない時間より1時間早く目が覚めてしまうが，最終的にはまた眠ることができる
		3	起きなくてはならない時間よりも1時間以上早く起きてしまい，もう一度眠ることができない
設問4	眠りすぎる	0	問題ない（夜間，眠りすぎることはなく，日中に昼寝をすることもない）
		1	24時間のうち，眠っている時間は昼寝を含めて10時間ほどである
		2	24時間のうち，眠っている時間は昼寝を含めて12時間ほどである
		3	24時間のうち，昼寝を含めて12時間以上眠っている
設問5	悲しい気持ち	0	悲しいとは思わない
		1	悲しいと思うことは，半分以下の時間である
		2	悲しいと思うことが半分以上の時間ある
		3	ほとんどすべての時間，悲しいと感じている
設問6	食欲低下	0	普段の食欲と変わらない，または食欲が増えた
		1	普段よりいくぶん食べる回数が少ないか，量が少ない
		2	普段よりかなり食べる量が少なく，食べるよう努めないといけない
		3	まる1日（24時間）ほとんどものを食べず，食べるのは極めて強く食べようと努めたり，誰かに食べるよう説得されたときだけである
設問7	食欲増進	0	普段の食欲と変わらない，または食欲が減った
		1	普段より頻回に食べないといけないように感じる
		2	普段と比べて常に食べる回数が多かったり，量が多かったりする
		3	食事の時も，食事と食事の間も，食べ過ぎる衝動にかられている
設問8	体重減少（最近2週間で）	0	体重は変わっていない，または体重は増えた
		1	少し体重が減った気がする
		2	1キロ以上やせた
		3	2キロ以上やせた
設問9	体重増加（最近2週間で）	0	体重は変わっていない，または体重は減った
		1	少し体重が増えた気がする
		2	1キロ以上太った
		3	2キロ以上太った

設問10	集中力／決断	0	集中力や決断力は普段と変わりない	
		1	ときどき決断しづらくなっているように感じたり，注意が散漫になるように感じる	
		2	ほとんどの時間，注意を集中したり，決断を下すのに苦労する	
		3	ものを読むこともじゅうぶんにできなかったり，小さなことですら決断できないほど集中力が落ちている	
設問11	自分についての見方	0	自分のことを他の人と同じくらい価値があって，援助に値する人間だと思う	
		1	普段よりも自分を責めがちである	
		2	自分が他の人に迷惑をかけているとかなり信じている	
		3	自分の大小の欠陥についてほとんど常に考えている	
設問12	死や自殺についての考え	0	死や自殺について考えることはない	
		1	人生が空っぽに感じ，生きている価値があるかどうか疑問に思う	
		2	自殺や死について1週間に数回，数分間にわたって考えることがある	
		3	自殺や死について1日に何回か細部にわたって考える，または具体的な自殺の計画を立てたり，実際に死のうとしたりしたことがあった	
設問13	一般的な興味	0	他人のことやいろいろな活動についての興味は普段と変わらない	
		1	人々や活動について普段より興味が薄れていると感じる	
		2	以前好んでいた活動のうち，1つか2つのことにしか興味がなくなっていると感じる	
		3	以前好んでいた活動にほとんどまったく興味がなくなっている	
設問14	エネルギーのレベル	0	普段のエネルギーのレベルと変わりない	
		1	普段よりも疲れやすい	
		2	普段の日常の活動（例えば，買い物，宿題，料理，出勤など）をやり始めたり，やりとげるのに大きな努力が必要である	
		3	ただエネルギーがないという理由だけで日常の活動のほとんどが実行できない	
設問15	動きが遅くなった気がする	0	普段どおりの速さで考えたり，話したり，動いたりしている	
		1	頭の働きが遅くなっていたり，声が単調で平坦に感じる	
		2	ほとんどの質問に答えるのに何秒かかかり，考えが遅くなっているのがわかる	
		3	最大の努力をしないと質問に答えられないことがしばしばである	
設問16	落ち着かない	0	落ち着かない気持ちはない	
		1	しばしばそわそわしていて，手をもんだり，座り直したりせずにはいられない	
		2	動き回りたい衝動があって，かなり落ち着かない	
		3	ときどき座っていられなくて歩き回らずにはいられないことがある	

【採点の方法】
睡眠に関する項目（設問1〜4），食欲／体重に関する項目（設問6〜9），精神運動状態に関する項目（設問15・16）は，それぞれの項目で最も点数が高いものを1つだけ選んで点数化する。それ以外の項目（設問5・10・11・12・13・14）は，それぞれの点数を書き出す。うつ病の重症度は，睡眠，食欲／体重，精神運動，その他6項目を合わせて9項目の合計点数（0点から27点）で評価する。QIDS-Jの点数とうつ病の重症度を右記に示す

0-5	正常	16-20	重度
6-10	軽度	21-27	きわめて重度
11-15	中等度		

藤澤大介ほか．ストレス科 25: 43-52, 2010.

簡易抑うつ症状尺度（Quick Inventory of Depressive Symptomatology：QIDS-J）は，16項目の自己記入式の評価尺度で，世界10カ国以上で使用されています。QIDS-Jは各項目がDSM-5のうつ病の診断基準にある症状に対応しているため，うつ症状の評価やスクリーニングに使えるほか，合計点を算出することでうつ病・うつ状態の重症度を評価することができます。睡眠，食欲／体重，精神運動，その他6項目を合わせて9項目の合計点数（0点から27点）で評価し，6点以上の場合にはうつ病・うつ状態が疑われます。

▶Reference

1) 藤澤大介ほか．日本語版自己記入式簡易抑うつ尺度（日本語版 QIDS-SR）の開発．ストレス科 25: 43-52, 2010.

Q6 具体的にうつ病患者に対する問診はどのように行えばよいですか？

A できるだけ患者自身の言葉で語ってもらうよう，openな質問を多く用いてより多くの情報を得るようにします

■ うつ病診断のための症状別質問例

1) 抑うつ気分	・「いままでの気分とどのように違いますか？」 ・「元気を出そうと思うことが，どれくらいつらいですか？」 ・「気分の落ち込みはどれくらい前から感じていますか？」 ・「1日のうちで一番ひどいのはいつですか？」 ・「気分の落ち込みにより生活や仕事にどのような影響が出ていますか？」 ・「人から離れていたいと感じることがありますか？」
2) 興味または喜びの喪失	・「以前と同じように，ものごとを楽しめますか？」 ・「いつ頃から，ものごとを心から楽しめなくなりましたか？」 ・「テレビの番組を最初から最後までみることができますか？」
3) 食欲低下／増加，体重減少／増加	・「最近，食欲はいかがでしたか？」 ・「最近，体重は変化しましたか？どれくらい変わりましたか？」
4) 不眠または過眠	・「最近の睡眠はいかがでしたか？」 ・「寝つくまでにどれくらい時間がかかりますか？」 ・「一度寝つくと，朝までしっかりと眠れますか？」 ・「朝起きる時間に変化はありましたか？」
5) 焦燥感あるいは精神運動制止	・「最近，いつもよりイライラすることが多かったですか？」 ・「じっとしていられず動き回ったり，じっと座っていられなかったりすることがありますか？」 ・「話し方や動作がふだんより遅くなったりしていますか？」
6) 疲労感，気力の減退	・「いつもより疲れやすくなっていると感じることがありますか？」 ・「最近，気力はどうでしたか？」 ・「日常的な仕事にどれくらい取り組めていましたか？」
7) 無価値感，罪責感	・「他の人と比べて自分自身をどう感じていますか？」 ・「自分自身について，どれくらい自信がありますか？」 ・「何か間違ったことをしたと感じたり，後悔していることがありますか？」 ・「何らかのことで自分自身を責めることがありますか？」
8) 思考力や集中力の低下	・「ふだんより考えが遅くなったり，考えがまとまらなくなったりしていますか？」 ・「日常生活のようなちょっとしたことであっても，決断を下すのが大変ですか？」
9) 希死念慮，自殺念慮	・「生きる価値がないと感じたことがありますか？」 ・「このままずーっと消えてしまいたいと感じますか？」 ・「死ぬことについて，どれくらい考えてきましたか？」

Michael A.（澤田法英ほか監訳）．読むだけでコツがつかめる 問診力トレーニング．アルタ出版，2010 より作成

表にうつ病症状別の質問例を示します。「はい」または「いいえ」で答えられるような質問をclosed questionといい，文章で答えなくてはならない質問をopen questionといいますが，質問はできるだけopen questionにより行う方が望ましいといえます。たとえば，「食欲はありますか？」という質問よりは，「食欲はいかがですか？」と質問した方がより多くの情報が得られる可能性があります。

Q7 うつ病の診断はどのように行うのですか？

A DSM-5のうつ病の診断基準に照らして，抑うつエピソードの存在が確認できれば，うつ症状を呈する他の精神疾患（統合失調症や双極性障害）との鑑別を行い，これらに該当しなければうつ病と診断することができます

■ DSM-5におけるうつ病の診断基準

A. 以下の症状のうち5つ以上が同じ2週間の間に存在し，病前の機能からの変化を起こしている。これら症状のうち，少なくとも1つは，①抑うつ気分，または②興味または喜びの喪失，である
  ① ほとんど1日中，ほとんど毎日の抑うつ気分
  ② ほとんど1日中，ほとんど毎日，ほとんどすべての興味または喜びの喪失
  ③ 体重減少／増加（例：1カ月で5％の変化），またはほとんど毎日の食欲低下／増加
  ④ ほとんど毎日の不眠，または過眠
  ⑤ ほとんど毎日の焦燥，または精神運動制止
  ⑥ ほとんど毎日の疲労感，または気力の減退
  ⑦ ほとんど毎日の無価値観，または過剰・不適切な罪責感
  ⑧ ほとんど毎日の思考力・集中力の減退，または決断困難
  ⑨ 死についての反復思考，反復的な希死念慮，自殺企図またははっきりとした自殺の計画

B. その症状は苦痛，または社会的・職業的な機能障害を引き起こしている
C. そのエピソードは物質の生理学的作用，または他の医学的疾患によるものではない
  注：基準A～Cにより抑うつエピソードが構成される
D. 抑うつエピソードは，統合失調症やその他の統合失調症スペクトラム障害および他の精神病性障害群によってうまく説明されない
E. 躁病エピソード，または軽躁病エピソードが存在したことがない

American Psychiatric Association. DSM-5 精神疾患の分類と診断の手引き．医学書院，2014 より改変

■ DSM-5におけるうつ病の診断

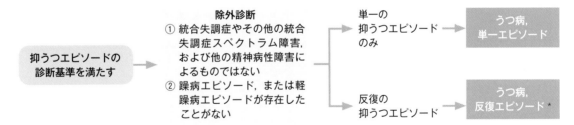

＊エピソードが反復性とみなされるには，別々のエピソードの間に，抑うつエピソードの基準を満たさない間欠期が連続する2カ月以上なければならない

スクリーニングによりうつが疑われれば，DSM-5に基づいてうつ病の診断評価を行います。まず，うつ病の診断基準に照らして（**上表**），診断基準項目を満たすかどうかを評価します。抑うつエピソードの存在が確認できれば，**下図**のように，うつ症状を呈する他の精神疾患（統合失調症や双極性障害）との鑑別を行い，これらに該当しなければうつ病と診断することができます。

Q8 うつ病にはどのようなサブタイプがありますか?

A DSM-5のうつ病の診断基準では特定用語により「不安性の苦痛を伴う」「メランコリアの特徴を伴う」「非定型の特徴を伴う」など, いくつかのサブタイプが定義されています

■ DSM-5のうつ病診断基準における「不安性の苦痛を伴う」の特定用語

抑うつエピソードの大半の日に, 以下の症状のうち2つ以上が存在する
① 張りつめた, または緊張した感覚
② 異常に落ち着かないという感覚
③ 心配のための集中困難
④ 何か恐ろしいことが起こるかもしれないという恐怖
⑤ 自分をコントロールできなくなるかもしれないという感覚

American Psychiatric Association. DSM-5 精神疾患の分類と診断の手引き. 医学書院, 2014 より改変

■ DSM-5のうつ病診断基準における「メランコリアの特徴を伴う」の特定用語

A. 現在のエピソードの最も重度の期間に, 以下のうち1つが存在する
① すべての, またはほとんどすべての活動における喜びの喪失
② 快適である刺激に対する反応の消失(何かよいことが起こった場合にも, 一時的にさえ, ずっとよい気分とならない)
B. 以下のうち3つ以上
① 深い落胆, 絶望, 陰鬱さ, 空虚感によって特徴づけられる抑うつ気分
② きまって朝に悪化する抑うつ
③ 早朝覚醒(通常の起床時間よりも少なくとも2時間早い)
④ 著しい精神運動焦燥または制止
⑤ 食欲不振または体重減少
⑥ 過度または不適切な罪責感

American Psychiatric Association. DSM-5 精神疾患の分類と診断の手引き. 医学書院, 2014 より改変

■ DSM-5のうつ病診断基準における「非定型の特徴を伴う」の特定用語

以下の特徴が, 現在または直近の抑うつエピソードの大半の日に優勢である
A. 気分の反応性(楽しい出来事に対して気分が明るくなる)
B. 以下のうち2つ以上
① 体重増加または食欲増加
② 過眠
③ 鉛様の麻痺(手や足が鉛のように重いと感じる)
④ 長期間にわたって対人関係の拒絶に敏感である

American Psychiatric Association. DSM-5 精神疾患の分類と診断の手引き. 医学書院, 2014 より改変

DSM-5では特定用語によりうつ病のサブタイプがいくつか定義されています(表)。

「不安性の苦痛を伴う」サブタイプでは, 自殺リスクが高い, 病状が遷延化しやすい, 治療反応性が低いといった傾向がみられやすいとされます。また, 「メランコリアの特徴を伴う」サブタイプでは, 気分の反応性において楽しい出来事に反応しないのに対して, 「非定型の特徴を伴う」サブタイプでは, 楽しい出来事に反応して気分が明るくなるほか, 食欲や体重, 睡眠などの症状においても対照的な病像を示すなど, それぞれ特徴的な病像がみられます。

Q9 抑うつ障害群には他にどのようなものがありますか？

A 抑うつ障害群にはうつ病のほかに持続性抑うつ障害（気分変調症）があります。持続性抑うつ障害は軽い抑うつエピソードの持続期間が2年以上というように慢性の経過を辿る点に特徴があります

■ DSM-5における持続性抑うつ障害（気分変調症）の診断基準（一部）

A.	抑うつ気分がほとんど1日中存在し，それのない日よりもある日のほうが多く，少なくとも2年間続いている
B.	抑うつのあいだ，以下のうち2つ以上存在する
	① 食欲の減退または増加
	② 不眠または過眠
	③ 気力の減退または疲労感
	④ 自尊心の低下
	⑤ 集中力の低下または決断困難
	⑥ 絶望感
C.	一度に2カ月を超える期間，基準AおよびBの症状がなかったことはない
D.	2年のあいだ，うつ病の基準を持続的に満たしているかもしれない

American Psychiatric Association. DSM-5 精神疾患の分類と診断の手引き．医学書院，2014より改変

■ 持続性抑うつ障害における抑うつエピソードの重畳についての捉え方（特定用語）

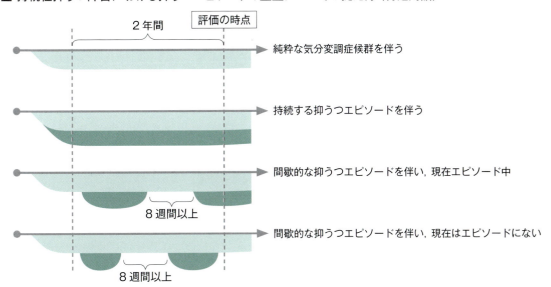

矢印は時間経過を，濃度が薄い領域は抑うつエピソードを満たさない抑うつ症状の存在を，濃い領域は抑うつエピソードの存在を，それぞれ示している

鈴木勝昭．双極性障害とうつ病性障害．In: 森則夫ほか（編著）．臨床家のためのDSM-5虎の巻．日本評論社，2014.

　抑うつ障害群には，うつ病のほかに持続性抑うつ障害があります。持続性抑うつ障害の診断項目にある症状には，うつ病でみられる「興味・喜びの著しい減退」「精神運動焦燥または制止」「無価値観または罪責感」「死についての反復思考・自殺念慮」の症状がなく，逆に「自尊心の低下」「絶望感」といった特有の症状が含まれるなど，うつ病とはやや異なる病像を示すのが特徴です（**表**）。

　持続性抑うつ障害の基本的な病像は，ごく軽い抑うつエピソードが2年以上の長期間にわたって続く気分変調症と同じですが，特定用語により，気分変調症に慢性の抑うつエピソードが重畳した状態をも許容した概念となっています（**図**）。

Q10 うつ病と双極性うつ病との鑑別はどのように行うのですか？

A うつ病との鑑別が必要となるのは抑うつエピソードを呈した双極性障害（双極性うつ病）です。過去に躁病エピソードまたは軽躁病エピソードがみられなかったかを確認し，鑑別する必要があります

■ DSM-5における躁病エピソードおよび軽躁病エピソードの診断基準

躁病エピソード	軽躁病エピソード
A. 気分が異常かつ持続的に高揚し，開放的または易怒的となる。加えて，異常にかつ持続的に亢進した目標指向性の活動または活力のある，普段とは異なる期間が少なくとも1週間，ほぼ毎日，1日の大半において持続する	A. 気分が異常かつ持続的に高揚し，開放的または易怒的となる。加えて，異常にかつ持続的に亢進した目標指向性の活動または活力のある，普段とは異なる期間が少なくとも4日間，ほぼ毎日，1日の大半において持続する
B. 気分が障害され，活動または活力が亢進した期間中，以下の症状のうち3つ以上（気分が易怒性のみの場合は4つ）が示される ① 自尊心の肥大または誇大 ② 睡眠欲求の減少 ③ 普段よりも多弁であるか，しゃべり続けようとする切迫感 ④ 観念奔逸，またはいくつもの考えがせめぎ合っている ⑤ 注意散漫 ⑥ 目標指向性の活動の増加，または精神運動焦燥 ⑦ 困った結果につながる可能性が高い活動への熱中	B. 気分が障害され，活動または活力が亢進した期間中，以下の症状のうち3つ以上（気分が易怒性のみの場合は4つ）が示される ① 自尊心の肥大または誇大 ② 睡眠欲求の減少 ③ 普段よりも多弁であるか，しゃべり続けようとする切迫感 ④ 観念奔逸，またはいくつもの考えがせめぎ合っている ⑤ 注意散漫 ⑥ 目標指向性の活動の増加，または精神運動焦燥 ⑦ 困った結果につながる可能性が高い活動への熱中
C. この気分の障害は，社会的または職業的機能に著しい障害を引き起こしている，あるいは自分自身または他人に害を及ぼすことを防ぐため入院が必要であるほど重篤である，または精神病性の特徴を伴う	C. 本エピソード中は，症状のないときのその人固有のものではないような，疑う余地のない機能の変化と関連する
	D. 気分の障害や機能の変化は，他者から観察可能である
D. 本エピソードは，物質（例：乱用薬物，医薬品，または他の治療）の生理学的作用，または他の医学的疾患によるものではない	E. 本エピソードは，社会的または職業的機能に著しい障害を引き起こしたり，または入院を必要とするほど重篤ではない
	F. 本エピソードは，物質（例：乱用薬物，医薬品，または他の治療）の生理学的作用，または他の医学的疾患によるものではない

American Psychiatric Association. DSM-5 精神疾患の分類と診断の手引き. 医学書院, 2014 より改変

双極性障害には，抑うつエピソードに躁病エピソードが伴う双極Ⅰ型障害と，抑うつエピソードに軽躁病エピソードが伴う双極Ⅱ型障害の2つのサブタイプがありますが，抑うつエピソードを呈した双極性うつ病と呼ばれる状態においてうつ病との鑑別が必要になります。

双極性うつ病との鑑別に際しては，過去に躁病エピソードまたは軽躁病エピソードがみられなかったかを確認し，鑑別する必要があります（**表**）。また，過去に躁病エピソードや軽躁病エピソードが認められなくても，うつ病の経過において双極性障害に移行する可能性もあるため，うつ病と診断した後も躁病エピソードや軽躁病エピソードを呈していないかどうかを観察することが大切です。

Q11 うつ病と持続性抑うつ障害および双極性うつ病との鑑別は具体的にどのように行えばよいですか?

A うつ病と双極性うつ病は過去に躁病・軽躁病エピソードの有無により,うつ病と持続性抑うつ障害(気分変調症)は抑うつエピソードの症状項目数と持続期間によりそれぞれ鑑別します

■ うつ病と持続性抑うつ障害(気分変調症)および双極性うつ病との鑑別のアルゴリズム

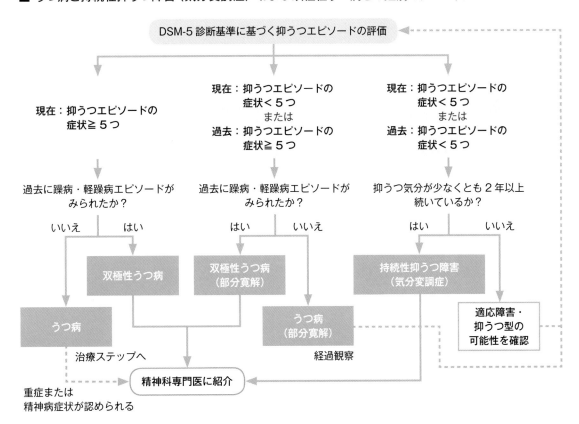

National Health Committee. Guidelines for the treatment and management of depression by primary healthcare professionals. 1996 より改変

図にうつ病と持続性抑うつ障害(気分変調症)および双極性うつ病との鑑別との鑑別のアルゴリズムを示します[1]。うつ病と双極性うつ病は過去の躁病・軽躁病エピソードの有無により,うつ病と持続性抑うつ障害(気分変調症)は抑うつエピソードの症状項目数と持続期間によりそれぞれ鑑別します。

注:抑うつエピソードは p85,躁病・軽躁病エピソードは p88 を参照

なお,一般臨床医がうつ病と持続性抑うつ障害(気分変調症)または双極性うつ病との鑑別を詳細に行う必要はなく,躁病・軽躁病エピソードや持続性の抑うつ症状が認められる場合には精神科専門医に紹介することが望ましいと考えます。

▶ Reference

1) National Health Committee. Guidelines for the treatment and management of depression by primary healthcare professionals. 1996.

Q12 薬剤誘発性うつ病を引き起こす薬剤にはどのようなものがありますか？

A 薬剤誘発性うつ病を引き起こす薬剤には，インターフェロン製剤や副腎皮質ステロイド薬がよく知られていますが，降圧薬，鎮痛薬，抗菌薬などのさまざまな治療薬においても報告があります

■ 薬剤誘発性うつ病を引き起こす代表的な薬剤

鎮痛薬 抗炎症薬	イブプロフェン，フェナセチン，インドメタシン，スリンダク，ブプレノルフィン
抗菌薬 抗真菌薬	アンピシリン，ナリジクス酸，サイクロセリン，ストレプトマイシン，エチオナミド，スルファメトキサゾール，スルホンアミド，メトロニダゾール，テトラサイクリン
降圧薬 強心薬	αメチルドパ，ヒドララジン，ベタニジン，プラジシン，β遮断薬（プロプラノロール），プロカインアミド，クロニジン，グアナベンズ酢酸塩，ジギタリス，レシナミン，グアネチジン，レセルピン，アテノロール
抗悪性腫瘍薬	L-アスパラギナーゼ，トリメトプリム，アザチオプリン，ビンクリスチン，ブレオマイシン，ビンブラスチン
神経疾患治療薬 向精神薬	アマンタジン，カルバマゼピン，ブチロフェノン，レボドパ，バクロフェン，フェニトイン，ブロモクリプチン，バルビツレート，フェノチアジン
ステロイド ホルモン薬	副腎ステロイド（ACTHを含む），プレドニゾロン，ダナゾール，トリアムシノロン，経口避妊薬，レボチロキシンナトリウム
免疫強化薬	インターフェロン
その他	シメチジン，シプロヘプタジン，ラニチジン，アセタゾラミド，ファモチジン，ジスルフィラム，イソニアジド，ガンシクロビル，エチオナミド

久保木富房ほか（編集）．プライマリケア医のためのうつ病診療．メジカルビュー社，2009．

薬剤誘発性うつ病を引き起こす薬剤には，インターフェロン製剤や副腎皮質ステロイド薬がよく知られていますが，レセルピン，β遮断薬，カルシウム拮抗薬といった降圧薬や，鎮痛薬や抗菌薬などのさまざまな治療薬においても報告があります（**表**）[1]。

薬剤誘発性うつ病が認められる場合には，できるだけ当該薬剤を速やかに減量・中止して，経過を慎重に観察することが重要です。

▶Reference
1) 久保木富房ほか（編集）．プライマリケア医のためのうつ病診療．メジカルビュー社，2009．

Q13 うつ病の重症度判定はどのように行えばよいですか？

A 自己記入式のうつ病重症度評価スケールを用いると重症度を簡便に評価することができます

■ Zungうつ病評価尺度（SDS）による重症度の評価

質問内容	ないか，たまに	ときどき	かなりのあいだ	ほとんどいつも	点数
1. 気分が沈んで憂うつだ	1	2	3	4	
2. 朝方はいちばん気分がよい	4	3	2	1	
3. 泣いたり，泣きたくなる	1	2	3	4	
4. 夜よく眠れない	1	2	3	4	
5. 食欲はふつうだ	4	3	2	1	
6. まだ性欲がある（独身の場合）異性に関する関心がある	4	3	2	1	
7. やせてきたことに気がつく	1	2	3	4	
8. 便秘している	1	2	3	4	
9. ふだんよりも動悸がする	1	2	3	4	
10. なんとなく疲れる	1	2	3	4	
11. 気持ちはいつもさっぱりしている	4	3	2	1	
12. いつもとかわりなく仕事をやれる	4	3	2	1	
13. 落ち着かず，じっとしていられない	1	2	3	4	
14. 将来に希望がある	4	3	2	1	
15. いつもよりいらいらする	1	2	3	4	
16. たやすく決断できる	4	3	2	1	
17. 役に立つ，働ける人間だと思う	4	3	2	1	
18. 生活はかなり充実している	4	3	2	1	
19. 自分が死んだほうがほかの者は楽に暮らせると思う	1	2	3	4	
20. 日頃していることに満足している	4	3	2	1	
				点数の合計	

福田一彦ほか．SDS－自己評価式抑うつ性尺度（使用手引き）．三京房, 1983.

Zungうつ病評価尺度（SDS）の重症度判定

SDSの総得点	重症度
50点未満	正常範囲
50～59点	軽度のうつ状態
60～69点	中等度～高度のうつ状態
70点以上	極度のうつ状態

うつ病の重症度を測るための評価スケールがいくつか開発されていますが，一般臨床ではうつ病の重症度をより簡便に評価するための自己記入式の評価スケールが有用です。たとえば，Zungうつ病自己評価尺度は20項目の質問からなり，それぞれの項目を1～4点の4段階で評価し，各項目の点数を合計して重症度を判定します。（**表**）[1]。

▶Reference

1) 福田一彦ほか．SDS－自己評価式抑うつ性尺度（使用手引き）．三京房, 1983.

Q14 自殺リスクの評価はどのように行えばよいですか？

A 自殺リスク因子の有無を評価して，リスクの高い患者に対しては自殺念慮が生じていないかどうかを探っていきます

■ うつ病患者の自殺の危険因子

患者背景・環境要因	1. 自殺企図歴 2. 自殺の家族歴 3. 未熟・依存的，衝動的 4. 家族・周囲からの孤立（孤独感） 5. 将来への希望が見出せない絶望感 6. 喪失体験（経済的損失，失職，離婚・死別など） 7. 事故傾性（事故を回避するための注意の欠如） 8. 複雑な家庭環境での生い立ち（小児期の心理的・身体的・性的虐待）
症状の特徴	1. 激しい不安・焦燥感 2. 頑固な不眠 3. 重度の自責感，自己不全感 4. 精神病症状 5. 重症かつ慢性の身体疾患の合併 6. 心気妄想 7. 他の精神疾患やアルコール依存症の合併

染矢俊幸．一般臨床医のためのうつ病診療エッセンシャルズ．メディカルレビュー社，2014．

■ 身体疾患患者の自殺の危険を高める要因

1. 慢性化する傾向がある	11. 病気のもたらす変化に適応できない
2. 徐々に悪化する傾向がある	12. 重症度をはるかに超えた心配をする
3. 生命を脅かす合併症を伴う	13. 不安焦燥感が強い
4. 行動や日常生活が制限される	14. 頑固な不眠が続く
5. 疼痛を除去できない	15. 強い抑うつ気分を認める
6. 社会的な孤立を強いられる	16. 精神病様症状を認める
7. 社会的な偏見を伴う	17. 希死念慮を訴える
8. 認知障害を伴う（記憶や判断の障害，失見当識，せん妄）	18. これまでにも自殺未遂歴がある
9. 意欲が低下する	19. 周囲からのサポートが得られない
10. 他者や薬物への依存が強まる	20. 他の患者の死に対して強い不安を抱く

高橋祥友．自殺の危険．金剛出版，2006．

うつ病患者における自殺のリスク因子としては，自殺の家族歴・企図歴，絶望感，家族・周囲からの孤立といった患者背景・環境要因に加え，激しい不安・焦燥感，重度の自責感・自己不全感，精神病症状の併存などの症状の存在があげられています（**上表**）[1]。

また，身体疾患患者における自殺のリスクにおいては，上述のうつ病によるリスク因子と一部重複していますが，慢性化や症状の悪化，疼痛の存在，行動や日常生活の制限などの要因が加わることでさらにリスクが高くなると考えられます（**下表**）[2]。

これら自殺リスク因子の有無を評価して，リスクの高い患者に対しては自殺念慮が生じていないかどうかを探っていくことが大切です。

▶ Reference
1) 染矢俊幸．一般臨床医のためのうつ病診療エッセンシャルズ．メディカルレビュー社，2014．
2) 高橋祥友．自殺の危険．金剛出版，2006．

Q15 どのようなうつ病の場合に精神科医に委ねた方がよいですか？

A 重症例や自殺リスクが高い症例，「非定型」「不安性の苦痛」「混合性」「精神病性」のそれぞれの特徴を伴ううつ病サブタイプの症例，持続性抑うつ障害の症例，他の精神疾患やパーソナリティ障害が合併している症例などは精神科医に委ねるべき病像といえます

■ 精神科医に委ねるべきうつ病の病像

うつ病の診断に苦慮する病像	典型的なうつ病の病像ではなく，うつ病と診断しにくい，または他の精神疾患の可能性が示唆される症例
単極性うつ病以外の気分障害	気分変調性，非定型うつ病，双極性うつ病など単極性うつ病以外の病像を示す症例
重症の病像	声かけや刺激への反応が極端に低下し，自発的な活動，思考がほとんど認められないような重症例
不安・焦燥が強い病像	易刺激性・易怒性がみられる症例や，強い不安・焦燥・興奮を伴う症例
精神病症状を伴う病像	幻覚や妄想などの精神病症状を伴った症例
自殺リスクが高い病像	自殺リスクが高いと疑われる症例（必ずしも重症例とは限らないことに注意）や，自傷行為が認められる症例
他の精神疾患やパーソナリティ障害が合併したうつ病	他の精神疾患やパーソナリティ障害が合併した症例，アルコール依存や薬物乱用が認められる症例
難治性，遷延性を示す病像	抗うつ薬による治療に反応しない症例や，寛解が得られず症状が遷延化した症例
家族の協力・支援が得られないケース	独居老人であったり，家族の絆が希薄，家族関係が悪化して治療への協力・支援が得られにくい症例

染矢俊幸．一般臨床医のためのうつ病診療エッセンシャルズ．メディカルレビュー社，2014.

表に精神科医に委ねるべきうつ病の病像を示します[1]。うつ病患者のうち，重症例や自殺リスクが高い症例，「非定型」「不安性の苦痛」「混合性」「精神病性」のそれぞれの特徴を伴ううつ病サブタイプの症例，あるいは持続性抑うつ障害の症例，他の精神疾患やパーソナリティ障害が合併している症例などでは一般的に治療が困難であり，場合によって薬物療法以外にも入院治療や環境調整，精神療法を併用する必要があるため，精神科医に委ねるべき病像といえます。

▶ Reference
1) 染矢俊幸．一般臨床医のためのうつ病診療エッセンシャルズ．メディカルレビュー社，2014.

5 プライマリケアにおけるうつ病の治療アプローチ

Q1 治療上の観点から典型的なうつ病の経過と進行について教えてください

A 症状の発現から治療反応が得られた後に寛解に至り，さらに寛解状態が一定期間維持された状態をもって回復とみなされます．症状の再燃・再発を繰り返すほどに抑うつエピソードは重症化・慢性化して，治療抵抗性に至りやすい傾向があります

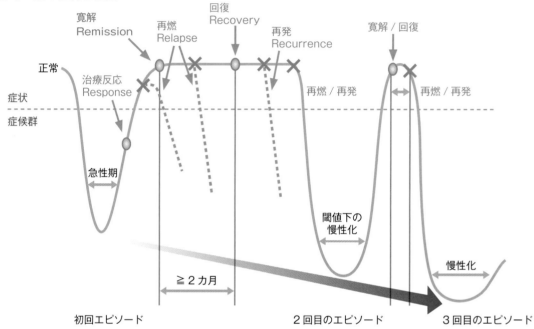

■ うつ病の進行と経過

治療反応（Response）：臨床的に意義のあるレベルの症状の軽減（一般的には，治療前の症状レベルの50％以上の改善）が得られた状態のこと
寛解（Remission）：症状の消失またはそれに近いレベルの状態を指し，うつ症状の大半は軽快したものの一部の症状が残る「部分寛解」と，抑うつエピソードの症状またはその徴候がみられない状態が2カ月以上持続した「完全寛解」の2つがある
回復（Recovery）：寛解状態が一定期間維持された状態を指す．一定期間には明確な定義はないが，少なくとも2カ月以上が必要であり，4～6カ月間に設定することが妥当とされている
再燃（Relapse）：寛解の前後で直近の抑うつエピソードが悪化すること
再発（Recurrence）：前回の抑うつエピソードからの回復後に，別の抑うつエピソードとして症状が現れること

Saltiel PF, et al. Neuropsychiatr Dis Treat 11: 875-888, 2015 より一部改変

うつ病の治療経過においては，治療反応（Response）が得られた後に寛解（Remission）へと至り，さらに寛解状態が一定期間維持された状態をもって回復（Recovery）とみなされます．寛解には，うつ症状が軽快したものの一部の残遺症状が残る「部分寛解」と，抑うつエピソードの症状またはその徴候がみられない状態が2カ月以上持続した「完全寛解」があります．また，回復に要する寛解の維持期間には明確な定義はありませんが，少なくとも2カ月以上が必要であり，一般的には4～6カ月間に設定することが妥当とされています[1]．

一方，うつ病では寛解後に症状が再びぶり返すことが多く，回復に至る前に症状が再び現れることを「再燃」と呼び，回復後に症状が再び現れることを「再発」と呼びます．一般的に，症状の再燃・再発を繰り返すほどに抑うつエピソードは重症化・慢性化して，治療抵抗性に至りやすい傾向があります．

▶Reference
1) 尾崎紀夫. 社会復帰に繋げるうつ病治療：真のrecoveryを目指して. 精神経誌 112: 1048-1055, 2010.

Q2 うつ病に対する治療アルゴリズムについて教えてください

A 新規抗うつ薬を第一選択薬として用い，十分量・十分期間投与して有効性が得られればさらに投与を継続して寛解評価します．有効性が得られなければ他の新規抗うつ薬に変更し，有効性・寛解が得られなければ精神科専門医に紹介します

■ プライマリケアにおけるうつ病に対する治療アルゴリズム

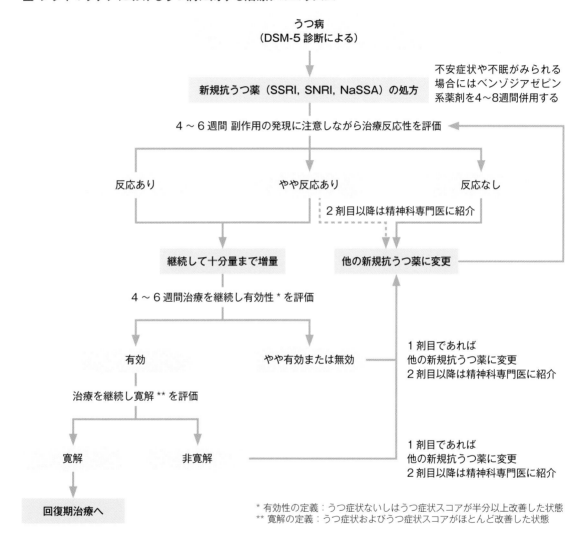

* 有効性の定義：うつ症状ないしはうつ症状スコアが半分以上改善した状態
** 寛解の定義：うつ症状およびうつ症状スコアがほとんど改善した状態

プライマリケアにおけるうつ病に対する治療アルゴリズムを図に示します．

うつ病治療では忍容性に優れる新規抗うつ薬（SSRI, SNRI, NaSSA）が第一選択薬になります．第一選択薬を十分量まで増量し処方後8～12週で有効性を評価し（うつ症状が半分以上改善），無効の場合には他の新規抗うつ薬に変更します．第一選択薬または第二選択薬で有効であればさらに治療を継続して寛解（うつ症状がほとんど改善）を評価します．寛解に達した場合には回復期治療へと進み，非寛解の場合には1剤目であれば他の新規抗うつ薬に変更し，2剤目以降であれば精神科専門医に紹介します．

Q3 プライマリケアにおける抗うつ薬の処方は有効ですか？

A プライマリケアで抗うつ薬の処方を受けるうつ病患者を対象に抗うつ薬の有効性と忍容性を検討した研究をメタ解析した結果において，三環系抗うつ薬およびSSRIのいずれもプラセボに比べて有効性に優れることが示されています

■ プライマリケアのうつ病治療における新規抗うつ薬（SSRI）と三環系抗うつ薬の有効性

研究報告	三環系抗うつ薬群 (n/N)	プラセボ群 (n/N)	リスク比（Fixed）	重み付け	リスク比 (95% CI)
【三環系抗うつ薬の有効性】					
Feigher et al	37/53	13/30		7.31	1.61(1.03, 2.52)
Thomson et al	13/21	5/15		2.57	1.86(0.84, 4.09)
Hollyman et al	53/67	39/74		16.32	1.50(1.17, 1.92)
Doogan & Langdon	48/96	40/90		18.18	1.13(0.83, 1.53)
Mynors-Wallis et al	10/31	1/30		0.45	9.68(1.32, 71.04)
Lecrubier et al	24/37	28/45		11.13	1.04(0.75, 1.45)
Malt et al	65/121	60/129		25.58	1.15(0.90, 1.48)
Phillip et al	73/109	30/47		18.46	1.05(0.82, 1.35)
トータル	535	460		100.00	1.26(1.12, 1.42)

トータルイベント：323（治療群），216（プラセボ群）
異質性の検定: $\chi^2 = 12.36$, df = 7(p = 0.09), $I^2 = 43.4\%$
統合効果の検定: Z = 3.89 (p < 0.0001)

プラセボ群優位　三環系抗うつ薬群優位

研究報告	SSRI群 (n/N)	プラセボ群 (n/N)	リスク比（Fixed）	重み付け	リスク比 (95% CI)
【SSRIの有効性】					
Wade et al	90/191	64/189		28.16	1.39(1.08, 1.79)
Doogan & Langdon	50/83	40/90		16.80	1.36(1.01, 1.81)
Malt et al	74/122	60/129		25.53	1.30(1.03, 1.65)
Lepola et al	96/156	67/154		29.51	1.41(1.14, 1.76)
トータル	552	562		100.00	1.37(1.21, 1.55)

トータルイベント：310（治療群），231（プラセボ群）
異質性の検定: $\chi^2 = 0.27$, df = 3(p = 0.97), $I^2 = 0\%$
統合効果の検定: Z = 5.03 (p < 0.0001)

プラセボ群優位　SSRI群優位

Arroll B, et al. Ann Fam Med 3: 449-456, 2005.

　プライマリケアで抗うつ薬の処方を受けるうつ病患者を対象に三環系抗うつ薬およびSSRIの有効性と忍容性を検討した研究をメタ解析した結果によれば，プラセボに対する三環系抗うつ薬およびSSRIの症状改善効果のリスク比はそれぞれ1.26（95% CI：1.12, 1.42），1.37（95% CI：1.21, 1.55）といずれも有意に上回っていました（図）[1]。また，有効性アウトカムに達する患者を1人得るため必要な患者数を表すNNT（Number Needed to Treat）は三環系抗うつ薬が4，SSRIが6，副作用による治療脱落に至る患者が1人出現するのに要する患者数を表すNNH（Number Needed to Harm）は三環系抗うつ薬が5〜11，SSRIが21〜94と算出されています。

▶「リスク比」「メタ解析」は巻末のAppendix「医学統計を理解するためのキホンのキホン」を参照

▶Reference

1) Arroll B, et al. Efficacy and tolerability of tricyclic antidepressants and SSRIs compared with placebo for treatment of depression in primary care: a meta-analysis. Ann Fam Med 3: 449-456, 2005.

Q4 新規抗うつ薬が第一選択薬になるというのはどのようなエビデンスに基づいていますか?

A プライマリケアで抗うつ薬の処方を受けるうつ病患者を対象にSSRIと三環系抗うつ薬の有効性と忍容性を検討した研究をメタ解析した結果で,SSRIは三環系抗うつ薬に比べて同等の有効性を示す一方,忍容性に優れることが示されています

■ プライマリケアのうつ病治療における新規抗うつ薬(SSRI)と三環系抗うつ薬の有効性と忍容性の比較

【うつ症状スコアの改善効果】

	研究報告	SSRI n 平均(SD)	三環系抗うつ薬 n 平均(SD)	標準化平均差	重み付け	標準化平均差 (95% CI)
完備したデータが研究	Christiansen et al	56　8.10(5.90)	57　6.90(6.20)		5.1	0.20(−0.17, 0.57)
	Freed et al	106　13.70(10.10)	88　16.58(10.90)		8.6	−0.27(−0.56, 0.01)
	Malt et al	122　11.90(10.30)	121　11.30(9.10)		11.0	0.06(−0.19, 0.31)
	サブトータル	284	266		24.6	−0.03(−0.20, 0.14)

異質性の検定 $\chi^2 = 4.79$, df = 2, p = 0.91
統合効果の検定 z = 0.32, p = 0.7

	研究報告	SSRI n 平均(SD)	三環系抗うつ薬 n 平均(SD)	標準化平均差	重み付け	標準化平均差 (95% CI)
不完全なデータが研究	Doogan et al	83　12.50(10.90)	96　14.20(10.90)		8.0	−0.16(−0.45, 0.14)
	Ravindran et al	500　8.70(7.50)	502　7.60(7.00)		45.0	0.15(0.03, 0.28)
	Rosenberg et al(A)	187　6.10(10.90)	92　5.20(10.90)		11.1	0.08(−0.17, 0.33)
	Rosenberg et al(B)	193　6.10(10.90)	92　5.20(10.90)		11.2	0.08(−0.17, 0.33)
	サブトータル	963	782		75.4	0.10(0.00, 0.19)

異質性の検定 $\chi^2 = 3.59$, df = 3, p = 0.31
統合効果の検定 z = 2.01, p = 0.04

トータル (95% CI)	1,247	1,048		100.0	0.07(−0.02, 0.15)

異質性の検定 $\chi^2 = 10.02$, df = 6, p = 0.12
統合効果の検定 z = 1.59, p = 0.11

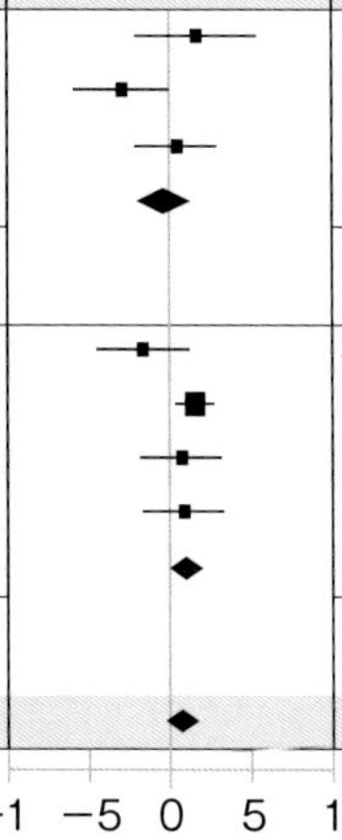

SSRI群優位 ← → 三環系抗うつ薬群優位

【あらゆる理由による治療脱落率】

研究報告	SSRI n/N	三環系抗うつ薬 n/N	リスク比	重み付け	リスク比 (95% CI)
Christiansen et al	15/71	16/73		5.0	0.96(0.52, 1.80)
Doogan et al	21/99	14/108		4.2	1.64(0.88, 3.04)
Freed et al	43/149	68/157		21.2	0.66(0.48, 0.89)
Ravindran et al	103/500	142/502		44.8	0.73(0.58, 0.91)
Rosenberg et al(A)	28/187	18/92		7.6	0.77(0.45, 1.31)
Rosenberg et al(B)	26/193	18/92		7.7	0.69(0.40, 1.19)
Thompson et al	28/76	30/76		9.5	0.93(0.62, 1.40)
トータル	264/1,275	307/1,100		100.0	0.76(0.68, 0.90)

異質性の検定 $\chi^2 = 6.48$, df = 6, p = 0.2
統合効果の検定 z = 3.37, p = 0.0007

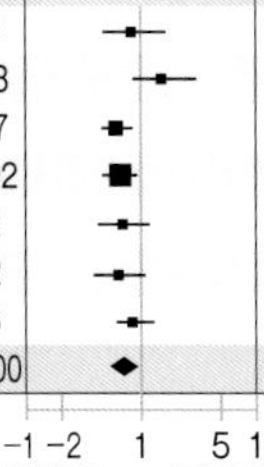

【副作用による治療脱落率】

研究報告	SSRI n/N	三環系抗うつ薬 n/N	リスク比	重み付け	リスク比 (95% CI)
Christiansen et al	9/71	9/73		4.4	1.03(0.43, 2.44)
Doogan et al	5/83	2/96		0.9	2.89(0.58, 14.51)
Freed et al	41/184	55/191		26.9	0.77(0.55, 1.10)
Malt et al	12/122	18/121		9.0	0.66(0.33, 1.31)
Ravindran et al	54/500	84/502		41.7	0.65(0.47, 0.89)
Rosenberg et al(A)	12/187	6/46		4.8	0.48(0.20, 1.24)
Rosenberg et al(B)	20/193	6/46		4.8	0.79(0.34, 1.87)
Thompson et al	11/76	15/76		7.5	0.73(0.36, 1.49)
トータル	164/1,416	195/1,151		100.0	0.73(0.60, 0.88)

異質性の検定 $\chi^2 = 4.89$, df = 7, p = 0.67
統合効果の検定 z = 3.24, p = 0.001

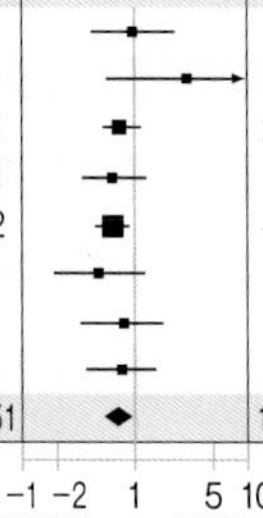

(MacGillivray S, et al. BMJ 326: 1014, 2003.)

プライマリケアで抗うつ薬の処方を受けるうつ病患者を対象にSSRIと三環系抗うつ薬の有効性と忍容性を検討した研究をメタ解析した結果によれば,SSRIに対する三環系抗うつ薬のうつ症状スコアの標準化平均差は0.07(95% CI:−0.02, 0.15)と有意差は認められていません(上図)[1]。一方で,三環系抗うつ薬に対するSSRIのあらゆる理由による治療脱落率のリスク比は0.76(95% CI:0.68, 0.90),副作用による治療脱落率のリスク比は0.73(95% CI:0.60, 0.88)といずれも有意に低いという結果でした(下図)。SSRIは三環系抗うつ薬に比べて同等の有効性を示す一方,忍容性に優れるといえます。

▶「リスク比」「メタ解析」は巻末のAppendix「医学統計を理解するためのキホンのキホン」を参照

▶ Reference

1) MacGillivray S, et al. Efficacy and tolerability of selective serotonin reuptake inhibitors compared with tricyclic antidepressants in depression treated in primary care: systematic review and meta-analysis. BMJ 326: 1014, 2003.

Q5 新規抗うつ薬の抗うつ効果に違いはありますか？

A 新規抗うつ薬の有効性を検討した臨床研究をメタ解析した結果から，基本的には新規抗うつ薬の有効性はほぼ同等と考えられますが，SSRIに比べてノルアドレナリン系にも作用するデュアルアクション系薬剤がわずかに有効性に優れる可能性もあります

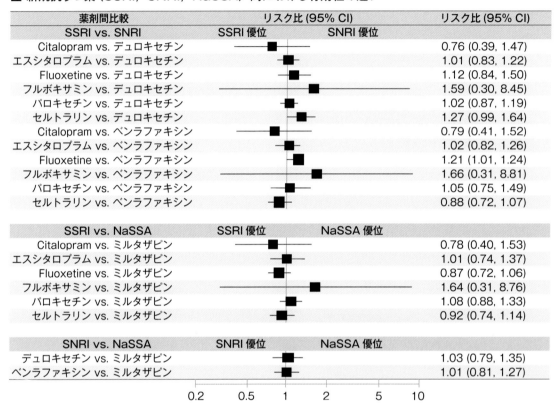

■ 新規抗うつ薬（SSRI，SNRI，NaSSA）間における有効性の違い

Gartlehner G, et al. Ann Intern Med 149: 734-750, 2008.

　新規抗うつ薬の有効性を検討した臨床研究をメタ解析した結果では，SSRIとSNRI，SSRIとNaSSA，およびSNRIとNaSSAの間に有意差は認められておらず，有効性に違いはないと報告されています（図）[1]。

　一方，SNRIやNaSSAなどのセロトニン系に加えノルアドレナリン系にも作用する薬剤（デュアルアクション系薬剤）と，セロトニン系のみに作用するSSRIとの有効性を検討した臨床試験をメタ解析した研究では，わずかではあるものの，SSIRよりもデュアルアクション系薬剤の方が有効性に優れるとの結果も示されています[2]。

　これらの結果を踏まえると，基本的には新規抗うつ薬の有効性はほぼ同等と考えられますが，デュアルアクション系薬剤がわずかに有効性に優れる可能性もあります。

▶「リスク比」「メタ解析」は巻末のAppendix「医学統計を理解するためのキホンのキホン」を参照

▶Reference

1) Gartlehner G, et al. Comparative benefits and harms of second-generation antidepressants: background paper for the American College of Physicians. Ann Intern Med 149: 734-750, 2008.
2) Papakostas GI, et al. Are antidepressant drugs that combine serotonergic and noradrenergic mechanisms of action more effective than the selective serotonin reuptake inhibitors in treating major depressive disorder? A meta-analysis of studies of newer agents. Biol Psychiatry 62: 1217-1227, 2007.

プライマリケアにおけるうつ病の治療アプローチ

Q6 新規抗うつ薬の作用機序について教えてください

A SSRI はセロトニン（5-HT）再取り込み阻害作用を介して 5-HT 神経を賦活させ，SNRI は 5-HT とノルアドレナリン（NA）再取り込み阻害作用，NaSSA はいくつかのα₂ 受容体拮抗作用を介して NA 神経と 5-HT 神経の双方を賦活させて抗うつ作用を発揮します

■ うつ病に対する抗うつ薬の作用機序

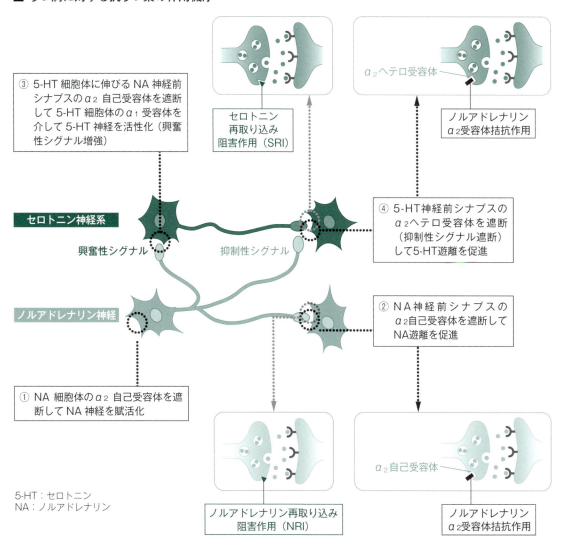

5-HT：セロトニン
NA：ノルアドレナリン

染矢俊幸．一般臨床医のためのうつ病診療エッセンシャルズ．メディカルレビュー社，2014．

　うつ病の病態でみられるセロトニン（5-HT）神経やノルアドレナリン（NA）神経などのモノアミン神経系の機能異常に対して，抗うつ薬はいくつかの機序を介してそれらの機能異常を回復させて抗うつ作用を示します。

　SSRI は 5-HT 再取り込み阻害作用を介して 5-HT 神経を賦活させることにより，SNRI は 5-HT および NA 再取り込み阻害作用を介して 5-HT 神経と NA 神経を賦活させることにより，そして NaSSA はいくつかのα₂ 受容体拮抗作用を介して NA 神経と 5-HT 神経を賦活させることにより，それぞれ抗うつ作用を発揮します。

Q7 新規抗うつ薬の使い分けについて病像に基づいた選択基準はありますか？

A うつの症状を陰性情動の亢進と陽性情動の喪失に分けて考える立場から，SSRI は陰性情動が強いうつに対して，また SNRI や NaSSA は陰性情動が強いうつに加えて陽性情動が強いうつに対しても有効と考えられます

■ うつ病における陰性情動の亢進および陽性情動の喪失に対するモノアミンの関与

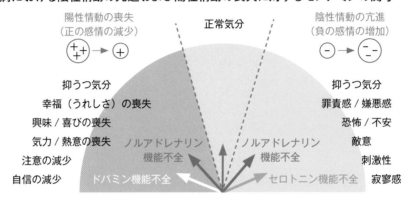

Stahl SM. 精神薬理学エセンシャルズ 第3版. メディカル・サイエンス・インターナショナル, 2010.

■ 新規抗うつ薬におけるモノアミン再取り込み阻害作用および受容体作用

カテゴリ	一般名	モノアミン再取り込み阻害作用			受容体作用					刺激
					拮抗					
		5-HT	NA	DA	α₂	5-HT₂	5-HT₃	NMDA*	σ₁**	σ₁**
SSRI	フルボキサミン	○								△
	パロキセチン	○	△							
	セルトラリン	○		△					△	
	エスシタロプラム	○								
SNRI	ミルナシプラン	○	○	△				△		
	デュロキセチン	○	○	△						
	ベンラファキシン	○	○							
NaSSA	ミルタザピン				○	○	○			

* NMDA受容体拮抗作用をもつ化合物は，神経細胞障害作用を有するグルタミン酸経路の機能異常の改善を介して抗うつ作用を示す可能性がある
** σ₁受容体作動作用をもつ化合物は，脳由来神経栄養因子（BDNF）の産生やその作用を増強し，神経保護作用・神経分化作用あるいは神経の可塑性などを介して抗うつ作用を示す可能性がある

Stahl SM.（仙波純一訳）. 精神科治療薬処方ガイド. メディカル・サイエンス・インターナショナル, 2006 より作成

うつ病における気分に関連した症状は，負の感情が増加する陰性情動の亢進と，正の感情が減少する陽性情動の喪失に分けられ，陰性情動の亢進ではセロトニンおよび一部のノルアドレナリンの機能不全が，陽性情動の喪失ではドパミンおよび一部のノルアドレナリンの機能不全がそれぞれ関与していると考えられています（図）[1]。

これら陰性情動の亢進および陽性情動の喪失に対するモノアミンの関与と表の新規抗うつ薬の作用機序を踏まえると，1つの目安として，SSRI は陰性情動が強いうつに対して，また SNRI や NaSSA は陰性情動が強いうつに加えて陽性情動が強いうつに対しても有効と考えられます。

▶ Reference
1) Stahl SM. 精神薬理学エセンシャルズ 第3版. メディカル・サイエンス・インターナショナル, 2010.

Q8 副作用や有害事象の観点からの新規抗うつ薬の使い分けのポイントはありますか？

A SSRIやSNRIでは胃腸症状などの頻度が高いですが，過鎮静や体重増加のリスクはありません．一方，NaSSAでは過鎮静と体重増加のリスクがありますが，不眠症状や不安・焦燥のある患者に対しては鎮静作用が有利に働きます

■ 抗うつ薬における副作用・有害事象の相対評価

カテゴリ	一般名	抗コリン作用*	胃腸症状	過鎮静	不眠焦燥	性機能障害	起立性低血圧	体重増加	過量による致死性
三環系	イミプラミン	++	−	+	++	+	++	++	高
	アミトリプチリン	+++	−	+++	−	+	+++	+++	高
	トリミプラミン	++	−	+++	−	+	++	++	高
	ノルトリプチリン	+	−	+	+	+	+	+	高
	クロミプラミン	+++	+	+	+	++	++	++	中
	ロフェプラミン	+	−	+	++	+	+	+	低
	ドスレピン	++	−	++	−	+	+	+	高
四環系	ミアンセリン	+	−	++	−	−	+	+	低
その他	トラゾドン	−	+	++	−	++	+	+	低
SSRI	フルボキサミン	+	+++		+	+			低
	パロキセチン	+	++	−	++	++	−	+	低
	セルトラリン	−	++	−	++	++	−	−	低
	エスシタロプラム	−	++	−	++	++	−	−	低
SNRI	ミルナシプラン	−	++	−	++	++	−	−	低
	デュロキセチン	−	++	−	++	+	−	−	低
	ベンラファキシン	−	++	−	++	++	−	−	低
NaSSA	ミルタザピン	−	−	++	−	−	+	++	低

+++：高頻度/重度，++：中頻度，+：低頻度，−：ごくわずか/なし
*：口渇，発汗，霧視，便秘，尿閉など

Bauer M, et al. World J Biol Psychiatry 14: 334-385, 2013.

表は各抗うつ薬にみられるいくつかの副作用や有害事象を相対的に評価したものですが，三環系・四環系抗うつ薬に比べて新規抗うつ薬の副作用・有害事象の発現リスクはおしなべて低い傾向にあることがみてとれます[1]．

新規抗うつ薬で比較すると，SSRIやSNRIでは胃腸症状などが発現する傾向が強いですが，過鎮静や体重増加のリスクはありません．一方，NaSSAでは過鎮静と体重増加のリスクがあります．ただし，鎮静作用の強いNaSSAは不眠症状を呈する患者や，不安・焦燥のある患者に対しては有利に働きます．

▶Reference

1) Bauer M, et al. World Federation of Societies of Biological Psychiatry (WFSBP) guidelines for biological treatment of unipolar depressive disorders, part 1: update 2013 on the acute and continuation treatment of unipolar depressive disorders. World J Biol Psychiatry 14: 334-385, 2013.

Q9 新規抗うつ薬の処方で注意すべき有害事象はありますか？

A 抗うつ薬の投与開始初期や増量時にみられる有害事象には賦活化症候群（Activation Syndrome）とセロトニン症候群があります。いずれも減薬ないし中止することで対処することができます

■ 賦活化症候群（Activation Syndrome）の症状

● 不安	● 焦燥	● パニック発作	● 不眠	● 易刺激性	● 敵意
● 攻撃性	● 衝動性	● アカシジア	● 軽躁	● 躁	

■ セロトニン症候群の診断基準

A. セロトニン作動薬の投与や投与量の増加と一致して、次の症状のうち少なくとも3つを認める	
① 精神状態の変化（錯乱，軽躁）	⑥ 悪寒
② 興奮	⑦ 振戦
③ ミオクローヌス	⑧ 下痢
④ 深部腱反射亢進	⑨ 協調運動障害
⑤ 発汗	⑩ 発熱
B. 他の原因（感染，代謝疾患，物質乱用または離脱）が否定される	
C. 上記の症状が出現する前に抗精神病薬は開始も増量もされていない	

Sternbach H. Am J Psychiatry 148: 705-713, 1991.

抗うつ薬の投与開始初期や増量時にみられる有害事象には賦活化症候群（Activation Syndrome）とセロトニン症候群があります。

賦活化症候群では**上表**に示す症状を呈し，主にSSRIにより惹起されるとされてきましたが，他の抗うつ薬でも生じる可能性があるため注意が必要です。対処法としては，投与開始時であれば投与を中止，増量時であれば元の用量に減薬し，必要に応じて抗不安薬などを頓用します。

一方のセロトニン症候群では**下表**に示す症状を呈し[1]，主にセロトニン神経系に作用する抗うつ薬の投与開始や増量時などにみられます。対処法としては，原因薬剤を中止すれば，ほとんどの例は1〜2日以内に症状は消失します。

▶Reference
1) Sternbach H. The serotonin syndrome. Am J Psychiatry 148: 705-713, 1991.

Q10 不安症状のあるうつ病患者に対してベンゾジアゼピン系薬剤の併用を4〜8週間にとどめているのはどのような理由からですか？

A 不安を呈するうつ病患者に対してベンゾジアゼピン系薬剤の併用効果は，併用後4週目までは有効ですが，それ以上の長期連用では有効性に差異は認められず，逆に依存形成や中断による離脱症状のリスクが高まるからです

■ 抗うつ薬単独および抗うつ薬＋ベンゾジアゼピン系薬剤併用における有効性の比較

研究報告	抗うつ薬＋ベンゾジアゼピン系薬剤併用群 N	抗うつ薬単独処方群 N	標準化平均差 IV,Random, 95%CI	重み付け (%)	標準化平均差 IV,Random, (95%CI)
投与後1週目					
サブトータル	315	282	◆	100.0	−0.33 (−0.51, −0.15)
異質性の検定: $\tau^2 = 0.01: \chi^2 = 10.42$, df = 9(p=0.32): $I^2 = 14\%$ 統合効果の検定: Z = 3.65 (p = 0.00027)					
投与後2週目					
サブトータル	314	271	◆	100.0	−0.40 (−0.69, −0.10)
異質性の検定: $\tau^2 = 0.14: \chi^2 = 26.06$, df = 9(p=0.002): $I^2 = 65\%$ 統合効果の検定: Z = 2.60 (p = 0.0093)					
投与後4週目					
サブトータル	307	264	◆	100.0	−0.29 (−0.51, −0.08)
異質性の検定: $\tau^2 = 0.04: \chi^2 = 13.75$, df = 9(p=0.013): $I^2 = 35\%$ 統合効果の検定: Z = 2.68 (p = 0.0074)					
投与後6−8週目					
サブトータル	110	111	◆	100.0	−0.15 (−0.47, 0.16)
異質性の検定: $\tau^2 = 0.03: \chi^2 = 5.46$, df = 4(p=0.24): $I^2 = 27\%$ 統合効果の検定: Z = 0.96 (p = 0.34)					
投与後12週目					
サブトータル	25	25	◆	100.0	−0.39 (−0.95, 0.17)
異質性の検定: 適用せず 統合効果の検定: Z = 1.37 (p = 0.17)					

抗うつ薬＋ベンゾジアゼピン系薬剤併用群優位　抗うつ薬単独処方群優位

Furukawa TA, et al. Cochrane Database Syst Rev 2001: CD001026.

中等度以上の不安もしくは不眠を伴ううつ病患者を対象に抗うつ薬単独処方と抗うつ薬＋ベンゾジアゼピン系薬剤併用の有効性を比較した臨床研究をメタ解析した結果によれば，処方開始後1〜4週目までは抗うつ薬単独群に比べてベンゾジアゼピン系薬剤併用群で症状改善効果が有意に高かったものの，6週目以降は有意差は認められていません（**図**）[1]。一方で，ベンゾジアゼピン系薬剤の長期連用は依存形成や中断に伴う離脱症状の発現リスクを高めうることから[2]，併用は4〜8週間にとどめ，それ以降は漸減・中止することが望ましいとされています。

▶「メタ解析」は巻末のAppendix「医学統計を理解するためのキホンのキホン」を参照

▶ **Reference**

1) Furukawa TA, et al. Antidepressants plus benzodiazepines for major depression. Cochrane Database Syst Rev 2001: CD001026.
2) Ashton H. The diagnosis and management of benzodiazepine dependence. Curr Opin Psychiatry 18: 249-255, 2005.

Q11 うつ病治療を開始する際に患者にはどのような説明をすればよいですか？

A うつ病治療に対する患者の心構えとして「小精神療法」が有用です。小精神療法では，うつ病に対する治療の重要性を患者に理解してもらい，そのうえで患者が休養と薬物療法に取り組むうえでの基本的な事柄が網羅されています

■ 急性期のうつ病に対する「小精神療法」の7項目（笠原嘉）

「小精神療法」の7項目	治療上の意義
1. うつ病はたんなる怠けではなく，病気であることを本人ならびに家族に説明する	うつ病は治療が必要な"病気"であることを患者に認識してもらうことは治療の大前提となる。また，家族に説明することでさまざまなサポートが得られやすくなる
2. 急性期にはできるかぎり休息をとるように指示する	"休養"はうつ病の治療の1つの柱であることを説明し，早期に休息するほど回復が早まることを理解してもらう
3. 薬物が治療上必要である理由を説明し，自己判断で服薬を中断しないように伝える	うつ病治療のもう1つの柱である薬物療法の重要性を説明し，服薬の継続が回復に不可欠であることを認識してもらう。また，服薬の中断は症状の再燃・再発をきたしやすく，突然の服薬中断は予期せぬ副作用・有害事象をまねくおそれがあることを説明する
4. 治療により症状は徐々に軽減していくが，完全に良くなるまでにはかなりの期間がかかることを説明する	うつ病の多くは適切な治療により"治る"病気であるが，回復するまでには半年〜1年はかかることを説明する。また，治療経過予測を述べ，経過中はどの回復過程にあるのかを患者と確認する
5. 治療により症状は一進一退に改善していくため，治療途中に悪化するようなことがあっても悲観しないように伝える	回復過程にみられる症状の動揺は「また悪くなったのではないか」という患者の不安を強め，回復を妨げる要因となるので，あらかじめ症状が一過性に悪化することがあることを伝えておく
6. 治療中は自殺などの自己破壊的行為をしないことを約束させる	自殺念慮そのものがうつ病の症状であることを理解させ，適切な治療によって死にたいという気持ちもやがて消失することを説明し，自殺しないことを患者に約束させる
7. 治療中は退職や離婚などの人生の重大な問題の決定はしないように伝える	悲観的な考えや思考困難といったうつ病の症状により正常な判断ができなくなっているため，経過中に早まった決断をするとのちのち取り返しがつかない事態になりうることを理解させる

笠原嘉. 治療「一般的事項」. In: 笠原嘉ほか（編集）. 感情障害─基礎と臨床. 朝倉書店, 1997.

　うつ病治療に対する患者の心構えとして「小精神療法」は有用です（表）[1]。うつ病という疾患の性質，治療可能性，見通しなど病気に対する十分な説明を行い，そのうえでどのような治療を行っていくかの治療方針についてわかりやすく説明します。うつ病治療では"休養"と"薬物療法"が治療の両輪であり，さらに薬物療法に関して抗うつ薬の説明と効能・効果，副作用について述べ，おおよその治療期間を提示することが大切です。特に，抗うつ薬は効果が現れるまで時間がかかり，その間は副作用の発現頻度が高いことを説明することは患者のアドヒアランスを高めるうえで重要といえます。

▶Reference
1) 笠原嘉. 治療「一般的事項」. In: 笠原嘉ほか（編集）. 感情障害─基礎と臨床. 朝倉書店, 1997.

Q12 服薬カウンセリングを行うことはアドヒアランスを維持するのに有効ですか？

A プライマリケアでうつ病治療を受ける患者を対象に服薬カウンセリングを行った群と行わなかった群でアドヒアランスの維持に差が出るか否かを検討した結果では，服薬カウンセリングを行った方がアドヒアランスの維持を2.7倍高めることが報告されています

■ 服薬カウンセリングの有無によるアドヒアランス維持の差異

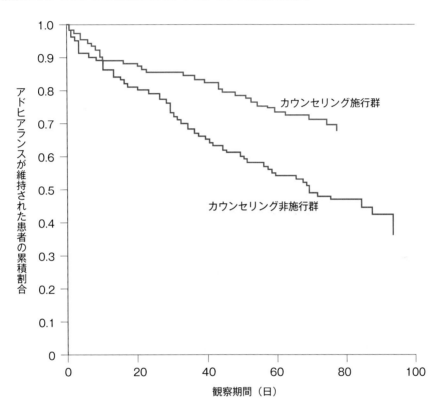

Peveler R, et al. BMJ 319: 612-615, 1999.

プライマリケアでうつ病治療を受ける患者250例を対象にトレーニングを受けた看護師によりうつ病治療の重要性や抗うつ薬の服薬指導についての服薬カウンセリングを行った群と，服薬カウンセリングを行わない従来ケア群との間でその後のアドヒアランスに違いがあるか否かを12週間の観察期間にて検討した臨床研究が報告されています。それによれば，12週目においてアドヒアランスが維持された患者の割合は従来ケア群が42.4％，服薬カウンセリング群が66.6％で，そのオッズ比は2.7（95％ CI：1.6, 4.8）と有意に高いという結果が示されています（図）[1]。

▶「オッズ比」は巻末のAppendix「医学統計を理解するためのキホンのキホン」を参照

▶Reference
1) Peveler R, et al. Effect of antidepressant drug counselling and information leaflets on adherence to drug treatment in primary care: randomised controlled trial. BMJ 319: 612-615, 1999.

Q13 第一選択の抗うつ薬で寛解に至る患者の割合はどのくらいですか？

A 第一選択の抗うつ薬で寛解に至った患者の割合は3割程度にとどまり，第一選択の抗うつ薬を十分量・十分期間用いても寛解に至らない患者の割合は7割近くにも上ることが報告されています

■ 第一選択の抗うつ薬で寛解に達する患者，寛解に至らない患者の割合

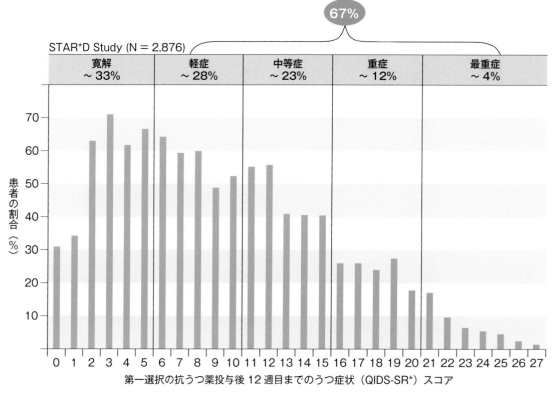

* QIDS-SR: Quick Inventory of Depressive Symptomatology-Self Report

Trivedi MH, et al. Am J Psychiatry 163: 28-40, 2006.

　うつ病に対する抗うつ薬の有効性を検証した大規模臨床研究のSTAR*D研究のデータから，解析対象2,876例において第一選択の抗うつ薬によりどの程度の寛解率が得られるかを解析した結果が報告されています。それによれば，第一選択の抗うつ薬で寛解に至った患者の割合は3割程度にとどまり，第一選択の抗うつ薬を十分量・十分期間用いても寛解に至らない患者の割合は7割近くにも上ることが示されています（図）[1]。

　第一選択の抗うつ薬で寛解に至る患者の割合は必ずしも高くはないため，十分量を十分期間用いても芳しい改善効果が得られない場合には漫然と投与しつづけるのではなく薬剤の変更を検討することが重要です。なお，選択薬の有効性の評価は，まず処方後4〜6週間で治療反応性を評価し，「反応あり」「やや反応あり」の場合にはさらに最大用量を上限として十分量まで漸増し，処方開始8〜12週後で最終的な有効性を評価することが望ましいと考えられます（p95・Q2を参照）。

▶Reference

1) Trivedi MH, et al. Evaluation of outcomes with citalopram for depression using measurement-based care in STAR*D: implications for clinical practice. Am J Psychiatry 163: 28-40, 2006.

Q14 第一選択薬で改善効果が得られなかった場合には作用機序の異なる薬剤に切り替えた方が有効ですか？

A 理論的には作用機序の異なる薬剤への変更の方が有効と考えられますが，それらを支持するエビデンスは十分ではなく，現在のところ，同じクラスの別の薬剤に変更しても，別のクラスの薬剤に変更しても有効性に差はないと結論づけられています

■ 第一選択薬で反応が得られないうつ病症例に対する薬剤切り替えの有効性に関する臨床研究

	対象	試験デザイン	結果
Baldomero et al 2005	第一選択のSSRIで反応が得られなかったうつ病患者3,097例	ベンラファキシン（SNRI），ミルタザピン（NaSSA），他のSSRIに変薬し，オープンラベルにて24週間の観察期間で寛解率を評価	ベンラファキシン群の寛解率は59.3％と他の新規抗うつ薬群の51.5％に比べて有意に高かった
Rush et al 2006	第一選択のcitalopram（SSRI）で反応が得られなかったうつ病患者727例	セルトラリン（SSRI），ベンラファキシン（SNRI），Bupropion（DNRI）に変薬し，非盲検にて14週間の観察期間で寛解率を評価	寛解率はセルトラリン群が17.6％，ベンラファキシン群が24.8％，Bupropion群が21.3％と3群間で有意差は認められなかった

　第一選択のSSRIで治療反応性が得られなかった場合に，作用機序の異なる別のクラスの新規抗うつ薬への変更は同一クラスの別のSSRIへの変薬よりも有効か否かについては，理論的には作用機序の異なる薬剤への変更の方が有効と考えられますが，それらを支持するエビデンスは十分ではありません。

　SSRIで治療反応性が得られなかったうつ病患者を対象にSNRI（ベンラファキシン）に変薬して寛解率が有意に高まったとする報告がありますが，別の臨床研究では有意差は得られていません（表）[1, 2]。

　現在のところ，異なるクラスの抗うつ薬への変更についてのシステマティックレビューの結果では，同じクラスの別の薬剤に変更しても，別のクラスの薬剤に変更しても有効性に差はないと結論づけられています[3, 4]。

▶Reference

1) Baldomero EB, et al. Venlafaxine extended release versus conventional antidepressants in the remission of depressive disorders after previous antidepressant failure: ARGOS study. Depress Anxiety 22: 68-76, 2005.
2) Rush AJ, et al. Bupropion-SR, sertraline, or venlafaxine-XR after failure of SSRIs for depression. N Engl J Med 354: 1231-1242, 2006.
3) Furukawa TA, et al. Long-term treatment of depression with antidepressants: a systematic narrative review. Can J Psychiatry 52: 545-552, 2007.
4) Ruhé HG, et al. Switching antidepressants after a first selective serotonin reuptake inhibitor in major depressive disorder: a systematic review. J Clin Psychiatry 67: 1836-1855, 2006.

Q15 抗うつ薬治療全体の寛解率はどのくらいですか？

A 第一選択の抗うつ薬治療による寛解率はおよそ3割程度ですが，治療ステップを経るごとに寛解率は下がる傾向にあり，累積寛解率はおよそ7割程度と考えられています

■ 抗うつ薬治療における治療ステップごとの寛解率と再発率との関連

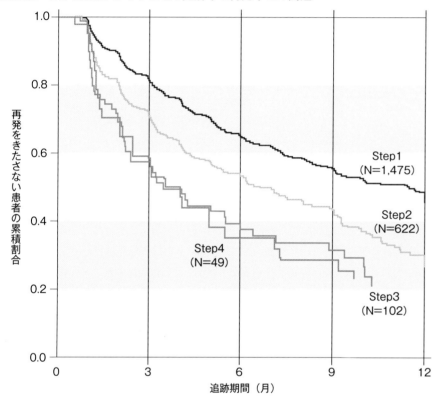

Rush AJ, et al. Am J Psychiatry 163: 1905-1917, 2006.

　うつ病に対する抗うつ薬の有効性を検証した大規模臨床研究のSTAR*D研究では，うつ病患者3,671例を対象に，Step1で抗うつ薬単剤療法を行い，寛解が得られない患者に対して変薬または増強併用療法をStep2，Step3，Step4と続け，それぞれのStepで寛解が得られた患者を1年間追跡して寛解と再発率の関係を検討した結果が報告されています．それによれば，1年間の累積寛解率は67％で，Step1，Step2，Step3，Step4の寛解率はそれぞれ36.8％，30.6％，13.7％，13.0％とStepを追うごとに寛解率が下がり，再発率もそれぞれ40.1％，55.3％，64.6％，71.1％とStepが多くなるにつれ再発率が高まることが示されています（**図**）[1]．Step3以降より寛解率が大幅に低下していることは，Step1およびStep2の初期治療の重要性を示唆しているといえます．

▶ Reference
1) Rush AJ, et al. Acute and longer-term outcomes in depressed outpatients requiring one or several treatment steps: a STAR*D report. Am J Psychiatry 163: 1905-1917, 2006.

Q16 治療によりうつ症状の大半が改善したもののわずかに症状が残っているのですが経過や予後に影響はありませんか？

A うつ病の残遺症状がある群は残遺症状がない群に比べて再発までの期間が3倍も短く、早期再発リスクが3～4倍高まることが報告されているため、うつ病治療では残遺症状が残る部分寛解ではなく、残遺症状のない完全寛解を目指すことが重要です

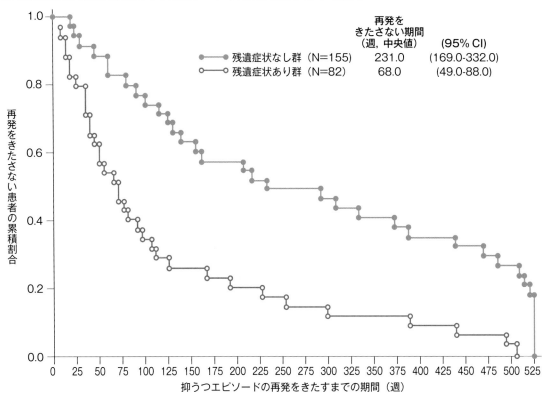

■ 残遺症状の有無による抑うつエピソードの再発をきたすまでの期間

Judd LL, et al. J Affect Disord 50: 97-108, 1998.

　うつ病の残遺症状と再発リスクとの関連について、残遺症状がある群とない群で10年以上の追跡期間にて比較した研究によれば、残遺症状がある群はない群に比べて抑うつエピソードの再発までの期間が3倍も短く、早期再発リスクのオッズ比は3.65と高いことが報告されています（**図**）[1]。これらの結果から、うつ病治療では残遺症状が残る部分寛解ではなく、残遺症状のない完全寛解を目指すことが重要といえます。

残遺症状：うつ病の病状が回復し、中核的な抑うつ症状が軽快あるいは消失した後も、一部のうつの周辺症状が残存しているか、もしくは中核的な抑うつ症状が軽度残存している状態をいう
部分寛解：直近の抑うつエピソードの症状は存在しているが、診断基準の項目を完全に満たさないか、または抑うつエピソード終了後、中核的な抑うつ症状がどれも存在しない期間が2カ月未満の状態を指す
完全寛解：過去2カ月間に、抑うつエピソードの症状またはその徴候がみられない状態を指す

▶「オッズ比」は巻末のAppendix「医学統計を理解するためのキホンのキホン」を参照

▶ Reference
1) Judd LL, et al. Major depressive disorder: a prospective study of residual subthreshold depressive symptoms as predictor of rapid relapse. J Affect Disord 50: 97-108, 1998.

Q17 寛解後は抗うつ薬による治療をすみやかに終結してもよいのですか？

A うつ病は再燃・再発リスクが高いため，寛解後の回復期治療を4～9カ月程度を行います。また，再発予防として回復後の維持期治療を1～2年程度行うことが望ましいとされています

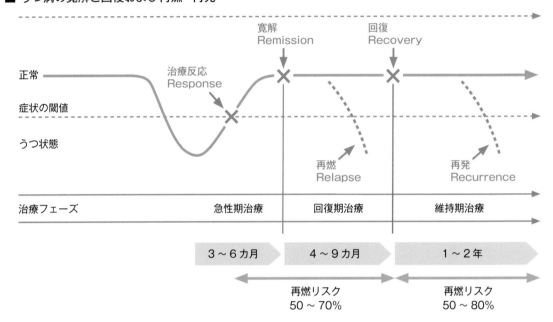

■ うつ病の寛解と回復および再燃・再発

寛解（Remission）：症状の消失またはそれに近いレベルの状態を指す
回復（Recovery）：寛解状態が一定期間（少なくとも2カ月以上）維持された状態を指す
再燃（Relapse）：寛解の前後で直近の抑うつエピソードが再び悪化すること
再発（Recurrence）：前回の抑うつエピソードからの回復後に，別の抑うつエピソードとして症状が現れること

　うつ病は再燃・再発リスクが高いため，寛解後の回復期治療と回復以降の維持期治療が重要になります（**図**）。

　実際，抗うつ薬治療の早期の中止は，症状再燃の大きなリスクになることが知られています。抗うつ薬への反応後4～5カ月以内に服薬中止した場合のうつ病再燃率は50～70％と，同時期に治療を継続した群の再燃率0～20％と比べると著しく高いことから[1]，寛解後も4～9カ月程度は急性期と同用量にて回復期治療を行うことが重要です。また，抑うつエピソード回復後では50～80％の患者で再発するとされていますので[2]，再発予防としてできれば1～2年間の維持期治療を行うことが望ましいといえます。

▶Reference
1) Prien RF, et al. Continuation drug therapy for major depressive episodes: how long should it be maintained? Am J Psychiatry 143: 18-23, 1986.
2) American Psychiatric Association. Practice guideline for the treatment of patients with major depressive disorder (revision). Am J Psychiatry 157(4Suppl): 1-45, 2000.

Q18 寛解後は抗うつ薬の用量を減らして処方した方がよいのですか？

A 寛解後に急性期と同用量の抗うつ薬を継続した群では減薬した群に比べて再燃・再発のリスクが低く，特に24週目（6カ月）までは圧倒的に低いことから，寛解後の半年間の回復期治療では急性期と同用量にて治療を継続することが望ましいといえます

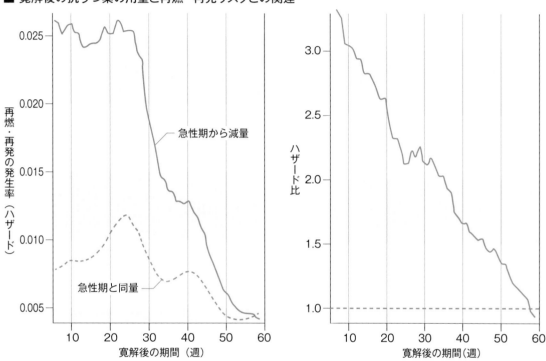

■ 寛解後の抗うつ薬の用量と再燃・再発リスクとの関連

Dawson R, et al. J Affect Disord 49: 31-44, 1998.

　寛解後に急性期と同用量の抗うつ薬を継続した群と，減薬した群において再燃・再発リスクを検討した研究によれば，約60週間（15カ月間）までは急性期の用量を維持した方が再燃・再発のリスクが低く，特に24週目（6カ月）までは圧倒的にリスクが低いという結果が得られています。これらの結果から，少なくとも寛解後の半年間の回復期治療においては急性期と同用量の抗うつ薬にて治療を継続することが望ましいといえます（図）。

▶「ハザード比」は巻末のAppendix「医学統計を理解するためのキホンのキホン」を参照

▶ Reference

1) Dawson R, et al. Maintenance strategies for unipolar depression: an observational study of levels of treatment and recurrence. J Affect Disord 49: 31-44, 1998.

Q19 回復期治療は抑うつエピソードの再燃をどのくらい抑制しますか？

A 回復期治療による再燃リスクの抑制効果を検討した研究をメタ解析した結果によれば，回復期治療が抑うつエピソードの再燃リスクを46％抑制することが報告されています

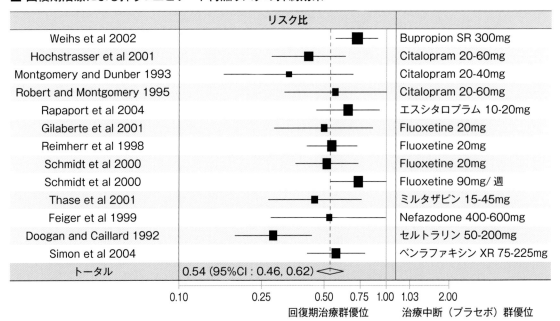

■ 回復期治療による抑うつエピソード再燃リスクの抑制効果

Hansen R, et al. Psychiatr Serv 59: 1121-1130, 2008.

　回復期治療による抑うつエピソードの再燃リスク抑制効果を検討した研究をメタ解析した結果によれば，治療中断（プラセボ）群に対する回復期治療群の再燃リスクのリスク比は0.54（95％ CI : 0.46, 0.62）と回復期治療が抑うつエピソードの再燃リスクを46％抑制することが報告されています（**図**）[1]。

▶「リスク比」「メタ解析」は巻末のAppendix「医学統計を理解するためのキホンのキホン」を参照

▶**Reference**

1) Hansen R, et al. Meta-analysis of major depressive disorder relapse and recurrence with second-generation antidepressants. Psychiatr Serv 59: 1121-1130, 2008.

Q20 維持期治療は抑うつエピソードの再発をどのくらい抑制しますか？

A 維持期治療による再発リスクの抑制効果を検討した研究をメタ解析した結果によれば，維持治療が抑うつエピソードの再発リスクを44%抑制することが報告されています

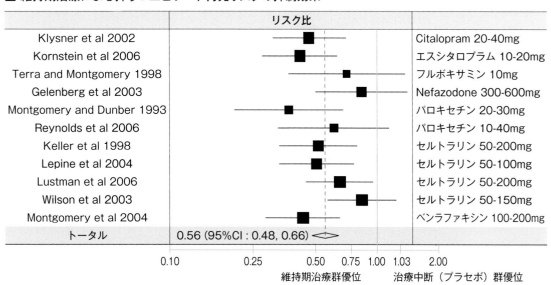

■ 維持期治療による抑うつエピソード再発リスクの抑制効果

Hansen R, et al. Psychiatr Serv 59: 1121-1130, 2008.

維持期治療による抑うつエピソードの再発リスク抑制効果を検討した研究をメタ解析した結果によれば，治療中断（プラセボ）群に対する維持期治療群の再発リスクのリスク比は0.56（95% CI：0.48, 0.66）と維持期治療が抑うつエピソードの再発リスクを44%抑制することが報告されています（図）[1]。

▶「リスク比」「メタ解析」は巻末のAppendix「医学統計を理解するためのキホンのキホン」を参照

▶ Reference

1) Hansen R, et al. Meta-analysis of major depressive disorder relapse and recurrence with second-generation antidepressants. Psychiatr Serv 59: 1121-1130, 2008.

Q21 治療終結に際しては抗うつ薬をどのように漸減・中止すればよいですか？

A 抗うつ薬を性急に中止しようとすると，中止後症候群が現れることがあるため，注意が必要です。治療終結にあたっては漸減開始から中止まで1～2カ月の期間をかけて徐々に減量していくようにします

■ 抗うつ薬の減量・中止に伴って現れることがある中止後症候群の症状

1.	以下の特徴的な症候を示す
	● 平衡障害：めまい，運動失調
	● 感覚症状：感覚異常，しびれ感，電撃様の知覚
	● 身体症状：倦怠感，頭痛，振戦，発汗，食欲低下
	● 睡眠障害：不眠，悪夢，多夢
	● 胃腸症状：悪心，嘔吐，下痢
	● 感情症状：興奮，不安，焦燥，不機嫌
2.	薬物の中断や減量後に生じる
3.	短期間だけ症状が発現する
4.	薬剤再投与により改善する
5.	現病の再燃と異なる
6.	そのほかの原因がない

Haddad PM. Drug Saf 24: 183-197, 2001.

抗うつ薬を性急に中止しようとすると，中止後症候群が現れることがあるため，注意が必要です。中止後症候群には**表**に示すさまざまな症状があり[1]，突然の服薬中止から2～3日以内に生ずることが多いですが，減量に際しても認められることがあります。したがって，治療終結にあたっては，たとえば2週間ごとに1錠ずつ減薬するなどして，漸減開始から中止まで1～2カ月の期間をかけて徐々に減量していくようにします。

中止後症候群が起こった場合には，減量・中止前の用量に戻して，より時間をかけて徐々に減量していきます。

▶ Reference
1) Haddad PM. Antidepressant discontinuation syndromes. Drug Saf 24: 183-197, 2001.

生活習慣病に合併するうつ病の影響と治療意義

心血管疾患

1 心血管疾患におけるうつ病の合併頻度と予後への影響

Q1 冠動脈疾患に合併するうつ病の頻度はどのくらいですか？

A 冠動脈疾患患者におけるうつ症状の合併頻度はおよそ20〜30％，DSM-IV診断によるうつ病の合併頻度はおよそ15％程度と考えられ，一般人口におけるうつ病の有病率よりも2倍高いとされています

■ 冠動脈疾患患者におけるうつ症状およびうつ病の合併頻度

研究報告	対象患者数	平均年齢	うつ症状の頻度	DSM-IV診断によるうつ病の頻度
Myers et al 2012	632	52歳	27.8％	—
Davidson et al 2010	453	25-93歳	24.0％	17.0％
Ziegelstein et al 2000	204	60歳	17.2％	15.2％
Frasure-Smith et al 1995	222	60歳	30.6％	16.0％

Chauvet-Gélinier JC, et al. Arch Cardiovasc Dis 106: 103-110, 2013.

　心血管疾患患者にうつ病が合併することはさまざまな疫学研究において示されており，とりわけ冠動脈疾患とうつ病との合併頻度の高さが知られています。

　冠動脈疾患患者におけるうつの合併頻度を検討したいくつかの研究を総合すると，うつ症状の合併頻度はおよそ20〜30％，DSM-IV診断によるうつ病の合併頻度はおよそ15％程度と考えられ（**表**）[1]，一般人口におけるうつ病の有病率よりも2倍高いとされています。

▶ Reference

1) Chauvet-Gélinier JC, et al. Review on depression and coronary heart disease. Arch Cardiovasc Dis 106: 103-110, 2013.

Q2 心不全に合併するうつ病の頻度はどのくらいですか？

A 心不全患者におけるうつ病の合併頻度はおよそ20%程度と考えられています

■ 心不全患者におけるうつ病の合併頻度

研究	N	合併の割合 (95% CI)
de Denus et al 2004	N=171	0.20 (0.14, 0.27)
Faris et al 2002	N=396	0.21 (0.17, 0.25)
Fraticelli et al 1996	N=50	0.18 (0.09, 0.31)
Freedland et al 1991	N=60	0.17 (0.08, 0.29)
Freedland et al 2003	N=682	0.20 (0.17, 0.23)
Friedman & Griffin 2001	N=170	0.31 (0.24, 0.39)
Fulop et al 2003	N=203	0.22 (0.17, 0.29)
Gottlieb et al 2004	N=155	0.17 (0.11, 0.24)
Havranek et al 1999	N=45	0.24 (0.13, 0.40)
Haworth et al 2005	N=100	0.14 (0.08, 0.22)
Jiang et al 2001	N=357	0.14 (0.11, 0.18)
Koenig 1998	N=107	0.37 (0.28, 0.47)
Kurylo et al 2004	N=27	0.44 (0.25, 0.65)
Lane et al 2001	N=146	0.32 (0.25, 0.40)
Lesperance et al 2003	N=443	0.14 (0.11, 0.18)
Murberg et al 1998	N=119	0.13 (0.07, 0.20)
Parissis et al 2004	N=35	0.43 (0.26, 0.61)
Pihl et al 2005	N=47	0.17 (0.08, 0.31)
Rumsfeld et al 2003	N=466	0.30 (0.26, 0.34)
Skotzko et al 2000	N=33	0.42 (0.25, 0.61)
Sullivan et al 2002	N=1,098	0.29 (0.26, 0.32)
Sullivan et al 2004	N=142	0.10 (0.05, 0.16)
Turvey et al 2002	N=199	0.11 (0.07, 0.16)
Turvey et al 2003	N=133	0.11 (0.06, 0.18)
Vaccarino et al 2001	N=391	0.09 (0.06, 0.12)
Westlake et al 2005	N=200	0.17 (0.12, 0.23)
Yu et al 2004	N=227	0.54 (0.47, 0.61)
併合データ		0.22 (0.18, 0.26)

Rutledge T, et al. J Am Coll Cardiol 48: 1527-1537, 2006.

冠動脈疾患と同様に，心不全においてもうつ病が高頻度に合併することが知られています。心不全患者に合併するうつ病の頻度を検討した研究をメタ解析した結果によれば，その頻度は22%（95% CI：18%, 26%）と報告されています（**図**）[1]。

▶「メタ解析」は巻末のAppendix「医学統計を理解するためのキホンのキホン」を参照

▶ Reference

1) Rutledge T, et al. Depression in heart failure a meta-analytic review of prevalence, intervention effects, and associations with clinical outcomes. J Am Coll Cardiol 48: 1527-1537, 2006.

Q3 うつ病による冠動脈疾患の発症リスクはどのくらいですか？

A うつ病は冠動脈疾患の発症リスクを約2倍高めると報告されています

■ うつ病による冠動脈疾患の発症リスク

研究報告	例数 (冠動脈疾患 イベント数)	未調整 リスク比 (95% CI)	調整済み リスク比
Anda et al (1993)	2,832 (189)	1.4 (0.9, 2.1)	1.5 (1.0, 2.3)
Ferketich et al (2000)	2,888 (137)	2.7 (1.8, 4.1)	2.3 (1.5, 3.6)
Pratt et al (1996)	1,551 (64)	1.9 (1.2, 3.1)	2.5 (1.5, 4.2)
Whooley and Browner (1998)	7,518 (127)	2.8 (1.7, 4.5)	1.7 (1.0, 3.0)
Cohen et al (2000)	54,997 (207)	2.2 (1.3, 3.7)	1.8 (1.1, 3.1)
Ford et al (1998)	1,190 (103)	2.0 (1.1, 3.4)	2.1 (1.1, 4.1)
Ferketich et al (2003)	5,006 (129)	1.0 (0.5, 2.0)	0.7 (0.4, 1.5)
Luukinen et al (2003)	771 (54)	1.7 (0.9, 3.4)	1.4 (0.7, 2.7)
Cohen et al (2001)	5,474 (112)	2.2 (1.1, 4.5)	2.1 (1.0, 4.2)
Laplane et al (1995)	5,700 (69)	4.0 (2.0, 8.0)	5.7 (2.6, 12.8)
Penninx et al (2001)	2,397 (45)	2.4 (1.2, 4.7)	2.0 (1.0, 4.0)
Chang et al (2001)	10,766 (1401)	1.4 (1.1, 1.7)	
Joukamaa et al (2001)	7,217 (537)	1.5 (1.0, 2.1)	
deLeon (1998)	1,446 (233)	2.1 (1.3, 3.5)	
Hallstrom et al (1999)	795 (11)	1.0 (0.6, 1.7)	
Mallon et al (2002)	1,870 (91)	1.9 (1.1, 3.2)	
Seson et al (1998)	1,305 (50)	1.4 (0.8, 2.4)	
Wassertheil et al (1996)	4,508 (139)	0.9 (0.4, 2.0)	
Cole et al (1999)	5,053 (202)	1.2 (0.5, 2.7)	
Pentinnen and Valonen (1999)	332 (83)	5.4 (1.8, 16.2)	
Clouse et al (2003)	76 (7)	5.0 (1.2, 20.1)	
Yasuda et al (2002)	817 (26)		1.4 (0.5, 4.0)
未調整トータル [a]		1.8 (1.5, 2.1)	
未調整サブトータル [b]		2.1 (1.7, 2.6)	
未調整サブトータル [c]		1.5 (1.2, 1.9)	
調整済みトータル			1.9 (1.5, 2.4)

a 未調整の効果推定値を報告した研究
b 未調整の効果推定値と調整済みの効果推定値を報告した研究
c 未調整の効果推定値を報告し，調整済みの効果推定値を報告していない研究

Nicholson A, et al. Eur Heart J 27: 2763-2774, 2006.

うつ病による冠動脈疾患の発症リスクを検討した21の研究をメタ解析した結果によれば，その未調整のリスク比は1.8（95% CI：1.5, 2.1），調整済みのリスク比は1.9（95% CI：1.5, 2.4）と報告され，うつ病が冠動脈疾患の発症リスクを2倍近く高めることがわかっています（図）[1]。

また，双生児3万例を対象とした研究によれば，冠動脈疾患によるうつ病発症のハザード比は2.83（95% CI：1.90, 4.21），逆にうつ病による冠動脈疾患の発症のハザード比は2.53（95% CI：1.70, 3.78）と報告され，冠動脈疾患はうつ病発症のリスク要因であり，またうつ病も冠動脈疾患発症のリスク要因であることが明らかとなっています[2]。

▶「リスク比」「ハザード比」「メタ解析」は巻末の Appendix「医学統計を理解するためのキホンのキホン」を参照

▶Reference

1) Nicholson A, et al. Depression as an aetiologic and prognostic factor in coronary heart disease: a meta-analysis of 6,362 events among 146,538 participants in 54 observational studies. Eur Heart J 27: 2763-2774, 2006.
2) Kendler KS. Major depression and coronary artery disease in the Swedish twin registry: phenotypic, genetic, and environmental sources of comorbidity. Arch Gen Psychiatry 66: 857-863, 2009.

Q4 うつ病は冠動脈疾患患者の死亡リスクを高めますか？

A 冠動脈疾患にうつ病が合併すると死亡リスクを2倍以上高めると報告されています

■ うつ病合併による心筋梗塞患者の死亡リスク

総死亡リスク

研究報告	報告年	うつ病合併群	うつ病非合併群	重み付け(%)	オッズ比（95% CI）
Silverstone	1984	8/48	1/60	1.40	11.8(1.4203, 98.0384)
Irvine	1990	15/98	17/203	6.96	1.9773(0.9425, 4.1483)
Lesperance	1991	8/35	13/187	4.99	3.9658(1.504, 10.4569)
Mayou	1994	4/26	24/318	3.94	2.2273(0.7097, 6.9901)
Parakh	1995	15/76	42/208	7.88	0.9719(0.5031, 1.8777)
Kaufmann	1995	14/87	19/231	6.97	2.1399(1.0212, 4.4842)
Lauzon	1996	13/191	15/359	6.72	1.6749(0.7798, 3.5973)
Strik	1997	1/63	4/143	1.29	0.5605(0.0614, 5.1177)
Carney	1997	132/920	12/408	8.56	5.5279(3.0242, 10.1044)
Thombs	1997	11/119	14/297	6.19	2.0589(0.9066, 4.6757)
Rumsfeld	1999	41/143	88/491	11.01	1.8408(1.198, 2.8286)
Sørensen	1999	6/73	19/688	5.12	3.1532(1.2175, 8.1661)
Steeds	1999	6/62	1/69	1.37	7.2857(0.8518, 62.3186)
Drago	1999	2/14	2/84	1.48	6.8333(0.8784, 53.1574)
Doyle	2003	8/75	9/358	4.87	4.6302(1.7246, 12.431)
Parashar	2003	14/499	28/1,382	7.98	1.3959(0.7288, 2.6735)
Smolderen	2003	86/524	179/1,823	13.29	1.8033(1.3658, 2.3811)
併合データ		384/3,053	487/7,309	100	2.2532(1.7329, 2.9297)

オッズ比（log スケール）

心疾患死亡リスク

研究報告	報告年	うつ病合併群	うつ病非合併群	重み付け(%)	オッズ比（95% CI）
Radwig	1983	6/80	6/473	13.16	6.3108(1.9826, 20.0879)
Welin	1985	9/98	5/169	13.79	3.3169(1.0787, 10.1988)
Irvine	1990	12/98	12/203	20.83	2.2209(0.9591, 5.1427)
Frasure-Smith	1991	22/290	15/606	27.14	3.2343(1.6518, 6.3331)
Lane	1997	9/87	18/197	20.72	1.1474(0.4938, 2.6663)
Shiotani	1998	4/438	1/604	4.37	5.5576(0.619, 49.8962)
併合データ		62/1,091	57/2,252	100	2.7072(1.6808, 4.3604)

オッズ比（log スケール）

Meijer A, et al. Gen Hosp Psychiatry 33: 203-216, 2011.

　心筋梗塞患者に合併したうつの予後への影響を検討した29の研究をメタ解析した結果によれば，心筋梗塞後2年以内の総死亡のオッズ比は2.25（95% CI：1.73, 2.93），心疾患死亡のオッズ比が2.71（95% CI：1.68, 4.36）と有意に高まることが示されており（図）[1]，そのリスクの大きさが浮き彫りとなっています。

▶「オッズ比」「メタ解析」は巻末のAppendix「医学統計を理解するためのキホンのキホン」を参照

▶Reference

1) Meijer A, et al. Prognostic association of depression following myocardial infarction with mortality and cardiovascular events: a meta-analysis of 25 years of research. Gen Hosp Psychiatry 33: 203-216, 2011.

Q5 うつ病の重症度は冠動脈疾患患者の死亡リスクに影響を及ぼしますか？

A 冠動脈疾患患者ではうつ症状が高まるほど心臓死のリスクが高まり，うつ症状スコアの標準偏差が1上昇した場合の心臓死のリスクは1.2倍高まることが報告されています

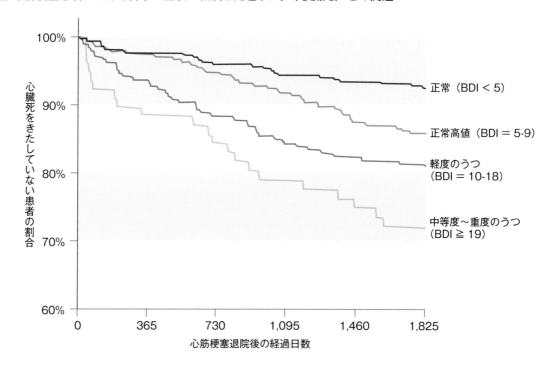

■ 心筋梗塞患者における抑うつ症状の程度と死亡リスク（心臓死）との関連

BDI: Beck Depression Inventor

Lespérance F, et al. Circulation 105: 1049-1053, 2002.

　心筋梗塞患者896例を対象に入院中および退院後1年間のうつ症状の頻度と死亡リスクとの関連を5年間の追跡期間にて検討した研究では，ベースライン時にうつ症状が高い群ほど死亡リスクが高まることが報告されています（図）[1]。ベースライン時のうつ症状が中等度〜重度のうつ（BDIスコア≧19）群の正常（BDIスコア＜5）群に対する心臓死のハザード比は3.13（95% CI：1.56, 6.27），軽度のうつ（BDIスコア＝10-18）群の正常群に対する同ハザード比は3.17（95% CI：1.79, 5.60）といずれも有意に死亡リスクが高く，BDIスコアの標準偏差が1上がるごとの心臓死のハザード比は1.24（95% CI：1.06, 1.44）と算出されています。

▶「ハザード比」は巻末のAppendix「医学統計を理解するためのキホンのキホン」を参照

▶ **Reference**

1) Lespérance F, et al. Five-year risk of cardiac mortality in relation to initial severity and one-year changes in depression symptoms after myocardial infarction. Circulation 105: 1049-1053, 2002.

Q6 心不全にうつ病が合併すると予後にどのような影響を及ぼしますか？

A 心不全にうつ病が合併すると死亡および心臓移植などのリスクを約2倍高めると報告されています

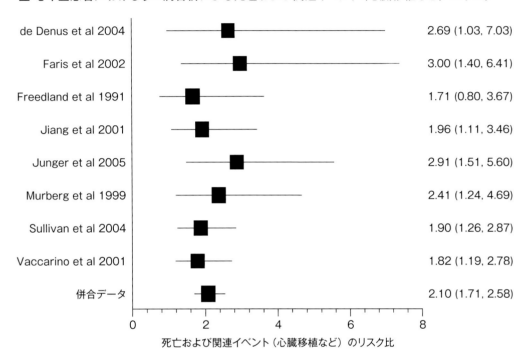

■ 心不全患者におけるうつ病合併による死亡および関連イベント（心臓移植など）のリスク

Rutledge T, et al. J Am Coll Cardiol 48: 1527-1537, 2006.

心不全におけるうつ病合併による予後への影響についての研究がさまざまに報告され，おしなべて死亡リスクを高める傾向にあることがわかっています。

たとえば，心不全とうつ病との関連を検討した臨床研究をメタ解析した研究によれば，うつ病が合併した場合の死亡および関連イベント（心臓移植など）のリスク比は2.1（95% CI：1.7, 2.6）と報告されています（**図**）[1]。

▶「リスク比」「メタ解析」は巻末のAppendix「医学統計を理解するためのキホンのキホン」を参照

▶ Reference

1) Rutledge T, et al. Depression in heart failure a meta-analytic review of prevalence, intervention effects, and associations with clinical outcomes. J Am Coll Cardiol 48: 1527-1537, 2006.

心血管疾患

2 うつ病が心血管疾患の病態に影響を及ぼす機序

Q1 うつ病が心血管疾患に影響を及ぼす機序にはどのようなものがありますか？

A 視床下部—下垂体—副腎皮質系（HPA系）および交感神経系の機能亢進，血管機能の変化，全身性炎症と免疫機能の活性化などさまざまな系からの影響が及んでいるものと推察されています

■ うつ病が心血管疾患の病態に及ぼす機序として推察されている生物学的変化

機能異常をきたしているシステム	具体的な機能異常
セロトニン神経系の機能異常	↑血小板凝集機能の感受性亢進 ↑血小板の活性化，分泌，凝集
全身性炎症と免疫機能の活性化	↑インターロイキン6（IL-6）などの炎症性サイトカインの増加 ↑C反応性蛋白（CRP）の増加 ↑炎症性マーカーレベルの増加 ↓抗炎症分子レベルの減少
視床下部—下垂体—副腎皮質系（HPA系）および自律神経機能の障害	↑HPA系機能の亢進 ↑自律神経の不均衡（交感神経の亢進，副交感神経の低下） ↑心拍数の増加 ↓心拍変動の低下
血管機能の変化	↑血管内皮の機能異常 ↓血管拡張機能の低下 ↓一酸化窒素の代謝レベルの低下
オメガ3不飽和脂肪酸	↓オメガ3脂肪酸レベルの低下
遺伝子	セロトニントランスポーター転写調節領域の短い対立遺伝子 フォン・ビルブランド因子遺伝子の変異
心理行動	↓アドヒアランスの低下 ↑喫煙行動 ↑体重増加，肥満 ↓身体活動性の低下

Sher Y, et al. Curr Psychiatry Rep 12: 255-264, 2010.

うつ病と心血管疾患の合併頻度の高さ，および両疾患がそれぞれの経過や予後に多大な影響を及ぼすことから，両病態の双方向性が示唆されています．表はうつ病が心血管疾患に及ぼす機序として推察されている生物学的変化をまとめたものですが，さまざまな系からの影響が及んでいるものと推察されます．

▶ Reference

1) Sher Y, et al. The impact of depression in heart disease. Curr Psychiatry Rep 12: 255-264, 2010.

Q2 視床下部―下垂体―副腎皮質系(HPA系)および交感神経系の機能亢進の心血管系への影響はどのようなものですか?

A HPA系および交感神経系の機能亢進はいずれも心拍数の増加や血圧の上昇を引き起こすほか,高コルチゾール血症および高カテコールアミン血症を介して血管内皮の障害や血小板の活性化をきたして心血管リスクを高めます

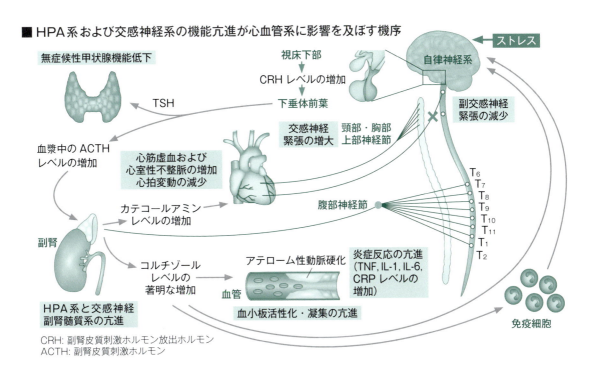

■ HPA系および交感神経系の機能亢進が心血管系に影響を及ぼす機序

うつ病によるHPA系の亢進が心血管に及ぼす影響
① HPA系亢進により惹起される高コルチゾール血症は,心拍数および血圧の上昇を引き起こす
② 高コルチゾール血症は冠動脈疾患のリスク因子となる内臓脂肪の蓄積を促し,炎症性サイトカインの産生を高めるほか,遊離脂肪酸を誘導して血管内皮の炎症,血栓形成を促し,アテローム性動脈硬化の進展とプラーク破綻による血管内皮の傷害リスクを高める

うつ病による交感神経の亢進が心血管に及ぼす影響
① 交感神経副腎系の活性化は循環血液における高レベルのカテコールアミン濃度をもたらし,血管収縮,心拍数の上昇,血小板の活性化を惹起させるほか,心室性不整脈の要因ともなる心筋の過敏性を高める
② 交感神経緊張の亢進と副交感神経緊張の減少による自律神経系の不均衡は,心拍変動の低下を引き起こし,血圧反射機能(圧受容体反射感受性)の低下をもたらす

Musselman DL, et al. Arch Gen Psychiatry 55: 580-592, 1998.

うつ病によるHPA系および交感神経系の機能亢進は図に示す機序により心血管系に影響を及ぼすものと考えられています[1,2]。HPA系および交感神経系の機能亢進はいずれも心拍数の増加や血圧の上昇を引き起こすほか,高コルチゾール血症および高カテコールアミン血症を介して血管内皮の障害や血小板の活性化をきたして心血管リスクを高めます。

▶ Reference
1) Musselman DL, et al. The relationship of depression to cardiovascular disease: epidemiology, biology, and treatment. Arch Gen Psychiatry 55: 580-592, 1998.
2) Nemeroff CB, et al. Heartache and heartbreak--the link between depression and cardiovascular disease. Nat Rev Cardiol 9: 526-539, 2012.

Q3 うつ病が血管機能に影響を及ぼす機序はどのようなものですか？

A うつ病は，血小板機能の亢進および止血反応の上昇と血管内皮の障害を介して血管機能に影響を及ぼし，アテローム性動脈硬化と血栓形成を促すと考えられています

■ うつ病による血小板機能亢進および止血反応上昇への影響

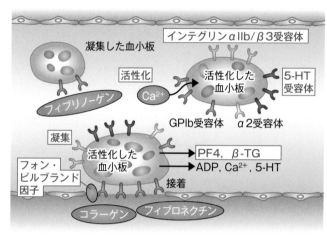

① うつ病では血小板に存在するセロトニン（5-HT）受容体およびインテグリンαIIb/β3受容体が過剰発現し，血小板活性化に対する感受性が亢進する

② 何らかの刺激により血小板にCa^{2+}が流入して活性化すると血小板第4因子（PF4），β-トロンボグロブリン（β-TG），アデノシンニリン酸（ADP），セロトニンなどが放出され，血小板の凝集と活性化を促す

③ ストレスは止血反応に関わるフィブリノーゲン，フォン・ビルブランド因子といった血液凝固因子を活性化して，止血反応が高まる

④ 血小板の活性化と凝集亢進，および止血反応の上昇はアテローム性動脈硬化と血栓形成のリスクを高める

Nemeroff CB, et al. Nat Rev Cardiol 9: 526-539, 2012.

■ うつ病による血管内皮障害への影響

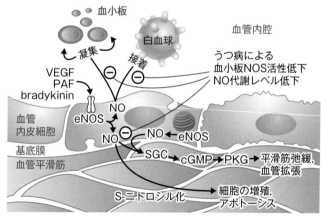

① 一酸化窒素合成酵素（NOS）により合成される一酸化窒素（NO）には，血管拡張作用のみならず，血小板の凝集・接着抑制作用がある。NOSのうち血管内皮由来型のeNOSは血管内皮および血小板の両方に存在し，それぞれから産生されたNOは血小板の血管壁への接着や血小板凝集を抑制する

② 機序は不明であるが，うつ病患者では血小板のNOS活性および血漿中のNO代謝レベルが著明に低下していることから，NO産生低下による血小板の凝集・接着が促進され，血管内皮障害を高めていると考えられる

May O. eNOS, Vascular Endothelial Health, and CVD. Cayman Chemical Company, 2012 より改変

うつ病では，**図上**に示す機序により，血小板の活性化から血小板凝集機能の亢進が引き起こされ，さらに精神的ストレスにより止血反応が高まっていると考えられています[1]。

また，**図下**に示すように，うつ病患者では一酸化窒素合成酵素（NOS）の活性および一酸化窒素（NO）代謝レベルが著明に低下していることから[2]，NO産生低下を介した血管内皮障害が引き起こされていると考えられます。

▶ **Reference**

1) Nemeroff CB, et al. Heartache and heartbreak--the link between depression and cardiovascular disease. Nat Rev Cardiol 9: 526-539, 2012.

2) Chrapko WE, et al. Decreased platelet nitric oxide synthase activity and plasma nitric oxide metabolites in major depressive disorder. Biol Psychiatry 56: 129-134, 2004.

Q4 うつ病が心血管疾患に影響を及ぼす機序はどのようにまとめられますか？

A 視床下部—下垂体—副腎皮質系（HPA系）および交感神経系の機能亢進はいずれも心拍数の増加や血圧の上昇を引き起こすほか，高コルチゾール血症および高カテコールアミン血症を介して血管内皮の障害や血小板の活性化をきたして心血管リスクを高めます

■ うつ病が心血管疾患の発症・経過・予後に及ぼす生物学的なメカニズム

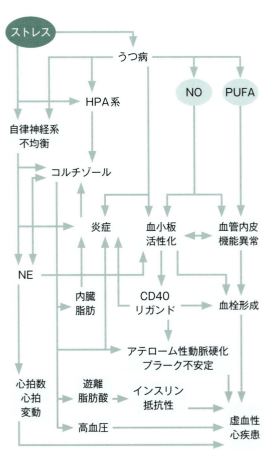

①うつ病の発症要因となるストレスは交感神経の亢進と副交感神経の低下による自律神経系の不均衡状態を惹起し，HPA系の機能亢進を促すとともに，炎症性サイトカイン増加による炎症プロセスが引き起こされる

②交感神経の亢進はノルアドレナリン放出による心拍数の増加や血圧の上昇を引き起こすほか，自律神経系の不均衡から心拍変動の低下，血圧反射機能の低下が惹起される

③HPA系亢進により生じる高コルチゾール血症も心拍数および血圧の上昇を引き起こすとともに，脂肪細胞の蓄積を促して炎症性サイトカインの産生を高めるほか，遊離脂肪酸を誘導して血管内皮の炎症，血栓形成を促す

④交感神経副腎系の活性化は高カテコールアミン血症をもたらし，血管収縮，心拍数の上昇，血小板の活性化を惹起させるほか，心室性不整脈の要因ともなる心筋の過敏性を高める

⑤交感神経の活性化により惹起された高カテコールアミン血症は血小板の活性化と血栓形成を促し，血小板の活性化により放出される可溶性CD40リガンドも炎症反応および血栓形成反応を惹起し，アテローム性動脈硬化への進展を高める

⑥炎症反応は血管内皮由来型NO合成酵素（eNOS）の活性低下とそれによる一酸化窒素（NO）の産生を減少させて血管内皮障害を促すほか，HPA系の亢進を増幅させて高コルチゾール血症を持続させる

⑦炎症反応の亢進，血小板の活性化，血管内皮障害はアテローム性動脈硬化を促すほか，血栓形成反応を高めるなど冠動脈疾患の発症リスクを上昇させる

NE：ノルアドレナリン，NO：一酸化窒素，PUFA：多価不飽和脂肪酸

Monteleone P, et al. The Association between Depression and Heart Disease: The Role of Biological Mechanisms. In: Glassman A, et al.(eds). Depression and Heart Disease. John Wiley & Sons, Ltd, 2011.

うつ病が心血管疾患に及ぼす機序として推察されている生物学的機序は図のようにまとめることができます[1]。うつ病が心血管疾患に及ぼす機序はいまだ不明な点が多いものの，両病態に共通するいくつかの生物学的な機序が明らかにされており，それらを介して相互に発症リスクを高め，疾患の経過・予後に影響を及ぼしているものと考えられます。

▶Reference

1) Monteleone P, et al. The Association between Depression and Heart Disease: The Role of Biological Mechanisms. In: Glassman A, et al.(eds). Depression and Heart Disease. John Wiley & Sons, Ltd, 2011.

心血管疾患

3 心血管疾患に合併するうつ病の治療意義とそのアプローチ

Q1 心血管疾患に合併するうつ病に対して抗うつ薬治療は有効ですか？

A うつ病が合併した心血管疾患に対する抗うつ薬治療は，うつの症状改善効果および寛解効果のいずれもプラセボよりも高いことが報告されています

■ 心血管疾患に合併するうつ病に対する抗うつ薬の症状スコア改善効果

研究報告	抗うつ薬群 N	スコア変化平均 (SD)	プラセボ群 N	スコア変化平均 (SD)	標準化平均差 (SMD) IV, Random, 95%CI	重み付け (%)	標準化平均差 (SMD) IV, Random, 95%CI
CREATE 2007	142	−14.9 (9.99)	142	−11.6 (9.99)		40.0	−0.33 (−0.56, −0.10)
SADHART 2002	186	−8.4 (5.59)	183	−7.6 (5.55)		52.5	−0.14 (−0.35, 0.06)
Strik 2000	27	−9.65 (7.17)	27	−6.92 (6.91)		7.6	−0.38 (−0.92, 0.16)
トータル	355		352			100.0	−0.24 (−0.38, −0.09)

異質性の検定：$\tau^2 = 0.0$; $\chi^2 = 1.68$, df = 2 (p = 0.43); $I^2 = 0.0\%$
統合効果の検定：Z = 3.12 (p = 0.0018)

Baumeister H, et al. Cochrane Database Syst Rev 2011: CD008012.

■ 心血管疾患に合併するうつ病に対する抗うつ薬の寛解効果

研究報告	抗うつ薬群 n/N	プラセボ群 n/N	オッズ比 M-H, Random, 95%CI	重み付け (%)	オッズ比 M-H, Random, 95%CI
CREATE 2007	51/142	32/142		65.7	1.93 (1.14, 3.25)
MIND-IT 2007	20/47	15/44		24.8	1.43 (0.61, 3.35)
Strik 2000	7/27	4/27		9.6	2.01 (0.51, 7.89)
トータル	216	213		100.0	1.80 (1.18, 2.74)

トータルイベント：78（抗うつ薬群），51（プラセボ群）
異質性の検定：$\tau^2 = 0.0$; $\chi^2 = 0.37$, df = 2 (p = 0.83); $I^2 = 0.0\%$
統合効果の検定：Z = 2.72 (p = 0.0066)
グループ間の差異検定：適用なし

Baumeister H, et al. Cochrane Database Syst Rev 2011: CD008012.

心血管疾患に合併するうつ病に対する抗うつ薬の有効性を検討した臨床試験をメタ解析した結果によれば，プラセボ群と比べた抗うつ薬群の症状スコア変化の標準化平均差（SMD）は−0.24（95% CI：−0.38，−0.09）と有意に大きく（**上図**），寛解のオッズ比も 1.80（95% CI：1.18，2.74）と有意に大きいことが示されています（**下図**）[1]。

▶「オッズ比」「メタ解析」は巻末の Appendix「医学統計を理解するためのキホンのキホン」を参照

▶**Reference**
1) Baumeister H, et al. Psychological and pharmacological interventions for depression in patients with coronary artery disease. Cochrane Database Syst Rev 2011: CD008012.

Q2 心血管疾患に合併するうつ病に対する抗うつ薬の効果の大きさはどの程度ですか？

A 心血管疾患の合併有無にかかわらず，新規抗うつ薬における抗うつ効果の効果量は一般的なうつ病における効果量とほぼ同程度と考えられています

■ 心血管疾患に合併するうつ病に対する新規抗うつ薬の効果量

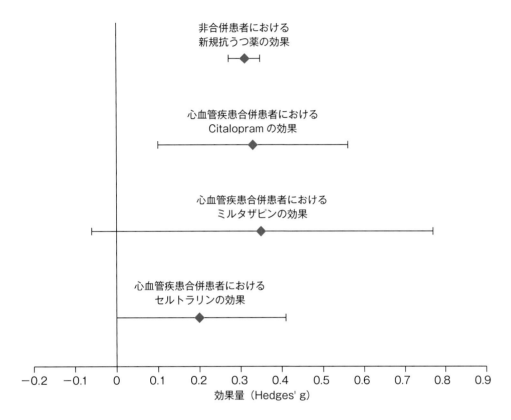

Hedges' g：Cohen's d と同じく，2グループ間の平均値の差から算出される効果量で，標準偏差を単位として平均値がどれだけ離れているかを表す（たとえば，g＝1 であれば1標準偏差（SD）分だけ離れていることを意味する）。一般的な効果量の目安として，g＝0.2 が小（small），g＝0.5 が中（medium），g＝0.8 が大（large）とされる

Kronish IM, et al. Dialog Cardiovasc Med 17: 126-133, 2012.

　図は心血管疾患に合併するうつ病に対する新規抗うつ薬の有効性を検討した臨床試験の結果から，合併患者における抗うつ効果の効果量と非合併患者における抗うつ効果の効果量を比較したものです[1]。効果量の幅には若干のバラツキはあるものの，心血管疾患に合併するうつ病に対する抗うつ効果の大きさは非合併患者における効果とほぼ同程度と考えられています。

▶ Reference

1) Kronish IM, et al. How Should We Treat Depression in Patients with Cardiovascular Disease? Dialog Cardiovasc Med 17: 126-133, 2012.

Q3 心血管疾患に合併するうつ病に対する抗うつ薬治療は心血管イベントリスクを低下させますか？

A うつ病が合併した心血管疾患患者に対する抗うつ薬治療は，心血管イベントの発症リスクを低下させる傾向はみられるものの，有意差は得られていません

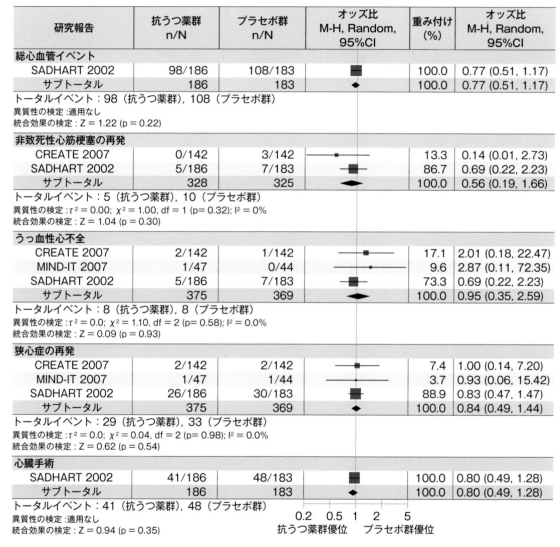

■ 心血管疾患に合併するうつ病に対する抗うつ薬治療による心血管イベント発症抑制効果

Baumeister H, et al. Cochrane Database Syst Rev 2011: CD008012.

心血管疾患に合併するうつ病に対する抗うつ薬の有効性を検討した臨床試験をメタ解析した結果では，心血管イベント発現のオッズ比はプラセボ群に比べて抗うつ薬群で低い傾向はみられるものの，有意差は得られていません（図）[1]。

▶「オッズ比」「メタ解析」は巻末の Appendix「医学統計を理解するためのキホンのキホン」を参照

Reference

1) Baumeister H, et al. Psychological and pharmacological interventions for depression in patients with coronary artery disease. Cochrane Database Syst Rev 2011: CD008012.

Q4 心血管疾患に合併するうつ病に対する抗うつ薬治療は総死亡リスクを低下させますか？

A うつ病が合併した心血管疾患患者に対する抗うつ薬治療は，総死亡リスクを低下させる傾向はみられるものの，有意差は得られていません

■ 心血管疾患に合併するうつ病に対する抗うつ薬治療による総死亡リスク抑制効果

研究報告	抗うつ薬群 n/N	プラセボ群 n/N	オッズ比 M-H, Random, 95% CI	オッズ比 M-H, Random, 95% CI
McFarlane 2001	0/12	0/15		0.0 (0.0, 0.0)
MIND-IT 2007	0/47	0/44		0.0 (0.0, 0.0)
SADHART 2002	2/186	2/183		0.39 (0.07, 2.02)
サブトータル	245	245		0.39 (0.07, 2.02)

トータルイベント：2（抗うつ薬群），5（プラセボ群）
異質性の検定：$\tau^2 = 0.0$; $\chi^2 = 0.0$, df = 0 (p= 1.00); $I^2 = 0.0\%$
統合効果の検定：Z = 1.13 (p = 0.26)
グループ間の差異検定：適用なし

Baumeister H, et al. Cochrane Database Syst Rev 2011: CD008012.

　心血管疾患に合併するうつ病に対する抗うつ薬の有効性を検討した臨床試験をメタ解析した結果では，総死亡リスクに対するオッズ比はプラセボ群に比べて抗うつ薬群で低い傾向はみられるものの，有意差は得られていません（図）[1]。

▶「オッズ比」「メタ解析」は巻末のAppendix「医学統計を理解するためのキホンのキホン」を参照

▶ Reference

1) Baumeister H, et al. Psychological and pharmacological interventions for depression in patients with coronary artery disease. Cochrane Database Syst Rev 2011: CD008012.

Q5 心血管疾患に影響を及ぼす抗うつ薬はありますか？

A 総じて，三環系抗うつ薬は心収縮性に影響し，なかには虚血性心疾患や心突然死と関連するものもあるため，避けることが望ましいといえます

■ 抗うつ薬の心血管への影響

抗うつ薬	心拍数	血圧	QTc	不整脈	心伝導障害	心筋梗塞後の使用制限	備考
三環系抗うつ薬（TCA）	増加	起立性低血圧	QTc間隔延長	ClassI抗不整脈活性。過量服用では心室性不整脈が一般的。トルサド・ド・ポアンも報告されている	心伝導を遅くする。心臓のNa/Kチャンネルを阻害する	最近の心筋梗塞患者では禁忌	TCAは心収縮性に影響し，なかには虚血性心疾患や心突然死と関連するものもある。冠動脈疾患では避けること
ロフェプラミン（TCA）	わずかに増加	他のTCAに比して起立性低血圧は少ない	高用量ではQTc延長をきたしうる	高用量では起こりうるが，稀	不明確	最近の心筋梗塞患者では禁忌	他のTCAよりは心毒性が少ないが，理由は不明
トラゾドン（その他）	減少するのが一般的だが，増加もありうる	著しい起立性低血圧をきたしうる	QTc間隔を延長しうる	リズム異常が起こりうる	不明確	重篤な心疾患患者では注意	既存の冠動脈疾患患者では不整脈を惹起しうる
フルボキサミン（SSRI）	影響は最も少ない	収縮期血圧の軽度な低下	明らかな影響なし	なし	なし	注意	心電図での限られた変化が観察されている
パロキセチン（SSRI）	平均値を少し減少させる	影響は最も少ない	影響なし	なし	なし	心疾患患者には一般的に注意	心筋梗塞後でもおそらく安全
セルトラリン（SSRI）	影響は最も少ない	影響は最も少ない	影響なし	なし	なし	なし。選択されるべき薬剤	心筋梗塞後と心不全でも安全
エスシタロプラム（SSRI）（citalopramと同じと仮定）	少し減少	収縮期血圧のわずかな低下	通常量では影響なし。過量服薬では延長する	主に過量服薬でトルサド・ド・ポアンが報告されている	なし	注意	微量代謝物がQTc間隔を延ばしうる。冠動脈疾患で安全性のエビデンスあり
デュロキセチン（SNRI）	わずかに増加	高血圧があらわれることがある	影響なし	なし	なし	最近の心筋梗塞患者では注意	臨床経験は限られる
ベンラファキシン（SNRI）	わずかに増加	起立性低血圧をいくらか増加させる。高用量では血圧上昇	過量服薬では延長をきたしうる	過量服薬での不整脈の報告は稀	伝導異常の報告は稀	心筋梗塞後で評価されたことはない。避けるべき	不整脈惹起性のエビデンスはわずかだが，冠動脈疾患では避けるべき
ミルタザピン（NaSSA）	影響は最も少ない	影響は最も少ない	影響なし	なし	なし	最近の心筋梗塞患者では注意	心筋梗塞後の安全性のエビデンスあり

Taylor D, et al.(内田裕之ほか監訳)．モーズレイ処方ガイドライン 第10版．アルタ出版, 2011より一部改変

　いくつかの抗うつ薬は心血管に悪影響を及ぼすものがあります。総じて，三環系抗うつ薬は心収縮性に影響し，なかには虚血性心疾患や心突然死と関連するものもあるため，避けることが望ましいといえます[1]。

▶ Reference

1) Taylor D, et al.(内田裕之ほか監訳）．モーズレイ処方ガイドライン 第10版．アルタ出版, 2011.

Q6 心血管薬に対する新規抗うつ薬の CYP450 阻害作用の関係を教えてください

A CYP450 により代謝される心血管薬に同一ファミリーの CYP450 の阻害作用をもつ抗うつ薬を併用すると心血管薬の血中濃度が上昇することがあるので注意が必要です

■ 心血管薬に対する新規抗うつ薬の CYP450 阻害作用

	CYP450 アイソザイム	1A2	2C9	2C19	2D6	3A4
基質	心血管薬	β遮断薬 　プロプラノロール 抗不整脈薬 　メキシレチン 強心薬 　カフェイン 抗血栓薬 　ワルファリン	抗血栓薬 　ワルファリン	β遮断薬 　プロプラノロール	β遮断薬 　プロプラノロール 　メトプロロール 　チモロール 抗不整脈薬 　メキシレチン 　プロパフェノン 　フレカイニド 抗血栓薬 　ワルファリン	Ca拮抗薬 　アミオダロン 　ベラパミル 　ジルチアゼム 　ニフェジピン 抗不整脈薬 　キニジン 　リドカイン 　プロパフェノン
阻害物質	フルボキサミン（SSRI）	+++	++	+++	+	++
	パロキセチン（SSRI）	+	+	+	+++	+
	セルトラリン（SSRI）	+	+	++	++	++
	エスシタロプラム（SSRI）				++	
	ミルナシプラン（SNRI）					
	デュロキセチン（SNRI）				++	
	ベンラファキシン（SNRI）				+	+
	ミルタザピン（NaSSA）	+				+

ある CYP タイプを基質にもつ薬剤に同じ CYP タイプの阻害物質である薬剤を同時投与すると，基質をもつ薬剤の血中濃度が上昇する
＋＋＋：強い阻害作用，＋＋：中程度の阻害作用，＋：弱い阻害作用

精神医学講座担当者会議（監修）．気分障害治療ガイドライン 第2版．医学書院，2010
American Psychiatric Association. Practice Guideline for the Treatment of Patients With Major Depressive Disorder, Third Edition. 2010 などより作成

表は心血管薬に対する新規抗うつ薬の CYP450 阻害作用を示したものです。CYP450 により代謝される心血管薬に同一ファミリーの CYP450 の阻害作用をもつ抗うつ薬を併用すると基質である心血管薬の血中濃度が上昇することがあるので注意が必要です。

Q7 心血管薬と抗うつ薬で重大な薬物相互作用をきたす組み合わせはありますか？

A 抗うつ薬のなかには心血管薬との併用により重大な薬物相互作用をきたすおそれのあるものがありますので、これら薬剤の併用はできるだけ避けることが望ましいといえます

■ 重大な薬物相互作用をきたすおそれのある心血管薬と抗うつ薬との組み合わせ

心血管薬	抗うつ薬	概要と推奨事項
キニジン	SSRI	SSRIによって異なる。フルボキサミン、セルトラリンはCYP3A4を阻害するため、キニジン中毒（不整脈）を引き起こす可能性がある。一方、キニジンはCYP2D6の阻害作用により、フルボキサミン、パロキセチンの代謝を阻害しSSRIの血中濃度が上昇し、副作用の発現を誘発するおそれがある
	三環系抗うつ薬	キニジンと三環系抗うつ薬はともにQT間隔を延長させるため併用は致死的不整脈を引き起こす可能性がある。また、キニジンは抗うつ薬が代謝されるCYP2D6を阻害するためクリアランスが遅れる。他に代替方法がないかぎり、両薬剤の併用は避けるべきである。併用する場合は毎月心電図を測定するとともに、副作用（口渇、鎮静、尿閉）の観察をする
クロニジン	三環系抗うつ薬	三環系抗うつ薬はα_2受容体を抑制することにより、クロニジン投与患者の血圧コントロールが難しくなり、高血圧発作などが誘発される場合もあるため、可能なかぎり併用は避ける
交感神経作用薬（ドブタミン、エピネフリン、フェニレフリン）	三環系抗うつ薬	三環系抗うつ薬による昇圧効果を増強するため、血圧、心調律を慎重に管理する

伊藤弘人. エビデンスから迫る循環器疾患とうつ. 南山堂, 2012.

表は心血管薬と抗うつ薬の併用により重大な薬物相互作用をきたすおそれのある組み合わせを示したものです[1]。これらの薬剤の併用は可能なかぎり避けることが望ましいといえます。

▶ Reference
1) 伊藤弘人. エビデンスから迫る循環器疾患とうつ. 南山堂, 2012.

Q8 心血管薬と抗うつ薬の薬物相互作用で他に気をつけるべき組み合わせはありますか？

A 心血管薬と抗うつ薬の併用で中等度の薬物相互作用をきたす可能性のあるものがありますので，これらの薬剤を併用する場合には注意深いモニタリングが必要といえます

■ 中程度な薬物相互作用をきたすおそれのある心血管薬と抗うつ薬との組み合わせ

心血管薬	抗うつ薬	概要と推奨事項
エナラプリル	クロミプラミン（三環系抗うつ薬）	クロミプラミンの血中濃度が上昇する可能性がある
ジゴキシン	パロキセチン	ジゴキシン投与患者にパロキセチンを追加・中止する場合はジゴキシンの血中濃度を測定する
β遮断薬（プロプラノロール，メトプロロール，ラベタロール）	SSRI（セルトラリン，フルボキサミン，パロキセチン）	SSRIのCYP2D6阻害作用などにより，β遮断薬の作用が増強する可能性があり，血圧，心拍数を観察し，調律異常が生じた場合には投薬を中止する
フレカイニド	SSRI（パロキセチン，セルトラリン）	CYP2D6を阻害するSSRIにより，フレカイニドの血中濃度が上昇する可能性がある（臨床データはない）ため，心拍数と心電図を観察し，必要であればSSRIを減量する
ワルファリン	SSRI（フルボキサミン，セルトラリン）	SSRIはCYP2D6の誘導により，ワルファリンの代謝を促進し，ワルファリンの作用を減弱させるため，プロトロンビン時間およびINR値を観察する
ワルファリン	フルボキサミン	低用量のフルボキサミンは高齢者へのワルファリンの相互効果を与え，抗うつ薬を中止しても2週間持続する。INR値などでワルファリンの効果を観察する
ワルファリン	パロキセチン	パロキセチンとワルファリンを併用した場合，プロトロンビン時間を変化させることなく，出血傾向が高まることがある。あざの出現を注意深く観察するように患者に伝え，場合によっては他のSSRIに変更する
ワルファリン	トラゾドン	プロトロンビン時間を短縮させるため，プロトロンビン時間を観察する
ワルファリン	三環系抗うつ薬	プロトロンビン時間の延長と出血傾向の増加が起こるため，プロトロンビン時間を観察する

伊藤弘人．エビデンスから迫る循環器疾患とうつ．南山堂，2012．

■ それ以外に本邦で報告されている心血管薬と抗うつ薬との組み合わせによる薬物相互作用

心血管薬	抗うつ薬	概要と推奨事項
アセチルサリチル酸	SSRI（パロキセチン，セルトラリン）	出血傾向が増加
ジゴキシン	トラゾドン	ジゴキシンの血中濃度上昇の報告あり
ジゴキシン	スルピリド	ジゴキシン中毒（悪心・嘔吐・食欲不振など）を不顕在化

伊藤弘人．エビデンスから迫る循環器疾患とうつ．南山堂，2012．

表上は心血管薬と抗うつ薬の併用で中程度の薬物相互作用をきたすおそれのある組み合わせを示したもので，表下はそれ以外に本邦で報告されている薬物相互作用が認められた組み合わせを示したものです[1]。これら薬剤を併用する場合には注意深いモニタリングが必要といえます。

▶Reference
1) 伊藤弘人．エビデンスから迫る循環器疾患とうつ．南山堂，2012．

4 脳血管障害

脳血管障害におけるうつ病の合併頻度と予後への影響

Q1 脳血管障害に合併するうつ病の頻度はどのくらいですか？

A 脳血管障害後にみられるうつ病は脳卒中後うつ病と呼ばれ，その頻度はおよそ33%と報告されています

■ 脳卒中後うつ病の頻度を検討した研究のメタ解析

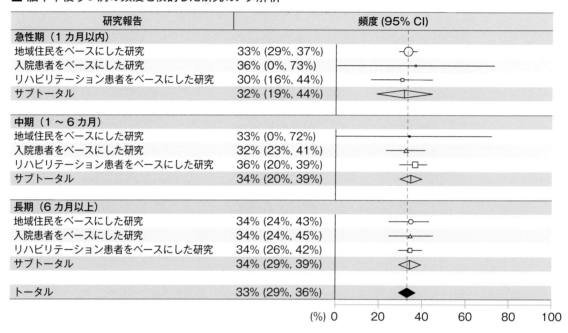

Hackett ML, et al. Stroke 36: 1330-1340, 2005.

　脳血管障害後にみられる症候性ないし二次性のうつ病は脳卒中後うつ病（PSD：post-stroke depression）と呼ばれ，その出現頻度の高さはさまざまに報告されています。

　脳卒中後うつ病の頻度は研究ごとにバラツキがみられますが，脳卒中後うつ病の頻度を検討した研究をメタ解析した結果では，その頻度は33%（95% CI：29%，36%）と報告されています（図）[1]。なお，近年は高齢者のうつ病では無症候性の脳血管障害の合併が多いことから，血管性うつ病（VDep：vascular depression）の概念が提唱され，脳血管障害を基盤としたうつ病の概念は広がっています。

▶「メタ解析」は巻末のAppendix「医学統計を理解するためのキホンのキホン」を参照

▶Reference
1) Hackett ML, et al. Frequency of depression after stroke: a systematic review of observational studies. Stroke 36: 1330-1340, 2005.

Q2　脳血管障害によるうつ病は一般的なうつ病の臨床像と同じですか？

A 脳血管障害によるうつ病では症候性ないしは無症候性の脳血管障害の病態基盤が背景にあるため，高齢者にみられる一般的な機能性のうつ病とは異なる臨床像を呈することが知られています

■ 血管性うつ病と機能性の高齢者うつ病における臨床像の違い

臨床的特徴	機能性の高齢うつ病	血管性うつ病
発症年齢	限定されないが，より若年	より高齢（65歳以上が多い）
症状	不安・焦燥感が目立つ ときに希死念慮	精神運動抑制やアパシーが目立つ 易刺激性や罪業感は乏しい
精神病像	心気・貧困・罪業妄想などが目立つ	妄想症状は少ない
病識	比較的保たれる	より乏しい
認知機能	重症例では仮性認知症	比較的軽症例でも課題遂行能力の障害に限局しない認知障害
身体機能障害	目立たない	比較的目立つ
精神障害の家族歴	多い	少ない

木村真人．精神科治療学 27（増刊号）：216-222, 2012.

■ 血管性うつ病の分類

MRI規定型脳血管性うつ病（MRI-defined VDep）
MRIによって潜在性を含め脳梗塞の病変が確認できる場合

臨床規定型脳血管性うつ病（Clinically-defined VDep）
65歳以上発症で高血圧，脂質異常症，狭心症，心筋梗塞の既往などの血管障害の危険因子がある場合

脳卒中後うつ病（Post-Stroke depression）

木村真人．精神科治療学 27（増刊号）：216-222, 2012.

　血管性うつ病では症候性ないしは無症候性の脳血管障害の病態基盤が背景にあるため，**表**に示すように，高齢者にみられる一般的な機能性のうつ病とは異なる臨床像を呈することが知られています[1]。

　なお，血管性うつ病の概念には，①神経学的徴候を示さずMRIによって脳血管障害の存在が認められることで定義される「MRI規定型脳血管性うつ病（MRI-defined VDep）」，②MRIなどの画像所見が認められなくとも血管障害の臨床所見や既往歴により定義される「臨床規定型脳血管性うつ病（Clinically-defined VDep）」の2つがあります。

　脳卒中後うつ病，MRI規定型脳血管性うつ病，臨床規定型脳血管性うつ病の関係は**図**のように示されます[1]。

▶Reference
1) 木村真人．血管性うつ病（vascular depression）．精神科治療学 27（増刊号）：216-222, 2012.

Q3 うつ病は脳血管障害の発症リスクをどのくらい高めますか？

A うつ病は脳卒中の発症リスクを 1.45 倍高めると報告されています

■ うつ病による脳卒中の発症リスクを検討した研究のメタ解析

研究報告	ハザード比(95% CI)	重み付け(%)	ハザード比(95% CI)
Vogt et al 1994	1.19 (0.82, 1.75)	3.76	
Wassertheil-Smoller et al 1996	0.86 (0.45, 1.65)	2.12	
Everson et al 1998	1.55 (0.97, 2.47)	3.11	
Simons et al 1998	1.41 (1.01, 1.96)	4.15	
Whooley and Browner 1998	1.70 (0.80, 3.50)	1.77	
Jonas and Mussolino 2000	1.73 (1.30, 2.31)	4.53	
Larson et al 2001	2.67 (1.08, 6.63)	1.30	
Ohira et al 2001	1.90 (1.10, 3.50)	2.45	
Ostir et al 2001	1.30 (0.85, 1.99)	3.41	
May et al 2002	1.26 (0.85, 1.85)	3.68	
Yasuda et al 2002	3.62 (1.12, 11.70)	0.85	
Wassertheil-Smoller et al 2004(CVD なし)	1.10 (0.78, 1.30)	4.81	
Wassertheil-Smoller et al 2004(CVD あり)	1.45 (1.11, 1.90)	4.70	
Gump et al 2005	1.48 (0.93, 2.36)	3.12	
Avendano et al 2006(65-74 歳)	3.05 (1.63, 5.70)	2.22	
Avendano et al 2006(>74 歳)	0.95 (0.46, 1.98)	1.80	
Stürmer et al 2006	1.53 (0.83, 2.80)	2.31	
Arbelaez et al 2007	1.25 (1.02, 1.53)	5.27	
Kawamura et al 2007	1.25 (0.82, 1.90)	3.44	
Salaycik et al 2007(<65 歳)	3.59 (1.76, 7.33)	1.86	
Salaycik et al 2007(>65 歳)	0.93 (0.59, 1.47)	3.18	
Bos et al 2008	1.21 (0.80, 1.83)	3.49	
Lee et al 2008	5.43 (3.47, 8.51)	3.24	
Liebetrau et al 2008	2.60 (1.50, 4.60)	2.55	
Surtees et al 2008	1.08 (0.67, 1.75)	3.03	
Whooley et al 2008	1.47 (0.70, 3.11)	1.75	
Wouts et al 2008	1.15 (0.76, 1.73)	3.51	
Glymour et al 2008	1.25 (1.12, 1.39)	5.95	
Nabi et al 2010	0.87 (0.57, 1.32)	3.45	
Peters et al 2010	1.82 (1.19, 2.78)	3.41	
Pan et al 2011	1.29 (1.13, 1.48)	5.78	
トータル (I^2 = 66.0%, p<0.001)	1.45 (1.29, 1.63)	100.00	

CVD：心血管疾患

Pan A, et al. JAMA 306: 1241-1249, 2011.

うつ病による脳卒中の発症リスクについて検討した研究をメタ解析した結果によれば，うつ病の脳卒中発症のハザード比は 1.45（95% CI：1.29, 1.63）と有意に高いほか（図），致死性脳卒中発症のハザード比は 1.55（95% CI：1.25, 1.93），虚血性脳卒中発症のハザード比は 1.25（95% CI：1.11, 1.40）と有意に高いことが報告されています[1]。

▶「ハザード比」「メタ解析」は巻末の Appendix「医学統計を理解するためのキホンのキホン」を参照

▶ Reference
1) Pan A, et al. Depression and risk of stroke morbidity and mortality: a meta-analysis and systematic review. JAMA 306: 1241-1249, 2011.

Q4 脳血管障害に合併するうつ病は予後にどのような影響を及ぼしますか？

A 脳卒中後うつ病患者ではうつ病のない脳卒中患者と比べて基本的 ADL および手段的 ADL の回復が低いことが報告されています

■ 脳卒中後うつ病患者における基本的 ADL および手段的 ADL の障害

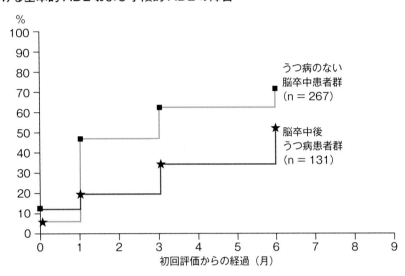

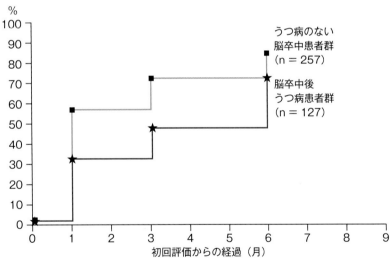

Lai SM, et al. J Rehabil Res Dev 39: 589-596, 2002.

　脳卒中後にうつ病を呈した患者とうつ病を呈さない患者における基本的 ADL（食事，排泄，着脱衣，入浴など）および手段的 ADL（買い物，選択，電話，服薬管理など）の回復の程度を検討した研究によれば，うつ病のない脳卒中患者と比べた脳卒中後うつ病患者の基本的 ADL（Barthel Index ＞ 95 点）の回復に対するリスク比は 0.3（95％ CI：0.23, 0.50），手段的 ADL（少なくとも 3 つ以上の手段的 ADL）の回復に対するリスク比は 0.4（95％ CI：0.30, 0.62）と，ADL の回復が有意に低いことが報告されています（**図**）[1]。

▶「リスク比」は巻末の Appendix「医学統計を理解するためのキホンのキホン」を参照

▶ **Reference**
1) Lai SM, et al. Depressive symptoms and independence in BADL and IADL. J Rehabil Res Dev 39: 589-596, 2002.

Q5 脳血管障害に合併するうつ病は死亡リスクをどのくらい高めますか？

A 脳卒中後うつ病では死亡リスクが1.22倍高くなると報告されています

■ 脳卒中後うつ病の死亡リスクを検討した研究のメタ解析

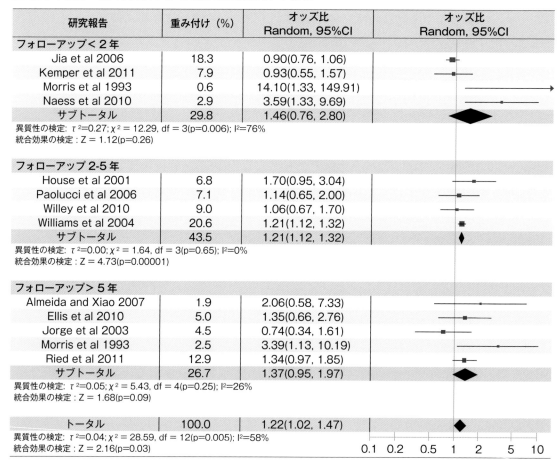

Bartoli F, et al. Stroke Res Treat 2013: 862978, 2013.

　脳卒中後うつ病の死亡リスクを検討した研究をメタ解析した結果によれば，死亡オッズ比は1.22（95％CI：1.02, 1.47）と有意に高いことが報告されています（図）[1]。

▶「オッズ比」「メタ解析」は巻末のAppendix「医学統計を理解するためのキホンのキホン」を参照

▶ Reference

1) Bartoli F, et al. Depression after stroke and risk of mortality: a systematic review and meta-analysis. Stroke Res Treat 2013: 862978, 2013.

生活習慣病に合併するうつ病の影響と治療意義

脳血管障害

5 うつ病が脳血管障害の病態に及ぼす機序

Q1 脳卒中後うつ病の発症は脳卒中により生じた脳の損傷が関係していますか？

A 脳卒中後うつ病の発症は脳損傷の解剖学的部位との関連が示唆されていますが（lesion location hypothesis），その詳細についてはいまだ明らかになっていません

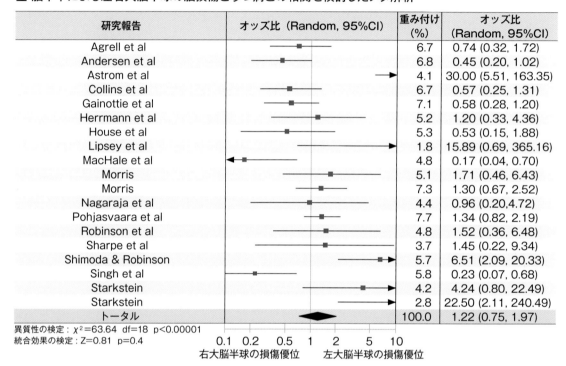

■ 脳卒中による左右大脳半球の脳損傷とうつ病との相関を検討したメタ解析

Salter K, et al. Post-Stroke Depression. Evidence-Based Review of Stroke Rehabilitation (EBRSR), 2013.

　脳卒中後うつ病の発症は脳損傷の解剖学的部位との関連が示唆されていますが（lesion location hypothesis），その詳細についてはいまだ明らかになっていません。従来，左半球における脳損傷部位とうつ病との関連が指摘されてきましたが，メタ解析の結果では半球間における違いは認められていません（**図**）[1]。脳卒中による脳損傷がうつ病の発症に及ぼす影響としては，脳損傷部位におけるカテコールアミン作動性神経の障害を介して，損傷部位のみならず大脳全体において神経伝達物質の可用性が低下することにより引き起こされているものと推察されています。

▶「オッズ比」「メタ解析」は巻末のAppendix「医学統計を理解するためのキホンのキホン」を参照

▶ **Reference**
Salter K, et al. Post-Stroke Depression. Evidence-Based Review of Stroke Rehabilitation (EBRSR), 2013.

Q2 脳卒中後うつ病発症の機序として他にどのようなものが関係していますか？

A 脳卒中後に増加する炎症性サイトカインが重要な役割を果たしていると考えられています。特に，IL-1β，TNF-α，IL-18 といった炎症性サイトカインがセロトニンの合成を阻害する機序がうつ病の発症に関与しているものと推察されています

■ 脳卒中後に生じる炎症反応の亢進がうつ病を惹起する機序

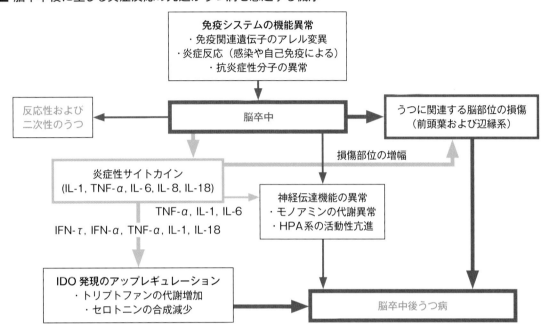

① 脳卒中により反応性および二次性のうつが引きこされるほか，前頭葉および辺縁系といったうつに関連する脳部位の損傷が生じる
② 脳卒中により IL-1，TNF-α，IL-6，IL-8，IL-18 といった炎症性サイトカインが増加し，前頭葉および辺縁系の損傷部位の病態を増幅させることでうつ病の発症リスクが高まる
③ IL-1β，TNF-α，IL-18 といった炎症性サイトカインは，セロトニンの前駆物質であるトリプトファンをキヌレニンに分解する働きをもつインドールアミン 2,3-ジオキシゲナーゼ（IDO）を活性化し，セロトニンの合成を減少させてうつ病の発症リスクを高める
④ TNF-α，IL-1，IL-6 といった炎症性サイトカインがモノアミンの代謝に悪影響を及ぼし，HPA系の亢進を増強させて副腎皮質刺激ホルモン（ACTH）やコルチゾールの過剰分泌をきたし，うつ病の発症リスクを高める

Spalletta G, et al. Mol Psychiatry 11: 984-991, 2006.

脳卒中後にうつ病が発症する病態機序として，近年は炎症性サイトカインによる影響の大きさが報告されています。

図は脳卒中後に生じる炎症反応がうつ病を惹起する機序を示したものですが，このなかでも特にIL-1β，TNF-α，IL-18 といった炎症性サイトカインがインドールアミン 2,3-ジオキシゲナーゼ（IDO）を活性化してセロトニンの合成を減少させる機序がうつ病の発症に重要な役割を果たしていると考えられています[1]。

▶ Reference

1) Spalletta G, et al. The etiology of poststroke depression: a review of the literature and a new hypothesis involving inflammatory cytokines. Mol Psychiatry 11: 984-991, 2006.

Q3 血管性うつ病はどのような機序で発症するのですか？

A 血管リスク因子および血管疾患は前頭―辺縁系における神経生物学的な機能異常を引き起こし，脳血流の機能異常や炎症反応などが加わることで認知・気分に関わる脳の機能的な異常が引き起こされてうつ病の発症が惹起すると考えられています

■ 血管性うつ病が発症する病態機序

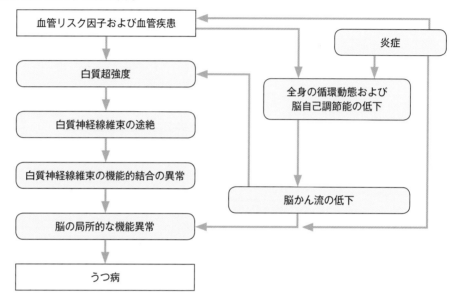

① 血管リスク因子および血管疾患が脳白質病変を惹起するなど脳の構造的・機能的変化を引き起こして，認知や気分をコントロールする脳回路の活動性変化（背側大脳皮質領域の代謝低下および腹側辺縁系の代謝亢進）が生じ，前頭―辺縁系における神経生物学的な機能異常がある閾値を超えるとうつ病に対する脆弱性が高まる

② 前頭―辺縁系における神経生物学的な機能異常がさらに進行すると，認知や気分をコントロールする神経回路が障害されて，これら神経系の機能異常が生じる。また，血管リスク因子および血管疾患の存在や炎症反応から全身循環の動態が変化して大脳全体の自律調節機能が低下する

③ 脳血流の機能異常および炎症反応はさらに神経回路の機能異常を進行させて，認知・気分に関わる脳の機能的な異常を引き起こしてうつ病の発症を惹起する

④ TNF-α, IL-1, IL-6 といった炎症性サイトカインがモノアミンの代謝に悪影響を及ぼし，HPA系の亢進を増強させて副腎皮質刺激ホルモン（ACTH）やコルチゾールの過剰分泌をきたし，うつ病の発症リスクを高める

Taylor WD, et al. Mol Psychiatry 18: 963-974, 2013.

血管性うつ病は図に示す機序により発症すると考えられています[1]。

血管リスク因子および血管疾患により認知や気分をコントロールする脳回路の活動性変化（背側大脳皮質領域の代謝低下および腹側辺縁系の代謝亢進）が生じ，これらの機能異常がある閾値を超えるとうつ病に対する脆弱性が高まるようになります。前頭―辺縁系における神経生物学的な機能異常がさらに進行してある閾値を超えると，病的レベルとなり，認知や気分の症状が出現するようになると考えられています。

▶Reference
1) Taylor WD, et al. The vascular depression hypothesis: mechanisms linking vascular disease with depression. Mol Psychiatry 18: 963-974, 2013.

生活習慣病に合併するうつ病の影響と治療意義

脳血管障害

6 脳血管障害に合併するうつ病の治療意義とそのアプローチ

Q1 脳血管障害に合併するうつ病に対して抗うつ薬治療は有効ですか？

A 脳卒中後うつ病に対する抗うつ薬治療は，プラセボよりもうつの症状改善効果が高いことが報告されています

■ 脳卒中後うつ病に対する抗うつ薬による抗うつ効果

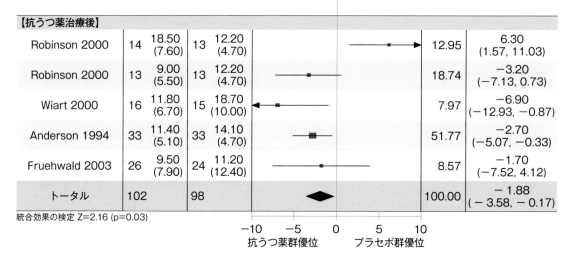

Chen Y, et al. Stroke 37: 1365-1366, 2006.

　脳卒中後うつ病に対する抗うつ薬の有効性を検討した臨床試験をメタ解析した結果によれば，プラセボ群に対する抗うつ薬投与群のうつ症状スコアの加重平均差（WMD）は－1.88（95％ CI：－3.58，－0.17）と有意に大きいことが報告されています[1]。

▶「メタ解析」は巻末の Appendix「医学統計を理解するためのキホンのキホン」を参照

▶Reference
1) Chen Y, et al. Meta-analysis of antidepressant treatment for patients with poststroke depression. Stroke 37: 1365-1366, 2006.

Q2 脳血管障害に合併するうつ病に対する抗うつ薬治療は脳血管障害の身体機能を改善させますか？

A 脳血管障害患者に対する抗うつ薬（SSRI）治療では，うつ病の合併有無に関わらず改善効果がみられることが報告されています

■ 脳血管障害患者に対する抗うつ薬（SSRI）の身体機能障害スコアの改善効果

研究報告	SSRI群 平均（SD）	N	プラセボ群 平均（SD）	N	重み付け（%）	標準化平均差（SMD） IV, Random, 95%CI	標準化平均差（SMD） IV, Random, 95%CI
【うつ病の合併あり】							
Chen 2001	79.31(8.94)	19	71.56(9.41)	18	4.3	0.83(0.15, 1.50)	
Chen 2002	61(12.2)	24	51.5(10.3)	20	4.4	0.82(0.20, 1.44)	
Chen T 2005	65.76(5.92)	40	51.76(7.32)	38	4.6	2.09(1.53, 2.64)	
Cheng 2003	−26.38(14.2)	25	−29.15(17.38)	32	4.7	0.17(−0.35, 0.69)	
He 2005	84.26(8.41)	27	78.33(15.01)	27	4.6	0.48(−0.06, 1.02)	
Li 2006	64.36(8.23)	50	59.17(9.02)	49	4.9	0.60(0.19, 1.00)	
Li 2008	40.8(3.7)	58	38.4(5.8)	28	4.8	0.53(0.07, 0.99)	
Liu 2006	64.4(12.1)	30	35.4(9.1)	30	4.2	2.67(1.97, 3.38)	
Robinson 2000	59.2(11.6)	14	56.2(7.74)	13	4.1	0.29(−0.47, 1.05)	
Wang 2003	75(4.2)	51	61(6.9)	47	4.2	2.46(1.93, 2.98)	
Wiart 2000	87.4(22.8)	16	88.7(25.3)	15	4.2	−0.05(−0.76, 0.65)	
Xie 2005	88.7(7.9)	65	79.8(4.5)	65	5.0	1.38(0.99, 1.76)	
Xu 2001	73(4.4)	26	67(4.1)	27	4.5	1.39(0.79, 2.00)	
Xu 2007	64.4(8.23)	36	56.9(6.68)	36	4.8	0.99(0.50, 1.48)	
Ye 2004	78.75(14.19)	30	50.26(13.4)	30	4.4	2.04(1.41, 2.67)	
サブトータル		511		475	68.3	1.11(0.71, 1.51)	
異質性の検定：τ² = 0.54; χ² = 112.87, df = 14 (p<0.00001); I² = 88%							
統合効果の検定：Z = 5.43 (p = <0.00001)							
【うつ病の合併なし】							
Acler 2009	10(82)	28	10(75)	25	4.6	0.00(−0.54, 0.54)	
Dam 1996	61.9(13)	16	54.1(21.1)	16	4.2	0.43(−0.27, 1.14)	
Kong 2007	60.4(12.5)	37	52.3(13.5)	36	4.8	0.62(0.15, 1.09)	
Liu 2004	70.33(10.74)	30	64.33(7.7)	30	4.7	0.63(0.11, 1.15)	
Robinson 2000	60.5(10.8)	13	63.1(8.2)	15	4.1	−0.27(−1.01, 0.48)	
Xu 2006	−27.63(4.81)	28	−32.81(4.13)	29	4.6	1.14(0.58, 1.70)	
Zhou 2003	−27.8(7.1)	28	−32.5(7.8)	26	4.6	0.62(0.07, 1.17)	
サブトータル		180		177	31.7	0.49(0.71, 0.80)	
異質性の検定：Tau² = 0.10; χ² = 13.04, df = 6 (p = 0.04); I² = 54%							
統合効果の検定：Z = 2.99 (p = 0.003)							
トータル		691		652	100.0	0.91[0.60, 1.22]	
異質性の検定：τ² = 0.47; χ² = 145.66, df = 21 (p<0.00001); I² = 86%							
統合効果の検定：Z = 5.72 (p = <0.00001)							
サブグループ間の差異検定：χ² = 5.71, df = 1 (p = 0.02); I² = 82.5%							

プラセボ群優位　SSRI群優位

Mead GE, et al. Stroke 44: 844-850, 2013.

　脳血管障害患者の機能障害に対する抗うつ薬（SSRI）の有効性を検討した臨床試験をメタ解析した結果によれば，うつ病を合併した患者においてプラセボ群と比べたSSRI群の身体機能障害スコアの標準化平均差（SMD）は1.11（95% CI：0.71, 1.51）と有意に大きく，またうつ病の合併がない患者においても標準化平均差が0.49（95% CI：0.17, 0.80）と有意に大きいことが報告されています（図）[1]。

▶「メタ解析」は巻末のAppendix「医学統計を理解するためのキホンのキホン」を参照

▶Reference

1) Mead GE, et al. Selective serotonin reuptake inhibitors for stroke recovery: a systematic review and meta-analysis. Stroke 44: 844-850, 2013.

Q3 脳血管障害に合併するうつ病に対する抗うつ薬治療は死亡リスクを改善させますか？

A 脳卒中後うつ病に対する抗うつ薬（SSRI）治療では，死亡リスクを改善する効果は認められていません

■ 脳血管障害に合併するうつ病に対する抗うつ薬（SSRI）の死亡リスク改善効果

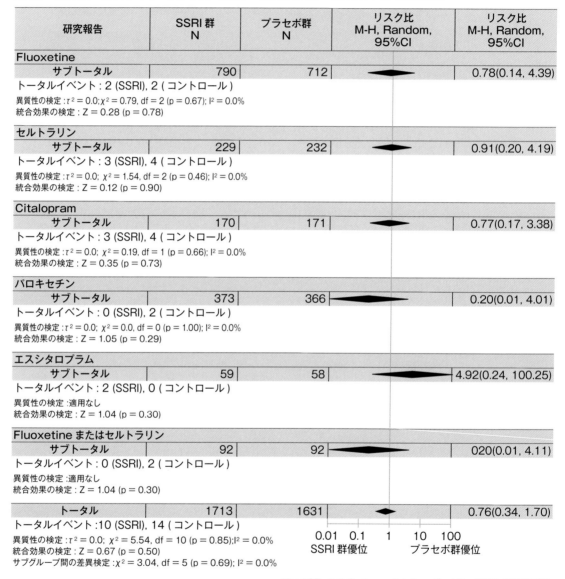

Mead GE, et al. Cochrane Database Syst Rev 2012: CD009286.

　脳血管障害に合併するうつ病に対する抗うつ薬（SSRI）の有効性を検討した臨床試験をメタ解析した結果によれば，プラセボ群と比べた SSRI 群の死亡リスク比は 0.76（95％ CI：0.34，1.70）と有意差は認められていません（図）[1]。

▶「リスク比」「メタ解析」は巻末の Appendix「医学統計を理解するためのキホンのキホン」を参照

▶ Reference
1) Mead GE, et al. Selective serotonin reuptake inhibitors (SSRIs) for stroke recovery. Cochrane Database Syst Rev 2012: CD009286.

Q4 抗血栓薬と抗うつ薬の併用ではどのような点に注意すればよいですか？

A SSRIには血小板凝集能を低下させる働きがあるので，抗凝固作用をもつ薬剤と併用すると出血傾向を高めたり，一部のSSRIではCYP阻害作用によりワルファリンによる出血リスクを助長する可能性があるため注意が必要です

■ 抗血栓薬に対する新規抗うつ薬のCYP450阻害作用

CYP450 アイソザイム		1A2	2C9	2C19	2D6	3A4
基質	抗血栓薬	ワルファリン	ワルファリン		ワルファリン	
阻害物質	フルボキサミン（SSRI）	+++	++	+++	+	++
	パロキセチン（SSRI）	+	+	+	+++	+
	セルトラリン（SSRI）	+	+	++	++	++
	エスシタロプラム（SSRI）				++	
	ミルナシプラン（SNRI）					
	デュロキセチン（SNRI）				++	
	ベンラファキシン（SNRI）				+	+
	ミルタザピン（NaSSA）	+				+

あるCYPタイプを基質にもつ薬剤に同じCYPタイプの阻害物質である薬剤を同時投与すると，基質をもつ薬剤の血中濃度が上昇する
+++：強い阻害作用，++：中程度の阻害作用，+：弱い阻害作用

精神医学講座担当者会議（監修）．気分障害治療ガイドライン 第2版．医学書院，2010
American Psychiatric Association. Practice Guideline for the Treatment of Patients With Major Depressive Disorder, Third Edition. 2010 などより作成

　SSRIには血小板のセロトニン貯蔵量を減少させて血小板凝集能を低下させる働きがあるため，非ステロイド性抗炎症薬やアスピリンなどの抗凝固作用をもつ薬物と併用すると出血傾向を高めるおそれがあるので注意が必要です[1]。また，抗血栓薬のワルファリンはCYP1A2，2C9，2D6により代謝されるため（表），これらの阻害作用をもつフルボキサミン，パロキセチン，セルトラリン，三環系抗うつ薬との併用により出血時間の延長が引き起こされる可能性がある点に留意する必要があります。

▶Reference
1) Dalton SO, et al. Use of selective serotonin reuptake inhibitors and risk of upper gastrointestinal tract bleeding: a population-based cohort study. Arch Intern Med 163: 59-64, 2003.

7 糖尿病

糖尿病におけるうつ病の合併頻度と予後への影響

Q1 糖尿病に合併するうつ病の頻度はどのくらいですか？

A 自記式質問紙法ではおよそ30%，面接法ではおよそ10%程度と考えられています

■ 糖尿病患者におけるうつ病の有病率を検討した研究のシステマティックレビュー

研究報告	レビュー研究数	対象・方法	結果
Gavard et al 1993	20研究	対象：1型糖尿病または2型糖尿病，あるいは双方の患者 方法：9つのコントロールスタディと11の非コントロールスタディのメタ解析	コントロールスタディ 　面接法による診断：平均14%（8.5-27%） 　自記式質問紙法による評価：平均32%（22-60%） 非コントロールスタディ 　面接法による診断：平均15.4%（11.0-19.9%） 　自記式質問紙法による評価：平均19.6%（10.0-28.0%）
Anderson et al 2001	42研究	対象：1型糖尿病または2型糖尿病，あるいは双方の患者 方法：20のコントロールスタディと22の非コントロールスタディのメタ解析	コントロールスタディ 　面接法による診断：平均9% 　自記式質問紙法による評価：26% 　非糖尿病患者に対する糖尿病患者のうつ病罹患のオッズ比は2.0（95% CI：1.8, 2.2） 非コントロールスタディ 　面接法による診断：14% 　自記式質問紙法による評価：35% 全スタディ 　面接法による診断：11% 　自記式質問紙法による評価：31%

Musselman DL, et al. The interrelationship of depression and diabetes. In: Steptor A.(eds). Depression and Physical Illness. Cambridge University Press, 2007 より一部改変

　糖尿病患者にうつ病が高頻度に合併することはさまざまな疫学研究において示されています。

　表は糖尿病とうつ病の合併頻度を検討した疫学研究をシステマティックレビューした結果を示したものですが，総合すると自記式質問紙法によるうつ症状を呈する糖尿病患者の割合はおよそ30%程度，面接法によるうつ病と診断される糖尿病患者の割合は10%程度と考えられます。特に，Andersonらのシステマティックレビューでは，20のコントロールスタディをメタ解析した結果，糖尿病患者では非糖尿病患者に比べてうつ病罹患率が2倍高いことが報告されています[2]。

▶「オッズ比」「メタ解析」は巻末のAppendix「医学統計を理解するためのキホンのキホン」を参照

▶ Reference
1) Musselman DL, et al. The interrelationship of depression and diabetes. In: Steptor A.(eds). Depression and Physical Illness. Cambridge University Press, 2007.
2) Anderson RJ, et al. The prevalence of comorbid depression in adults with diabetes: a meta-analysis. Diabetes Care 24: 1069-1078, 2001.

Q2 糖尿病はうつ病の発症リスクをどのくらい高めますか？

A 2型糖尿病患者では非糖尿病患者に比べてうつ病の発症リスクが1.24倍高まると報告されています

■ 2型糖尿病患者におけるうつ病の発症リスク

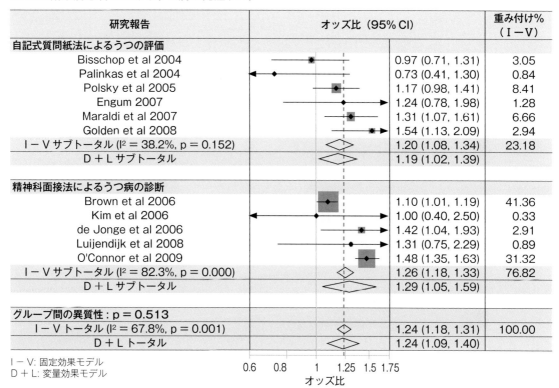

Nouwen A, et al. Diabetologia 53: 2480-2486, 2010.

2型糖尿病患者におけるうつ病の発症リスクを検討した研究をメタ解析した結果によれば，固定効果モデルおよび変量効果モデルのいずれにおいても2型糖尿病患者におけるうつ病発症のリスク比は1.24と算出され，非糖尿病患者に比べてうつ病への罹患リスクを24%高めることが報告されています（図）[1]。

▶ 「オッズ比」「メタ解析」は巻末のAppendix「医学統計を理解するためのキホンのキホン」を参照

▶ Reference

1) Nouwen A, et al. Type 2 diabetes mellitus as a risk factor for the onset of depression: a systematic review and meta-analysis. Diabetologia 53: 2480-2486, 2010.

Q3　うつ病は糖尿病の発症リスクをどのくらい高めますか？

A うつ病があると2型糖尿病の発症リスクは1.6倍高まると報告されています

■ うつ病による糖尿病の発症リスク

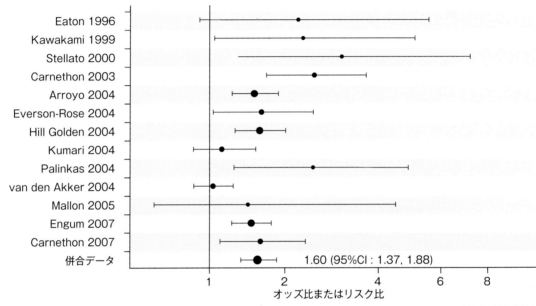

Mezuk B, et al. Diabetes Care 31: 2383-2390, 2008.

■ 糖尿病によるうつ病の発症リスク

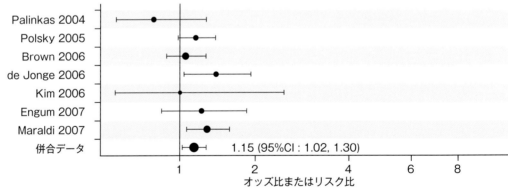

Mezuk B, et al. Diabetes Care 31: 2383-2390, 2008.

　うつ病による2型糖尿病の発症リスクを検討した研究をメタ解析した結果によれば，ベースライン時のうつ病が2型糖尿病の発症をもたらすリスク比は1.60（95% CI：1.37, 1.88）と算出されています（**上図**）[1]。

　なお，同メタ解析ではベースライン時の2型糖尿病がうつ病の発症をもたらすリスク比は1.15（95% CI：1.02, 1.30）と算出されており（**下図**）[1]，2型糖尿病がうつ病を発症させるリスクよりもうつ病が2型糖尿病を発症させるリスクの方が高いことが示唆されています。

▶「リスク比」「オッズ比」「メタ解析」は巻末のAppendix「医学統計を理解するためのキホンのキホン」を参照

▶ **Reference**

1) Mezuk B, et al. Depression and type 2 diabetes over the lifespan: a meta-analysis. Diabetes Care 31: 2383-2390, 2008.

Q4 うつ病が合併すると血糖コントロールにどのくらい影響を及ぼしますか?

A うつ病が合併すると糖尿病患者の血糖コントロールを有意に低下させ、その影響の大きさは軽度から中等度と考えられています

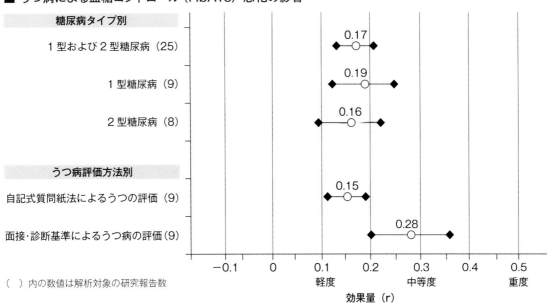

■ うつ病による血糖コントロール(HbA1c)悪化の影響

( )内の数値は解析対象の研究報告数

Lustman PJ, et al. Diabetes Care 23: 934-942, 2000.

うつ病を合併した糖尿病患者における血糖コントロール(HbA1c)への影響を検討した研究をメタ解析した結果によれば、うつ病は血糖コントロールを有意に悪化させ、その効果量(相関係数r)は0.17(95% CI：0.13, 0.21)と軽度から中等度の悪影響を及ぼすことが確認されています(図)[1]。

▶「相関係数」は巻末のAppendix「医学統計を理解するためのキホンのキホン」を参照

▶ Reference
1) Lustman PJ, et al. Depression and poor glycemic control: a meta-analytic review of the literature. Diabetes Care 23: 934-942, 2000.

Q5 うつ病が合併すると長期的に血糖コントロールにどのような影響を及ぼしますか？

A 2型糖尿病患者の長期の血糖コントロールにおいてうつ病合併群はうつ病非合併群に比べて平均HbA1c値が有意に高く，うつ病の存在が長期的な血糖コントロールに悪影響を及ぼすことが明らかとなっています

■ うつ病による2型糖尿病患者における長期の血糖コントロールへの影響

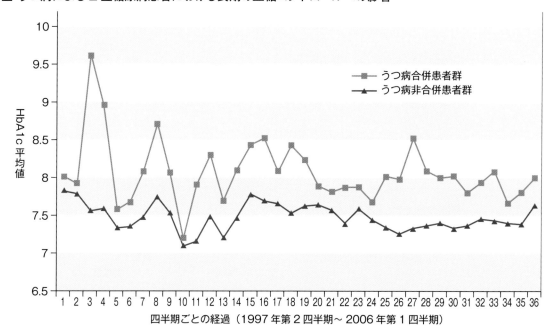

Richardson LK, et al. Gen Hosp Psychiatry 30: 509-514, 2008.

2型糖尿病患者を対象にうつ病の合併有無による血糖コントロールへの影響を平均4年間の追跡調査により検討した研究によれば，未調整モデルにおけるうつ病非合併群に対するうつ病合併群のHbA1c値平均差は0.13（95% CI：0.03, 0.22）と有意に高く（**図**），調整済みモデルにおいてもうつ病合併群はうつ病非合併群に比べてHbA1c値平均差は有意に高いことが報告されています[1]。

▶ Reference
1) Richardson LK, et al. Longitudinal effects of depression on glycemic control in veterans with Type 2 diabetes. Gen Hosp Psychiatry 30: 509-514, 2008.

Q6 うつ病が合併すると低血糖発作を起こすリスクは高まりますか？

A うつ病が合併すると，低血糖発作をきたすまでの時間を有意に短縮し，低血糖発作の頻度を有意に高めるなど，低血糖発作を起こすリスクを高めることが明らかとなっています

■ うつ病が合併した場合の糖尿病患者の低血糖発作のリスク

		低血糖発作をきたすまでの時間 ハザード比（95% CI）	低血糖発作の頻度 リスク比（95% CI）
未調整		1.89(1.39, 2.56)	1.91(1.49, 2.43)
調整済み	ベースライン時の 低血糖発作の既往	1.65(1.21, 2.25)	1.69(1.32, 2.17)
	上記に加え， ベースライン時の患者特性	1.78(1.30, 2.44)	1.76(1.37, 2.26)
	上記に加え， ベースライン時の臨床特性	1.41(1.03, 1.94)	1.39(1.08, 1.80)
	上記に加え， ベースライン時のセルフケア	1.42(1.03, 1.96)	1.34(1.03, 1.74)

ベースライン時の低血糖発作の既往：研究エントリーする前の過去5年間に少なくとも1回以上の低血糖発作がある
ベースライン時の患者特性：年齢，性，人種，教育レベル，婚姻状況
ベースライン時の臨床特性：糖尿病罹病期間，インスリン製剤の使用，慢性疾患の合併スコア（RxRiskスコア），高血圧の診断，1型糖尿病または2型糖尿病，糖尿病性合併症スコア
ベースライン時のセルフケア：BMI，喫煙，身体活動性

Katon WJ, et al. Ann Fam Med 11: 245-250, 2013

糖尿病患者4,117例を対象に，5年間の追跡期間にてベースライン時のうつと，救急受診または入院を要する低血糖発作の発生リスクとの関連を検討した研究結果が報告されています[1]。それによれば，ベースライン時にうつ病のない患者に比べうつ病のある患者の低血糖発作をきたすまでの時間の調整済みのハザード比は1.42（95% CI：1.03, 1.96），低血糖発作の頻度のリスク比は1.34（95% CI：1.03, 1.74）と報告され，うつの合併が低血糖発作をきたすまでの時間を有意に短縮し，低血糖発作の頻度を有意に高めることが明らかとなっています（表）。

うつ病が合併することで低血糖発作が引き起こされる詳細な機序は不明ですが，うつ病により糖尿病治療に対するアドヒアランスが低下して血糖コントロールが不良となり，血糖降下薬が増量される一方で不規則な服薬アドヒアランスなどにより予期せぬ低血糖発作が引き起こされているものと推察されています。

▶「ハザード比」「リスク比」は巻末のAppendix「医学統計を理解するためのキホンのキホン」を参照

▶ Reference

1) Katon WJ, et al. Association of depression with increased risk of severe hypoglycemic episodes in patients with diabetes. Ann Fam Med 11: 245-250, 2013.

Q7 うつ病が合併すると糖尿病のセルフケアやアドヒアランスに影響を及ぼしますか?

A うつ病が合併した糖尿病患者では, 食餌療法・運動療法といったセルフケア, 血糖降下薬の服薬やHbA1c検査に対するアドヒアランスが有意に低下することが報告されています

■ うつ病による糖尿病セルフケアの低下

セルフケア活動（過去7日間）		うつ病非合併患者	うつ病合併患者	オッズ比	95% CI	p値
食餌療法	健康な食餌が週1回以下	8.8%	17.2%	2.1	1.59, 2.72	<0.0001
	5品目の果物・野菜の摂取が週1回以下	21.1%	32.4%	1.8	1.43, 2.17	<0.0001
	高脂肪食品の摂取が週6回以上	11.9%	15.5%	1.3	1.01, 1.73	<0.04
運動療法	30分以上の運動が週1回以下	27.3%	44.1%	1.9	1.53, 2.27	<0.0001
	個別の運動セッションが週1回以下	45.8%	62.1%	1.7	1.43, 2.12	<0.0001
喫煙	あり	7.7%	16.1%	1.9	1.42, 2.51	<0.0001
血糖モニタリング（薬物療法を受ける患者）	血糖測定が週1回未満	17.8%	18.2%	1.1	0.80, 1.44	NS
	推奨された血糖測定が週1回未満	24.5%	26.7%	1.1	0.89, 1.47	NS
足病変のチェック	足のチェックが週1回未満	20.1%	19.7%	1.0	0.76, 1.29	NS
	靴内側のチェックが週1回未満	59.7%	61.4%	1.1	0.88, 1.36	NS
トータル		3,927	536			

Lin EH, et al. Diabetes Care 27: 2154-2160, 2004.

■ うつ病による糖尿病治療に対するアドヒアランスの低下

		未調整			調整済み		
		うつ病非合併患者	うつ病合併患者	平均差	オッズ比	95% CI	p値
薬物療法に対するアドヒアランス不良	経口血糖降下薬	18.8%	24.5%	3.62	—	1.18, 6.06	<0.005
	高脂血症治療薬	19.3%	27.2%	6.79	—	3.11, 10.46	<0.0005
	降圧薬（ACE阻害薬）	21.6%	27.9%	5.59	—	1.41, 9.78	0.01
糖尿病検査に対するアドヒアランス不良	過去1年間にHbA1c測定なし	4.0%	6.3%	—	1.9	1.27, 2.87	<0.005
	HbA1c＞8%の患者におけるHbA1c測定年3回未満	55.1%	55.5%	—	0.9	0.70, 1.21	NS
	過去1年間に網膜検査なし	19.4%	17.2%	—	1.0	0.74, 1.24	NS
	網膜症合併患者における2年間の網膜検査が2回未満	24.8%	22.5%	—	0.8	0.55, 1.31	NS
	ACE阻害薬服用患者における過去1年間の尿中微量アルブミン測定なし	47.0%	45.6%	—	1.0	0.80, 1.33	NS

NS：有意差なし

Lin EH, et al. Diabetes Care 27: 2154-2160, 2004.

糖尿病患者4,463例を対象にうつ病の合併有無による糖尿病のセルフケアおよびアドヒアランスへの影響を検討した研究によれば, うつ病合併患者群ではうつ病非合併患者群に比べて食餌療法, 運動療法, 禁煙といったセルフケアが有意に低下していたほか（**上表**）, 血糖降下薬, 降圧薬, 高脂血症治療薬の服薬やHbA1c検査に対するアドヒアランスも有意に低下することが報告されています（**下表**）[1]。

▶「オッズ比」は巻末のAppendix「医学統計を理解するためのキホンのキホン」を参照

▶Reference

1) Lin EH, et al. Relationship of depression and diabetes self-care, medication adherence, and preventive care. Diabetes Care 27: 2154-2160, 2004.

Q8 うつ病が合併すると糖尿病患者の健康関連 QOL はどのくらい悪化しますか？

A うつ病が糖尿病に合併すると，健康状態を不良と感じる割合，心身の不調を感じる割合が多くなるなど幅広い健康関連 QOL 指標に対する悪化が著明に認められることが報告されています

■ 糖尿病患者におけるうつ病合併有無による健康関連 QOL への影響

		うつ病非合併患者 (n=14,291)	うつ病合併患者 (n=2,463)	p値
健康状態	非常によい / とてもよい / よい	58.02	20.42	<0.001
	あまりよくない / 悪い	41.98	79.58	
身体的健康状態	過去30日間に身体的健康の不良を感じる日がない	51.41	14.09	<0.001
	過去30日間に身体的健康の不良を感じる日が1日以上ある	48.59	85.91	
精神的健康状態	過去30日間に精神的健康の不良を感じる日がない	72.01	18.25	<0.001
	過去30日間に精神的健康の不良を感じる日が1日以上ある	27.99	81.75	
生活への満足度	非常に満足している / 満足している	96.16	65.61	<0.001
	満足していない / かなり不満	3.84	34.39	
社会サポートの享受	常に / いつも / ときどき	89.98	72.70	<0.001
	まれ / 受けたことがない	10.02	27.30	

Egede LE, et al. Gen Hosp Psychiatry 32: 563-569, 2010.

■ 糖尿病患者におけるうつ病合併有無による健康関連 QOL 悪化のオッズ比

	うつ病合併有無によるQOL悪化	
	オッズ比*	95% CI
健康状態が非常によい / とてもよい / よい	0.24	0.19, 0.31
過去30日間に身体的健康の不良を感じる日が1日以上ある	4.36	3.33, 5.72
過去30日間に精神的健康の不良を感じる日が1日以上ある	9.77	7.81, 12.22
生活に非常に満足している / 満足している	0.10	0.07, 0.14
必要な社会サポートを常に / いつも / ときどき受けている	0.29	0.22, 0.38

*うつ病非合併患者に対する調整済みオッズ比

Egede LE, et al. Gen Hosp Psychiatry 32: 563-569, 2010.

　糖尿病患者 16,754 例を対象にうつ病の合併有無による健康関連 QOL への影響を検討した研究によれば，うつ病合併群ではうつ病非合併群に比べて，健康状態を不良と感じる割合，心身の不調を感じる割合，生活への満足が低い割合，社会サポートが得られていない割合といったさまざまな健康関連 QOL 指標の悪化が有意に高いことが報告されています（**上表**）[1]。また，うつ病非合併群に比べたうつ病合併群における健康関連 QOL 指標に対するオッズ比はそれぞれ，「健康が良好であると感じる」が 0.24（95% CI：0.19, 0.31），「過去 30 日間で身体的不調を感じる日がある」が 4.36（95% CI：3.33, 5.72），「過去 30 日間で精神的不調を感じる日がある」が 9.77（95% CI：7.81, 12.22），「生活に満足している」が 0.10（95% CI：0.07, 0.14），「必要な社会サポートが得られている」が 0.29（95% CI：0.22, 0.38）といずれも有意に悪化することが示されています（**下表**）。

▶ Reference

1) Egede LE, et al. The effect of major depression on preventive care and quality of life among adults with diabetes. Gen Hosp Psychiatry 32: 563-569, 2010.

Q9 うつ病が合併すると糖尿病患者の心血管イベントの発生リスクは高まりますか？

A うつ病が糖尿病に合併すると，細小血管障害の発症リスクを1.3倍，大血管障害の発症リスクを1.2倍高めることが報告されています

■ うつ病が合併した場合の糖尿病患者の心血管イベント発生のハザード比

		細小血管障害		大血管障害	
		小うつ病	うつ病	小うつ病	うつ病
未調整		1.54(1.16, 2.03)	1.48(1.16, 1.88)	1.17(0.92, 1.47)	1.20(0.98, 1.47)
調整済み	ベースライン時の心血管イベントの既往	1.49(1.13, 1.97)	1.47(1.15, 1.87)	1.09(0.86, 1.37)	1.13(0.92, 1.38)
	上記に加え，ベースライン時の患者特性	1.48(1.11, 1.95)	1.67(1.30, 2.15)	1.11(0.88, 1.40)	1.49(1.21, 1.83)
	上記に加え，ベースライン時の臨床特性	1.33(1.00, 1.76)	1.38(1.07, 1.77)	1.06(0.83, 1.33)	1.34(1.08, 1.65)
	上記に加え，ベースライン時のセルフケアおよび血糖コントロール	1.31(0.98, 1.74)	1.36(1.05, 1.76)	1.00(0.79, 1.27)	1.25(1.00, 1.54)

うつ病：DSM診断基準にある9項目のうつ症状のうち，5つ以上の症状が2週間以上持続（うち抑うつ気分または興味・喜びの喪失のどちらかが存在する）
小うつ病：DSM診断基準にある9項目のうつ症状のうち，2～4つの症状が2週間以上持続（うち抑うつ気分または興味・喜びの喪失のどちらかが存在する）
ベースライン時の患者特性：年齢，性，人種，教育レベル，婚姻状況
ベースライン時の臨床特性：糖尿病罹病期間，糖尿病治療の状況，慢性疾患の合併スコア（RxRiskスコア），高血圧の診断
ベースライン時のセルフケアおよび血糖コントロール：BMI，喫煙，身体活動性，HbA1c

Lin EH, et al. Diabetes Care 33: 264-269, 2010.

2型糖尿病患者4,623例を対象に，約5年間の追跡期間にてベースライン時のうつ病と心血管イベント発生との関連を検討した研究結果が報告されています[1]。それによれば，ベースライン時にうつ病のない患者に比べたうつ病のある患者の心血管イベント発生の調整済みのハザード比は，細小血管障害が1.36（95% CI：1.05, 1.76），大血管障害が1.25（95% CI：1.00, 1.54）といずれも有意にリスクを高めることが明らかとなっています。

▶「ハザード比」は巻末のAppendix「医学統計を理解するためのキホンのキホン」を参照

▶ Reference
1) Lin EH, et al. Depression and advanced complications of diabetes: a prospective cohort study. Diabetes Care 33: 264-269, 2010.

Q10 うつ病が合併すると糖尿病患者の死亡リスクは高まりますか？

A 糖尿病にうつ病が合併すると死亡リスクが1.5倍高くなると報告されています

■ うつ症状を呈する糖尿病患者の総死亡リスク

研究報告	log(ハザード比)	SE	重み付け(%)	ハザード比 IV, Random, 95%CI
Ahola et al 2012 (男性)	0.1133	0.2326	7.9	1.12(0.71,1.77)
Ahola et al 2012 (女性)	0.7655	0.201	8.9	2.15(1.45,3.19)
Bot et al 2012	1.0647	0.172	9.9	2.90(2.07,4.06)
Bruce et al 2005	0.1906	0.1234	11.6	1.21(0.95,1.54)
Egede et al 2005	0.9163	0.1037	12.2	2.50(2.04,3.06)
Iversen et al 2009	0.3001	0.1139	11.9	1.35(1.08,1.69)
Lin et al 2009	0.4187	0.1249	11.5	1.52(1.19,1.94)
Pan et al 2011	0.6419	0.0782	13.0	1.90(1.63,2.21)
Pieper et al 2011	0.7608	0.3584	5.0	2.14(1.06,4.32)
Sullivan et al 2012	0.5653	0.2306	8.0	1.76(1.12,2.77)
トータル			100.0	1.76(1.45,2.14)

異質性の検定:$\tau^2 = 0.07$; $\chi^2 = 41.87$, df = 9 ($p < 0.00001$); $I^2 = 79\%$
統合効果の検定:$Z = 5.73$ ($p < 0.00001$)

Hofmann M, et al. PLoS One 8: e79809, 2013.

■ うつ病を呈する糖尿病患者の総死亡リスク

研究報告	log(ハザード比)	SE	重み付け(%)	ハザード比 IV, Random, 95%CI
Black et al 2003	1.5239	0.3941	7.7	4.59(2.12, 9.94)
Katon et al 2008	0.3075	0.0812	22.2	1.36(1.16, 1.59)
Richardson et al 2008	0.47	0.1059	21.0	1.60(1.30, 1.97)
Scherrer et al 2011	0.0583	0.0506	23.4	1.06(0.96, 1.17)
Ting et al 2013	-0.0408	0.2842	11.5	0.96(0.55, 1.68)
Winkley et al 2012	0.7372	0.2268	14.2	2.09(1.34, 3.26)
トータル			100.0	1.49(1.15, 1.93)

異質性の検定:$\tau^2 = 0.07$; $\chi^2 = 33.71$, df = 5 ($p < 0.00001$); $I^2 = 85\%$
統合効果の検定:$Z = 3.00$ ($p = 0.003$)

Hofmann M, et al. PLoS One 8: e79809, 2013.

糖尿病に合併するうつ症状,またはうつ病が糖尿病患者の予後に及ぼす影響を検討した研究をメタ解析した結果によれば,うつ症状による総死亡リスクのハザード比は1.76(95% CI:1.45, 2.14)と算出されているほか(上図)[1],うつ病による総死亡リスクのハザード比は1.49(95% CI:1.15, 1.93)と算出されています(下図)[1]。

▶「ハザード比」「メタ解析」は巻末のAppendix「医学統計を理解するためのキホンのキホン」を参照

▶ Reference

1) Hofmann M, et al. Depression as a risk factor for mortality in individuals with diabetes: a meta-analysis of prospective studies. PLoS One 8: e79809, 2013.

Q11 うつ病が合併すると糖尿病患者の心血管死亡リスクは高まりますか？

A うつ病が糖尿病に合併すると心血管死亡リスクを1.4倍高めると報告されています

■ うつ病を合併する糖尿病患者の総死亡リスク

研究報告	統計					ハザード比（95% CI）
	ハザード比	下限	上限	Z値	p値	
Sullivan 2012	1.760	1.117	2.773	2.437	0.015	
Bot 2012	2.100	1.377	3.203	3.445	0.001	
Winkley 2012	2.090	1.342	3.255	3.261	0.001	
Ahola 2012	1.530	1.100	2.129	2.524	0.012	
Pan 2011	1.530	1.288	1.817	4.845	0.000	
Pieper 2011	1.530	0.880	2.660	1.507	0.132	
Scherrer 2011	1.040	0.959	1.128	0.943	0.346	
Iversen 2009	1.370	1.096	1.713	2.763	0.006	
Lin 2009	1.460	1.224	1.741	4.210	0.000	
Katon 2008	1.360	1.162	1.592	3.828	0.000	
Richardson 2008	1.600	1.362	1.880	5.716	0.000	
Bruce 2005	1.210	0.947	1.546	1.525	0.127	
Egede 2005	1.330	1.018	1.737	2.092	0.036	
Kuo 2004	0.970	0.753	1.249	−0.236	0.813	
Black 2003	2.080	1.388	3.117	3.550	0.000	
Rosenthal 1998	4.503	1.728	11.734	3.080	0.002	
併合データ	1.461	1.286	1.661	5.811	0.000	

van Dooren FE, et al. PLoS One 8: e57058, 2013.

■ うつ病を合併する糖尿病患者の心血管死亡リスク

研究報告	統計					ハザード比（95% CI）
	ハザード比	下限	上限	Z値	p値	
Bot 2012	2.540	1.320	4.889	2.790	0.005	
Pan 2011	1.630	1.193	2.226	3.071	0.002	
Lin 2009	1.310	0.991	1.732	1.896	0.058	
Bruce 2005	1.150	0.794	1.667	0.738	0.460	
Egede 2005	1.070	0.670	1.709	0.283	0.777	
併合データ	1.389	1.114	1.733	2.915	0.004	

van Dooren FE, et al. PLoS One 8: e57058, 2013.

糖尿病に合併するうつ病が糖尿病患者の予後に及ぼす影響を検討した研究をメタ解析したシステマティックレビューの1つに，心血管死亡リスクを算出したものがあります．それによれば，うつ病による総死亡リスクのハザード比は1.46（95% CI：1.29, 1.66）と算出され（**上図**），うつ病による心血管死亡リスクのハザード比は1.39（95% CI：1.11, 1.73）と算出されています（**下図**）[1]．

▶「ハザード比」「メタ解析」は巻末のAppendix「医学統計を理解するためのキホンのキホン」を参照

▶ **Reference**
1) van Dooren FE, et al. Depression and risk of mortality in people with diabetes mellitus: a systematic review and meta-analysis. PLoS One 8: e57058, 2013.

生活習慣病に合併するうつ病の影響と治療意義

糖尿病

8 うつ病が糖尿病の病態に影響を及ぼす機序

Q1 うつ病と糖尿病の合併にはどのような生物学的・心理社会的背景がありますか？

A 遺伝的負因，胎児期における栄養状況や幼少期の養育環境上の負因，運動不足や肥満などの現代型のライフスタイル，HPA系・交感神経系の亢進や炎症反応など，さまざまな要因があります

■ うつ病と糖尿病の両病態に共通した生物学的・心理社会的背景と進展機序

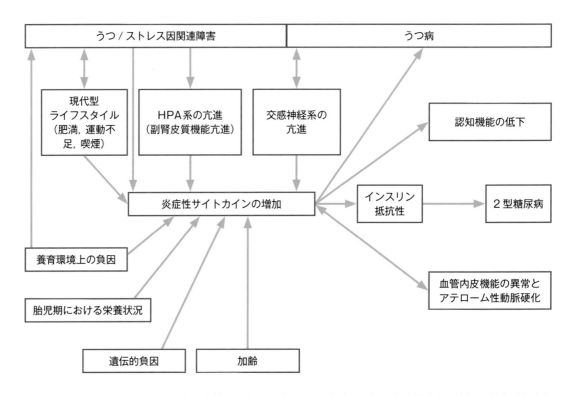

Ismail K, et al. Unraveling the Pathogenesis of the Depression-Diabetes Link. In: Katon W, et al. (eds). Depression and Diabetes. John Wiley & Sons, Ltd, 2010.

図は，うつ病と糖尿病の両病態における生物学的および心理社会的な関連性として推察されている機序を表したものです[1]。

遺伝的負因や，胎児期における栄養状況および幼少期における養育環境上の負因を共通的な病因背景として，ストレスにより惹起されるHPA系および交感神経系の亢進と炎症性サイトカインの増加といった生物学的変化はうつ病と糖尿病の双方に影響を及ぼし，運動不足や肥満，喫煙といった現代型ライフスタイルによりそれらはよりいっそう促されると考えられています。

▶Reference
1) Ismail K, et al. Unraveling the Pathogenesis of the Depression-Diabetes Link. In: Katon W, et al.(eds). Depression and Diabetes. John Wiley & Sons, Ltd, 2010.

Q2 糖代謝に影響する神経伝達物質・ストレスホルモンにはどのようなものがありますか？

A コルチゾールやカテコールアミン（ノルアドレナリン，アドレナリン）のほか，アセチルコリン，成長ホルモン，βエンドルフィンなどさまざまな神経伝達物質・ストレスホルモンが血糖値を上昇させるよう作用します

■ 神経伝達物質・ストレスホルモンによる糖代謝への影響

ホルモン	インスリン	肝臓の糖産生	糖利用	脂肪分解	血糖値
コルチゾール	—	↑	↓	↑	↑
ノルアドレナリン	↓	↑	↓	↑	↑
アドレナリン	↑↓	↑	↓	↑	↑
アセチルコリン	↑	↑	—	—	
成長ホルモン	—	—	↓	—	↑
βエンドルフィン		—	—	—	↑

Surwit RS, et al. Psychosom Med 55: 380-393, 1993.

表は，各神経伝達物質およびストレスホルモンにおける末梢の糖代謝への関与をまとめたものです[1]。

作用機序は異なるものの，ほとんどの介在物質に血糖値の上昇作用のあることがわかります。特に，コルチゾールとカテコールアミン（ノルアドレナリン，アドレナリン）はいずれもインスリン拮抗ホルモンとして肝臓でのグリコーゲン分解や糖新生を促して血糖値を高めるよう強力に作用します。

▶ Reference

1) Surwit RS, et al. Role of stress in the etiology and treatment of diabetes mellitus. Psychosom Med 55: 380-393, 1993.

Q3 うつ病の病態は糖代謝にどのように影響しますか？

A うつ病にみられる視床下部—下垂体—副腎皮質系（HPA系）および交感神経系の亢進と炎症性サイトカインの増加が糖代謝の異常を引き起こし，インスリン抵抗性の病態を惹起するものと推察されています

■ うつ病の病態が糖代謝に及ぼす影響

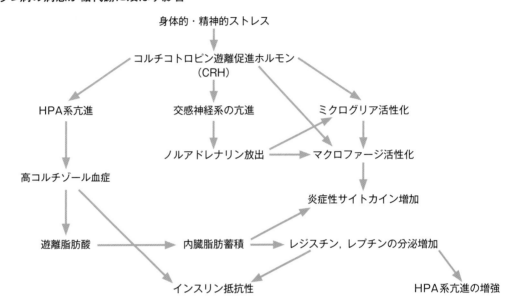

①HPA系亢進により惹起される高コルチゾール血症は，肝臓における糖新生を促して血糖値を上昇させてインスリン抵抗性を引き起こすほか，脂肪分解を低下させて同化作用により内臓脂肪の蓄積を促す
②コルチコトロピン遊離促進ホルモン（CRH）がマクロファージとミクログリアを活性化して炎症反応を惹起し，また交感神経副腎系の活性化がさらに炎症反応を増強する
③IL-6 などの炎症性サイトカインは糖質コルチコイド受容体機能を低下させて，糖質コルチコイド抵抗性を惹起する
④高コルチゾール血症による内臓脂肪蓄積は脂肪組織からサイトカインやレプチン，レジスチンの分泌を促し，レプチンはHPA系の亢進を増強し，レジスチンはインスリン抵抗性を高める

Leonard BE. Curr Immunol Rev 6: 205-212, 2010.

図は身体的・精神的ストレスが糖代謝に影響を及ぼし，インスリン抵抗性を引き起こす機序を示したものです[1]。うつ病などのストレス状態はHPA系および交感神経系の亢進と炎症性サイトカインの増加を介して糖代謝の異常を引き起こし，インスリン抵抗性の病態を惹起しているものと考えられています。

▶Reference
1) Leonard BE. The concept of depression as a dysfunction of the immune system. Curr Immunol Rev 6: 205-212, 2010.

Q4 うつ病がインスリン抵抗性を高めるというエビデンスはありますか？

A うつ病とインスリン抵抗性との関連については，メタ解析の結果から小さいながらも有意な影響を及ぼしうることが報告されています

■ うつ病とインスリン抵抗性との関連

研究報告	効果量 Cohen's d (95% CI)	効果量 Cohen's d (95% CI)	重み付け (%)
Adriaanse 2006 (IGT)		0.23 (−0.08, 0.53)	3.5
Adriaanse 2006 (NGT)		0.08 (−0.16, 0.33)	4.3
Chiba 2000 (入院患者)		0.84 (0.49, 1.20)	3.0
Chiba 2000 (外来患者)		1.14 (0.83, 1.46)	3.4
Everson-Rose 2004		0.22 (0.13, 0.31)	6.5
Golden. 2007		0.01 (−0.05, 0.06)	6.8
Holt 2009 (男性)		0.17 (0.05, 0.30)	6.0
Holt 2009 (女性)		0.15 (−0.01, 0.31)	5.6
Hung 2007		0.83 (0.13, 1.54)	1.1
Kahl 2004		0.48 (−0.16, 1.13)	1.3
Kauffman 2005		0.60 (−0.32, 1.52)	0.7
Krishnamurthy 2008		0.32 (−0.14, 0.78)	2.1
Okamura 2000		1.37 (0.60, 2.14)	0.9
Pan 2008		0.10 (−0.03, 0.22)	6.0
Pearson 2010 (男性)		0.26 (−0.04, 0.56)	3.6
Pearson 2010 (女性)		0.21 (0.01, 0.42)	4.9
Roos 2007		0.02 (−0.10, 0.14)	6.1
Schlotz 2007		−0.05 (−0.16, 0.07)	6.2
Shen 2011 (男性)		−0.56 (−1.50, 0.38)	0.7
Shen 2011 (女性)		0.38 (−0.37, 1.13)	1.0
Timonen 2005 (IGT)		0.67 (0.23, 1.10)	2.3
Timonen 2005 (NGT)		0.05 (−0.16, 0.27)	4.7
Timonen 2006 (男性)		0.02 (−0.05, 0.10)	6.6
Timonen 2006 (女性)		−0.05 (−0.13, 0.02)	6.7
Timonen 2007		0.10 (−0.02, 0.22)	6.1
併合データ		0.19 (0.11, 0.27)	100.0

インスリン抵抗性減　　インスリン抵抗性増

IGT：耐糖能異常，NGT：正常耐糖能
Cohen's d：2グループ間の平均値の差から算出される効果量で，標準偏差を単位として平均値がどれだけ離れているかを表す（たとえば，d＝1であれば1標準偏差（SD）分だけ離れていることを意味する）。一般的な効果量の目安として，d＝0.2が小（small），d＝0.5が中（medium），d＝0.8が大（large）とされる

Kan C, et al. Diabetes Care 36: 480-489, 2013.

うつ病とインスリン抵抗性との関連については，関連ありとする報告と，関連なしとする報告が混在しており，必ずしも一致していませんでした。

しかし，うつ病とインスリン抵抗性との関連について検討した18の研究をメタ解析した結果では，Cohen's dによる効果量は0.19（95%：0.11, 0.27）と小さいながらも有意な関連が認められています[1]。これらの結果は，うつ病が糖尿病発症前のインスリン抵抗性の段階から影響を及ぼしている可能性を示唆しているといえます。

▶「メタ解析」は巻末のAppendix「医学統計を理解するためのキホンのキホン」を参照

▶ Reference
1) Kan C, et al. A systematic review and meta-analysis of the association between depression and insulin resistance. Diabetes Care 36: 480-489, 2013.

Q5 糖尿病はどのような生物学的機序によりうつ病の発症や経過に影響しますか？

A 糖尿病動物モデルを用いた実験から，糖尿病の病態は海馬や扁桃体，前頭前皮質の神経可塑性の障害を引き起こし，うつ病の発症や経過に影響を及ぼす可能性が示唆されています

■ 動物実験モデルから推察されている糖尿病がうつ病の発症リスクを高める機序

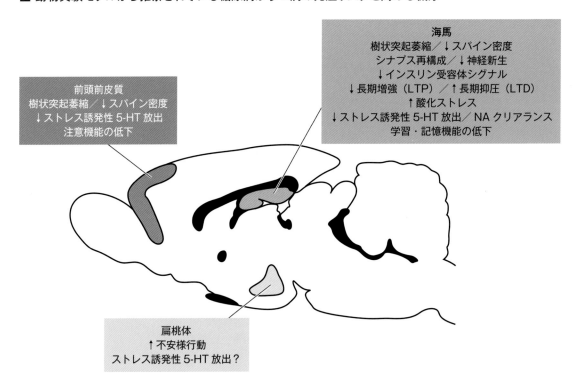

糖尿病モデルマウスを用いた実験から，5-HT放出低下などの神経化学的な変化，長期増強（LTP）の障害などの電気生理学的な機能変化，および樹状突起の萎縮やスパイン密度の低下といった神経解剖学的な変化が観察されるなど，海馬，扁桃体，および前頭前皮質において神経可塑性の障害が生じる可能性のあることが明らかとなっている

Reznikov L, et al. Glutamate-mediated neuroplasticity deficits in mood disorders. In: Costa e Silva JA, et al.(eds). Neuroplasticity: new biochemical mechanisms. Current Medicine Group, 2009.

近年，糖尿病の病態が中枢神経系に及ぼす影響の大きさが報告されています。インスリンは脳の糖エネルギー代謝を調整するほか，神経伝達やシナプスの可塑性にも作用します。高インスリン血症では脳へのインスリンの移行が低下するため，脳におけるこれらのインスリン作用が低下し，神経保護的作用が減弱すると考えられています。実際，糖尿病動物モデルを用いた実験から，糖尿病の病態により海馬，扁桃体，および前頭前皮質において神経可塑性の障害が生じる可能性のあることが明らかとなっています（図）[1,2]。

▶Reference
1) Reznikov L, et al. Glutamate-mediated neuroplasticity deficits in mood disorders. In: Costa e Silva JA, et al.(eds). Neuroplasticity: new biochemical mechanisms. Current Medicine Group, 2009.
2) Reagan LP. Diabetes as a chronic metabolic stressor: causes, consequences and clinical complications. Exp Neurol 233: 68-78, 2012.

生活習慣病に合併するうつ病の影響と治療意義

9 糖尿病

糖尿病に合併するうつ病の治療意義とそのアプローチ

Q1 糖尿病に合併するうつ病に対して抗うつ薬治療は有効ですか？

A 糖尿病に合併するうつ病に対する抗うつ薬治療は，うつ病の症状改善効果および寛解効果のいずれもプラセボよりも高いことが報告されています

■ 糖尿病に合併するうつ病に対する抗うつ薬の症状スコア改善効果

研究報告	標準化平均差（SE）	標準化平均差 IV, Random, 95%CI	重み付け（%）	標準化平均差 IV, Random, 95%CI
SSRI				
Echeverry 2009	−0.28 (0.21)		21.3	−0.28 (−0.69, 0.13)
Lustman 2000	−0.49 (0.28)		17.0	−0.49 (−1.04, 0.06)
Paile - Hyvärinen 2003	−0.63 (0.57)		7.0	−0.63 (−1.75, 0.49)
Paile - Hyvärinen 2007	−0.25 (0.34)		14.0	−0.25 (−0.92, 0.42)
Xue 2004	−0.51 (0.29)		16.5	−0.51 (−1.08, 0.06)
サブトータル (95% CI)			75.8	−0.39 (−0.64, −0.13)
異質性の検定: $\tau^2=0.0$; $\chi^2=0.92$, df = 4(p=0.92); $I^2=0.0\%$				
統合効果の検定: Z = 2.96 (p=0.0031)				
その他の抗うつ薬				
Lustman 1997	−0.83 (0.39)		11.9	−0.83 (−1.59, −0.07)
Qu 2005	−1.65 (0.38)		12.3	−1.65 (−2.39, −0.91)
サブトータル (95% CI)			24.2	−1.24 (−2.05, −0.44)
異質性の検定: $\tau^2=0.19$; $\chi^2=2.27$, df = 4(p=0.13); $I^2=56\%$				
統合効果の検定: Z = 3.04 (p=0.0024)				
トータル			100.0	−0.61 (−0.94, −0.27)
異質性の検定: $\tau^2=0.09$; $\chi^2=11.41$, df = 6(p=0.08); $I^2=47\%$				
統合効果の検定: Z = 3.57 (p=0.00036)				
サブグループ間の差異検定: $\chi^2=3.99$, df=1(p=0.05); $I^2=75\%$ 抗うつ薬群優位　プラセボ群優位				

Baumeister H, et al. Cochrane Database Syst Rev 2012: CD008381.

■ 糖尿病に合併するうつ病に対する抗うつ薬の寛解効果

研究報告	抗うつ薬群 (n/N)	プラセボ群 (n/N)	オッズ比 M-H, Random, 95%CI	重み付け (%)	オッズ比 M-H, Random, 95%CI
SSRI					
Lustman 2009	13/30	7/30		42.4	2.51 (0.83, 7.64)
Xue 2000	11/24	6/24		35.0	2.54 (0.75, 8.64)
サブトータル (95% CI)	54	54		77.4	2.52 (1.11, 5.75)
トータルイベント: 24 (抗うつ薬群), 13 (プラセボ群)					
異質性の検定: $\tau^2=0.0$; $\chi^2=0.00$, df = 4(p=0.99); $I^2=0.0\%$					
統合効果の検定: Z = 2.20 (p=0.027)					
その他の抗うつ薬					
Lustman 1997	8/14	5/14		22.6	2.40 (0.52, 10.99)
サブトータル (95% CI)	14	14		22.6	2.40 (0.52, 10.99)
トータルイベント: 8 (抗うつ薬群), 5 (プラセボ群)					
異質性の検定: 適用なし　統合効果の検定: Z = 1.13 (p=0.26)					
トータル	68	68		100.0	2.50 (1.21, 5.15)
トータルイベント: 32 (抗うつ薬群), 18 (プラセボ群)					
異質性の検定: $\tau^2=0.0$; $\chi^2=0.00$, df = 2 (p=1.00); $I^2=0.0\%$					
統合効果の検定: Z = 2.48 (p=0.013)					
サブグループ間の差異検定: $\chi^2=0.00$, df = 1 (p=0.95); $I^2=0.0\%$ プラセボ群優位　抗うつ薬群優位					

Baumeister H, et al. Cochrane Database Syst Rev 2012: CD008381.

糖尿病に合併するうつ病に対する抗うつ薬の有効性を検討した臨床試験をメタ解析した結果によれば，プラセボ群と比べた抗うつ薬群の症状改善効果の標準化平均差（SMD）は−0.61（95% CI：−0.94，−0.27）と有意に大きく（**上図**）[1]，寛解のオッズ比も2.50（95% CI：1.21, 5.15）と有意に大きいことが示されています（**下図**）[1]。

▶「オッズ比」「メタ解析」は巻末の Appendix「医学統計を理解するためのキホンのキホン」を参照

▶**Reference**

1) Baumeister H, et al. Psychological and pharmacological interventions for depression in patients with diabetes mellitus and depression. Cochrane Database Syst Rev 2012: CD008381.

Q2 糖尿病に合併するうつ病に対する抗うつ薬治療は血糖コントロールを改善させますか？

A 糖尿病に合併するうつ病に対する抗うつ薬治療では，プラセボに比べて有意に血糖コントロールを改善させることが報告されています

■ 糖尿病に合併するうつ病に対する抗うつ薬治療による血糖コントロール（HbA1c）改善効果

研究報告	抗うつ薬群		プラセボ群		平均差 IV, Random, 95%CI	重み付け (%)	平均差 IV, Random, 95%CI
	N	平均(SD) (%)	N	平均(SD) (%)			
Echeverry 2009	45	8 (1.4)	44	8.8 (1.9)		10.9	−0.80 (−1.49, −0.11)
Lustman 2000	26	−0.4 (0.75)	25	−0.07 (0.75)		31.1	−0.33 (−0.74, 0.08)
Paile‐Hyvärinen 2003	7	−0.44 (0.37)	6	−0.07 (0.33)		36.4	−0.37 (−0.75, 0.01)
Paile‐Hyvärinen 2007	23	8.3 (0.98)	14	8.4 (0.95)		12.9	−0.10 (−0.74, 0.54)
Xue 2004	24	8.3 (1.1)	24	8.6 (1.6)		8.7	−0.30 (−1.08, 0.48)
トータル	125		113			100.0	−0.36 (−0.59, −0.13)

異質性の検定：$\tau^2=0.0$; $\chi^2=2.22$, df=4 (p=0.69); $I^2=0.0\%$
統合効果の検定：Z=3.10 (p=0.0019)
サブグループ間の差異検定：適用なし

抗うつ薬群優位　プラセボ群優位

Baumeister H, et al. Cochrane Database Syst Rev 2012: CD008381.

糖尿病に合併するうつ病に対する抗うつ薬の有効性を検討した臨床試験をメタ解析した結果によれば，プラセボ群に対する抗うつ薬群のHbA1c平均差（MD）は−0.36（95％CI：−0.59，−0.13）と有意に血糖コントロールを改善させることが報告されています（**図**）[1]。

▶「メタ解析」は巻末のAppendix「医学統計を理解するためのキホンのキホン」を参照

▶ Reference
1) Baumeister H, et al. Psychological and pharmacological interventions for depression in patients with diabetes mellitus and depression. Cochrane Database Syst Rev 2012: CD008381.

Q3 うつ病を合併する糖尿病患者に対してはどのような治療アプローチが望ましいですか？

A 薬物療法単独よりも生活改善指導や心理療法を併用したCollaborative治療の方がうつ症状の改善や血糖コントロールに対してより有効と考えられています

■ 治療アプローチ別のうつ症状スコアに対する治療効果の違い（従来治療 vs. Collaborative治療）

研究報告		標準化平均差（95%CI）	重み付け（%）
Bogner et al 2010		−0.48（−1.01, 0.05）	8.51
Bogner et al 2012		−0.19（−0.49, 0.10）	13.77
Ell et al 2010		0.00（−0.20, 0.20）	16.16
Katon et al 2004		−0.14（−0.36, 0.07）	15.74
Katon et al 2010		−0.43（−0.70, −0.15）	14.28
Morgan et al 2013		−0.35（−0.57, −0.12）	15.49
Williams et al 2004		−0.71（−0.92, −0.51）	16.05
トータル（I² = 79.0%, p = 0.000）		−0.32（−0.53, −0.11）	100.00

Collaborative治療群優位 ／ 従来治療群優位

Atlantis E, et al. BMJ Open 4: e004706, 2014.

■ 治療アプローチ別のHbA1cに対する治療効果の違い（従来治療 vs. Collaborative治療）

研究報告		加重平均差（95%CI）	重み付け（%）
Bogner et al 2010		−0.20（−2.46, 0.06）	5.14
Bogner et al 2012		−1.00（−1.54, −0.46）	13.46
Ell et al 2010		−0.10（−0.53, 0.33）	15.55
Katon et al 2004		−0.20（−0.12, 0.52）	17.72
Katon et al 2010		−0.50（−0.92, −0.08）	15.64
Morgan et al 2013		−0.50（−0.94, −0.06）	15.40
Williams et al 2004		−0.00（−0.35, 0.35）	17.09
トータル（I² = 72.9%, p = 0.001）		−0.33（−0.66, −0.00）	100.00

Collaborative治療群優位 ／ 従来治療群優位

Atlantis E, et al. BMJ Open 4: e004706, 2014.

図はうつ病を合併した糖尿病患者を対象に，うつ病に対する従来治療（薬物療法メイン）とCollaborative治療（薬物療法＋生活改善指導・心理療法）による治療アウトカムを比較したメタ解析の結果です[1]。Collaborative治療によるうつ症状スコアに対する効果は従来治療に比べて標準化平均差（SMD）が−0.32（95% CI：−0.53，−0.11）と有意に効果が高かったほか（**上図**），HbA1cに対する改善の加重平均差（WMD）も−0.33%（95% CI：−0.66%，−0.00%）と有意に効果が高いことが報告されています（**下図**）。

▶「メタ解析」は巻末のAppendix「医学統計を理解するためのキホンのキホン」を参照

▶ **Reference**

1) Atlantis E, et al. Collaborative care for comorbid depression and diabetes: a systematic review and meta-analysis. BMJ Open 4: e004706, 2014.

Q4 うつ病を合併した糖尿病患者のアドヒアランスを高めるにはどのような治療アプローチが望ましいですか？

A アドヒアランスの向上・維持に対しても，薬物療法単独よりも生活改善指導や心理療法を併用した Collaborative 治療の方が有効性が高いと考えられます

■ 治療アプローチ別の抗うつ薬に対するアドヒアランスの違い（従来治療 vs. Collaborative 治療）

研究報告	Collaborative 治療群 アドヒアランス良好	トータル	従来治療群 アドヒアランス良好	トータル	重み付け (%)	リスク比 IV, Random, 95%CI	リスク比 IV, Random, 95%CI
Bogner 2010	18	29	3	29	9.7	6.00 (1.98, 18.18)	
Bogner 2012	56	92	19	88	25.2	2.82 (1.83, 4.34)	
Ciechanowski 2006	107	160	87	164	32.9	1.26 (1.05, 1.51)	
Katon 2004	94	164	76	165	32.1	1.24 (1.01, 1.54)	
トータル	275	445	185	446	100.0	1.79 (1.19, 2.69)	

異質性の検定：$\tau^2=0.12$; $\chi^2 = 19.21$, df = 3 (p=0.0002); $I^2 = 84\%$
統合効果の検定：Z = 2.81 (p=0.005)

(Huang Y, et al. BMC Psychiatry 13: 260, 2013.)

■ 治療アプローチ別の経口血糖降下薬に対するアドヒアランスの違い（従来治療 vs. Collaborative 治療）

研究報告	Collaborative 治療群 アドヒアランス良好	トータル	従来治療群 アドヒアランス良好	トータル	重み付け	リスク比 M-H, Fixed, 95%CI	リスク比 M-H, Fixed, 95%CI
Bogner 2010	18	29	7	29	19.7	2.57 (1.27, 5.21)	
Bogner 2012	61	92	28	88	80.3	2.08 (1.49, 2.92)	
トータル	79	121	35	117	100.0	2.18 (1.61, 2.96)	

異質性の検定：$\chi^2 = 0.28$, df = 1 (p=0.60); $I^2 = 0\%$
統合効果の検定：Z = 4.99 (p< 0.00001)

(Huang Y, et al. BMC Psychiatry 13: 260, 2013.)

　従来治療（薬物療法メイン）よりも Collaborative 治療（薬物療法＋生活改善指導・心理療法）による治療の方がアドヒアランスの向上・維持に有効と考えられます。**上下図**は，うつ病を合併した糖尿病患者を対象に，うつ病に対する従来治療（薬物療法メイン）と Collaborative 治療（薬物療法＋生活改善指導・心理療法）によるアドヒアランスを比較したメタ解析の結果ですが，抗うつ薬および経口血糖降下薬のいずれにおいても Collaborative 治療の方がアドヒアランスが高くなることがみてとれます[1]。

▶「リスク比」「メタ解析」は巻末の Appendix「医学統計を理解するためのキホンのキホン」を参照

▶ Reference

1) Huang Y, et al. Collaborative care for patients with depression and diabetes mellitus: a systematic review and meta-analysis. BMC Psychiatry 13: 260, 2013.

Q5 糖代謝に影響を及ぼす抗うつ薬はありますか？

A 三環系抗うつ薬では体重増加と高血糖との関連が示唆されているため、体重増加や血糖コントロールへの影響が少ないSSRIまたはSNRIを選択するのが望ましいといえます

■ 抗うつ薬のグルコース恒常性と体重に対する影響

抗うつ薬の種類	グルコース恒常性と体重に対する影響
三環系抗うつ薬	● 三環系抗うつ薬は食欲増進、体重増加、高血糖に関連がある ● ある研究においてノルトリプチンは糖尿病患者のうつ病を改善したが、高血糖は悪化した ● クロミプラミンは糖尿病を誘発する可能性があると報告されている
SSRI	● SSRIは2型糖尿病患者の血糖パラメータに対して好ましい影響を及ぼすと示唆され、インスリンの必要量が減少しうる ● ただし、2年以上の長期間の場合にはSSRIは糖尿病のリスクを増悪させる可能性がある
SNRI	● SNRIは血糖コントロールを妨げず、体重変動に最少の影響しかもたらさない ● 糖尿病性ニューロパチー治療においては、デュロキセチンは血糖コントロールに対する影響は少ない。うつ病治療と糖尿病に関するデータはない ● ベンラファキシンについては限られたデータしか存在しない
NaSSA（ミルタザピン）	● ミルタザピンは体重増加と関連があるが、糖尿病に対する影響はよく知られていない ● ミルタザピンは非糖尿病のうつ病患者においては耐糖能を障害しないようである

Taylor D, et al.（内田裕之ほか監訳）．モーズレイ処方ガイドライン 第10版．アルタ出版，2011．

表は抗うつ薬によるグルコース恒常性と体重に対する影響をまとめたものです[1]。基本的に三環系抗うつ薬は体重増加と高血糖との関連が示唆されているため、可能なかぎり避けることが望ましいといえます。一方、SSRIやSNRIは基本的に体重増加や血糖コントロールに影響を及ぼさないと考えられています（ただし、SSRIのパロキセチンは低頻度ではあるものの体重増加のリスクがあります[2]）。NaSSAのミルタザピンは体重増加と関連がありますが、糖尿病に対する影響はよくわかっていません。

▶ **Reference**

1) Taylor D, et al.（内田裕之ほか監訳）．モーズレイ処方ガイドライン 第10版．アルタ出版，2011．
2) Bauer M, et al. World Federation of Societies of Biological Psychiatry(WFSBP) guidelines for biological treatment of unipolar depressive disorders, part 1: update 2013 on the acute and continuation treatment of unipolar depressive disorders. World J Biol Psychiatry 14: 334-385, 2013.

Q6 経口血糖降下薬と抗うつ薬の併用ではどのような点に注意すればよいですか？

A CYP450により代謝される経口血糖降下薬に同一ファミリーのCYP450の阻害作用をもつ抗うつ薬を併用すると経口血糖降下薬の血中濃度が上昇することがあるので注意が必要です

■ 経口血糖降下薬に対する新規抗うつ薬のCYP450阻害作用

CYP450 アイソザイム		1A2	2C9	2C19	2D6	3A4
基質	経口血糖降下薬	チアゾリジン薬 ピオグリタゾン	チアゾリジン薬 ピオグリタゾン スルホニル尿素薬 グリメピリド グリニド薬 ナテグリニド		チアゾリジン薬 ピオグリタゾン DPP-4阻害薬 アログリプチン	チアゾリジン薬 ピオグリタゾン DPP-4阻害薬 シタグリプチン リナグリプチン グリニド薬 （レパグリニド）
阻害物質	フルボキサミン（SSRI）	+++	++	+++	+	++
	パロキセチン（SSRI）	+	+	+	+++	+
	セルトラリン（SSRI）	+	+	++	++	++
	エスシタロプラム（SSRI）				++	
	ミルナシプラン（SNRI）					
	デュロキセチン（SNRI）				++	
	ベンラファキシン（SNRI）				+	+
	ミルタザピン（NaSSA）	+				+

あるCYPタイプを基質にもつ薬剤に同じCYPタイプの阻害物質である薬剤を同時投与すると，基質をもつ薬剤の血中濃度が上昇する
＋＋＋：強い阻害作用，＋＋：中程度の阻害作用，＋：弱い阻害作用

精神医学講座担当者会議（監修）．気分障害治療ガイドライン 第2版．医学書院，2010
American Psychiatric Association. Practice Guideline for the Treatment of Patients With Major Depressive Disorder, Third Edition. 2010 などより作成

表は経口血糖降下薬に対する新規抗うつ薬のCYP450阻害作用を示したものです．CYP450により代謝される経口血糖降下薬に同一ファミリーのCYP450の阻害作用をもつ抗うつ薬を併用すると，基質である経口血糖降下薬の血中濃度が上昇することがあるので注意が必要です．また，機序は不明ですが，三環系抗うつ薬ではスルホニル尿素系薬剤をはじめとする経口血糖降下薬やインスリンの作用を強めて低血糖を引き起こす可能性があることも指摘されています[1]．

▶Reference
1) True BL, et al. Profound hypoglycemia with the addition of a tricyclic antidepressant to maintenance sulfonylurea therapy. Am J Psychiatry 144: 1220-1221, 1987.

10 肥満・メタボリックシンドローム
肥満・メタボリックシンドロームにおけるうつ病の合併頻度と発症リスク

Q1 肥満に合併するうつ病の頻度はどのくらいですか？

A BMI ≧ 30kg/m² の肥満患者におけるうつ症状の合併頻度はおよそ 23％，うつ病と診断される頻度はおよそ 5％と報告されています

■ 肥満の有無によるうつ症状の合併頻度

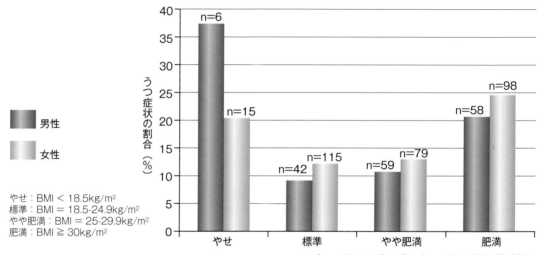

やせ：BMI < 18.5kg/m²
標準：BMI = 18.5-24.9kg/m²
やや肥満：BMI = 25-29.9kg/m²
肥満：BMI ≧ 30kg/m²

Carey M, et al. Br J Gen Pract 64: e122-127, 2014.

■ 肥満の有無によるうつ病の合併頻度

BMI	例数	過去1カ月にうつ病と診断された患者の割合（％）		
		全体	女性	男性
標準（BMI = 18.5-24.9kg/m²）	4,154	2.79	3.82	1.67
やせ（BMI < 18.5kg/m²）	301	3.24	3.82	1.82
やや肥満（肥満1度）（BMI = 25-29.9kg/m²）	2,297	2.42	4.01	1.37
肥満：BMI ≧ 30kg/m²	1,658	5.12*	6.74	2.85
肥満2度（BMI = 30-34.9kg/m²）	910	3.55	4.97	1.88
肥満3度（BMI = 35-39.9kg/m²）	410	4.8	6.79	0.83
肥満4度（BMI ≧ 40kg/m²）	267	12.51*	13.03	11.54

＊：p < 0.00001（vs. BMI 標準群）

Onyike CU, et al. Am J Epidemiol 158: 1139-1147, 2003.

肥満になるとうつ症状およびうつ病の高頻度が高まることがさまざまな疫学研究において示されています。

3,361 例を対象に BMI とうつ症状の合併頻度を検討した疫学研究によれば，BMI とうつ症状との間には U 字型曲線を描き，BMI ≧ 30kg/m² の肥満におけるうつ症状の合併頻度は 23％と標準 BMI の 11％の 2 倍も高いという結果が示されています（図）[1]。

また，8,410 例を対象に BMI と DSM 診断によるうつ病有病率との関連を検討した疫学研究においても，BMI ≧ 30kg/m² の肥満におけるうつ病合併頻度は 5.1％と標準 BMI の 2.8％に比べて有意に高いことが報告されています（表）[2]。

▶Reference

1) Carey M, et al. Prevalence of comorbid depression and obesity in general practice: a cross-sectional survey. Br J Gen Pract 64: e122-127, 2014.
2) Onyike CU, et al. Is obesity associated with major depression? Results from the Third National Health and Nutrition Examination Survey. Am J Epidemiol 158: 1139- 1147, 2003.

Q2 メタボリックシンドロームとうつ病との合併頻度に関連はありますか？

A メタボリックシンドロームではうつ病合併のリスクが1.42倍高いと報告されています

■ メタボリックシンドローム患者におけるうつ病合併のオッズ比

研究報告	オッズ比（95%CI）	重み付け（%）
Capuron et al 2008	1.51 (0.89, 2.55)	2.66
Carroll et al 2009	1.18 (0.87, 1.60)	5.00
Demirci et al 2011	1.32 (0.71, 2.43)	2.12
Dunber et al 2008	1.49 (0.99, 2.25)	3.66
Fekedulegn et al 2010	3.80 (0.80, 18.00)	0.41
Foley et al 2010	1.10 (0.73, 1.67)	3.61
Gil et al 2006	1.39 (1.02, 1.89)	4.90
Grimaldi et al 2009	0.84 (0.64, 1.11)	5.41
Goldbacher et al 2009	1.44 (0.89, 2.33)	3.00
Herva et al 2006	0.87 (0.62, 1.22)	4.43
Hildrum et al 2009	1.73 (1.43, 2.09)	6.79
Kimura et al 2011	0.92 (0.54, 1.58)	2.56
Kinder et al 2004	1.75 (1.33, 2.31)	5.39
Kobrosly et al 2010	1.42 (0.59, 3.40)	1.18
Miettola et al 2008	1.50 (0.80, 2.84)	2.00
Muhtz et al 2009	0.75 (0.21, 2.67)	0.60
Pannier et al 2006	1.57 (1.44, 1.71)	8.39
Petrlova et al 2004	4.43 (1.93, 10.19)	1.28
Seppala et al 2011	1.63 (1.32, 2.02)	6.42
Skilton et al 2007	1.56 (1.23, 1.98)	6.03
Takeuchi et al 2009	1.45 (0.81, 2.60)	2.29
Tziallas et al 2011	2.87 (1.68, 4.91)	2.57
Vaccarino et al 2008	1.67 (1.22, 2.29)	4.81
van Reedt Dortland et al 2010	1.16 (0.82, 1.65)	4.30
Vogelzangs et al 2007 (a)	1.50 (1.04, 2.16)	4.17
Vogelzangs et al 2007 (b)	1.29 (0.91, 1.83)	4.37
Vogelzangs et al 2009	1.40 (0.68, 2.87)	1.64
トータル (I² = 55.1%, p = 0.000)	1.42 (1.28, 1.57)	100.00

Pan A, et al. Diabetes Care 35: 1171-1180, 2012.

　メタボリックシンドロームとうつ病との合併頻度を検討した疫学研究では，有意な関連があるとする報告と有意な関連は認められないとする報告があり，必ずしも一致した見解は得られていませんでした。

　しかし，メタボリックシンドロームとうつ病との合併頻度を検討した27の研究をメタ解析した結果では，メタボリックシンドローム患者におけるうつ病合併のオッズ比は1.42（95% CI：1.28, 1.57）と報告され，有意な関連のあることが報告されています（図）[1]。また，自記式質問紙法を用いたうつの評価における合併のオッズ比は1.51（95% CI：1.34, 1.69），面接法によるうつ病診断の合併のオッズ比は1.29（95% CI：1.07, 1.55）といずれも有意な関連が認められています。

▶「オッズ比」「メタ解析」は巻末のAppendix「医学統計を理解するためのキホンのキホン」を参照

▶ Reference

1) Pan A, et al. Bidirectional association between depression and metabolic syndrome: a systematic review and meta-analysis of epidemiological studies. Diabetes Care 35: 1171-1180, 2012.

Q3 肥満とうつ病はそれぞれの発症リスクをどのくらい高めますか？

A 肥満（BMI ≧ 30kg/m²）はうつ病の発症リスクを1.55倍高め，逆にうつ病は肥満の発症リスクを1.58倍高めることが報告されています

■ ベースライン時に肥満がある場合のうつ病の発症リスク

BMI	研究報告	オッズ比	95%CI	p値
≥30	Herva et al 2006	1.63	1.16, 2.29	0.01
≥30	Anderson et al 2007	2.00	1.00, 4.01	0.05
≥30	Kasen et al 2008	3.96	1.23, 12.75	0.02
≥30	Koponen et al 2008	0.77	0.38, 1.56	0.47
≥30	Bjerkeset et al 2008	1.66	1.23, 2.24	<0.001
≥30	van Gool et al 2007	1.01	0.63, 1.63	0.97
≥30	Roberts et al 2003	2.01	1.25, 3.24	<0.001
≥30	Sachs-Ericsson et al 2007	1.76	0.47, 6.57	0.40
≥30	サブトータル	1.55	1.22, 1.98	<0.001
25-29.99	Anderson et al 2007	0.90	0.52, 1.55	0.71
25-29.99	Koponen et al 2008	1.43	0.92, 2.24	0.11
25-29.99	Kasen et al 2008	1.81	0.85, 3.84	0.12
25-29.99	Herva et al 2006	1.08	0.87, 1.35	0.49
25-29.99	Sachs-Ericsson et al 2007	1.77	0.58, 5.43	0.32
25-29.99	Bjerkeset et al 2008	1.37	1.03, 1.83	0.03
25-29.99	van Gool et al 2007	1.90	1.04, 3.47	0.04
25-29.99	サブトータル	1.27	1.07, 1.51	0.01

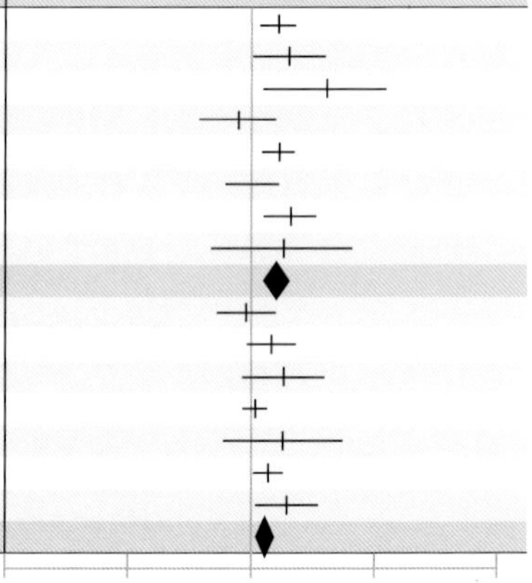

Luppino FS, et al. Arch Gen Psychiatry 67: 220-229, 2010.

■ ベースライン時にうつ病がある場合の肥満の発症リスク

BMI	研究報告	オッズ比	95%CI
≥30	Barefoot et al 1998	1.58	1.06, 2.36
≥30	Hasler et al 2005	2.73	1.16, 6.44
≥30	Koponen et al 2008	147	0.80, 2.71
≥30	Pine et al 1997	1.75	1.23, 2.49
≥30	Pine et al 2001	1.93	0.73, 5.10
≥30	Richardson et al 2003	1.77	1.13, 2.78
≥30	Roberts et al 2003	1.32	0.65, 2.69
≥30	van Gool et al 2007	1.17	0.75, 1.83
≥30	Vogelzangs et al 2008	1.45	0.83, 2.53
≥30	サブトータル	1.58	1.33, 1.87
25-29.99	Bardone et al 1998	0.78	0.55, 1.10
25-29.99	Barefoot et al 1998	1.35	0.79, 2.31
25-29.99	Hasler et al 2005	2.41	1.35, 4.30
25-29.99	Koponen et al 2008	1.35	0.79, 2.31
25-29.99	Pine et al 2001	1.90	1.04, 2.47
25-29.99	van Gool et al 2007	0.78	0.55, 1.10
25-29.99	Vogelzangs et al 2008	1.01	0.59, 1.72
25-29.99	サブトータル	1.20	0.87, 1.66

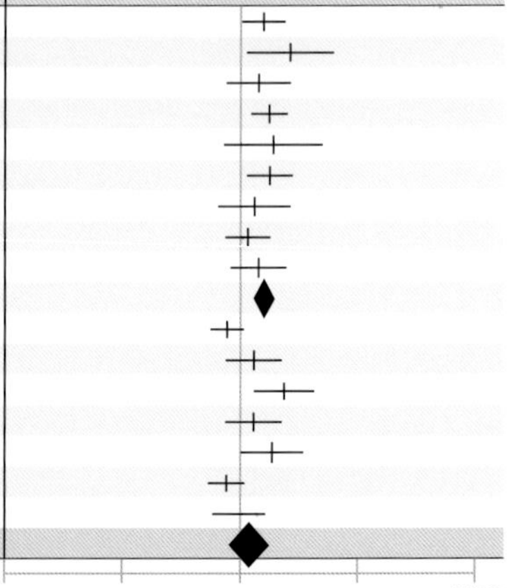

Luppino FS, et al. Arch Gen Psychiatry 67: 220-229, 2010.

肥満とうつ病の関連を検討した疫学研究をメタ解析した結果によれば，ベースライン時に肥満（BMI ≧ 30kg/m²）がある場合のうつ病発症リスクのオッズ比は1.55（95% CI：1.22, 1.98）と有意に高いほか（**上図**），ベースライン時にうつ病がある場合の肥満（BMI ≧ 30kg/m²）発症リスクのオッズ比は1.58（95% CI：1.33, 1.87）と有意に高く（**下図**）[1]，両病態は相互に発症リスクを高める関係にあることが示されています。

▶「オッズ比」「メタ解析」は巻末のAppendix「医学統計を理解するためのキホンのキホン」を参照

▶**Reference**

1) Luppino FS, et al. Overweight, obesity, and depression: a systematic review and meta-analysis of longitudinal studies. Arch Gen Psychiatry 67: 220-229, 2010.

Q4 腹部肥満はうつ病の発症リスクをどのくらい高めますか？

A 腹部肥満のある人は腹部肥満のない人に比べてうつ病の発症リスクが 1.38 倍高まると報告されています

■ 腹部肥満によるうつ病の発症リスク

研究報告	オッズ比（95%CI）	オッズ比（95%CI）	重み付け（%）
Vinamaki et al 2009		0.79 (0.35, 1.70)	0.60
Takeuchi et al 2009		1.65 (1.02, 2.70)	1.98
Herva et al 2006		1.06 (0.85, 1.33)	8.71
Gil et al 2006		1.13 (0.83, 1.55)	4.08
Vogotzangs et al 2007		2.42 (1.66, 3.53)	2.74
Wiliam et al 2009		1.24 (0.94, 1.64)	5.08
Hildrum et al 2009		1.27 (1.09, 1.47)	16.99
Kinder et al 2004		1.50 (1.23, 1.83)	9.94
Vogotzangs et al 2007		1.50 (1.08, 2.09)	3.59
Ma & Xiao et al 2010		1.61 (1.07, 2.43)	2.33
Miettola et al 2008		2.13 (1.13, 4.01)	0.98
Ho et al 2008		0.98 (0.78, 1.22)	7.73
Muhtz et al 2002		0.75 (0.21, 2.68)	0.24
Ahlberg et al 2002		2.86 (1.10, 7.62)	1.43
Dunber et al 2008		1.38 (1.14, 1.68)	33.59
トータル		1.38 (1.22, 1.57)	100.00

Xu Q, et al. Obes Res Clin Pract 5: e267-360, 2011

腹部肥満によるうつ病の発症リスクを検討した研究をメタ解析した結果によれば，腹部肥満のある人は腹部肥満のない人に比べてうつ病発症のリスクが有意に高く，そのオッズ比は 1.38（95% CI：1.22, 1.57）と報告されています（図）。

▶「オッズ比」「メタ解析」は巻末の Appendix「医学統計を理解するためのキホンのキホン」を参照

▶ Reference

1) Xu Q, et al. The relationship between abdominal obesity and depression in the general population: A systematic review and meta-analysis. Obes Res Clin Pract 5: e267-360, 2011.

Q5 メタボリックシンドロームとうつ病はそれぞれの発症リスクをどのくらい高めますか？

A メタボリックシンドロームはうつ病の発症リスクを 1.49 倍高め，逆にうつ病はメタボリックシンドロームの発症リスクを 1.52 倍高めることが報告されています

■ ベースライン時にメタボリックシンドロームがある場合のうつ病の発症リスク

研究報告		オッズ比（95%CI）	重み付け（%）
Akbaraly et al 2009		1.38 (1.02, 1.87)	14.67
Akbaraly et al 2011		1.08 (0.84, 1.38)	16.08
Almeida et al 2009		2.37 (1.60, 3.51)	12.43
Goldbacher et al 2009		1.66 (0.82, 3.35)	6.79
Koponen et al 2008（男性）		2.20 (0.81, 5.97)	4.05
Koponen et al 2008（女性）		2.20 (1.09, 4.45)	6.77
Mast et al 2008		1.70 (1.17, 2.46)	12.99
Pulkki-Råback et al 2009		0.84 (0.43, 1.64)	7.23
Takeuchi et al 2009		2.14 (1.10, 4.17)	7.27
Vogelzangs et al 2011		1.01 (0.66, 1.54)	11.71
トータル ($I^2 = 56.8\%, p = 0.013$)		1.49 (1.19, 1.87)	100.00

Pan A, et al. Diabetes Care 35: 1171-1180, 2012.

■ ベースライン時にうつ病がある場合のメタボリックシンドロームの発症リスク

研究報告		オッズ比（95%CI）	重み付け（%）
Gaysina et al 2011		1.41 (0.97, 2.05)	38.16
Goldbacher et al 2009		1.52 (1.02, 2.27)	33.03
Vanhala et al 2009		2.50 (1.20, 5.20)	9.94
Pulkki-Råback et al 2009		1.34 (0.79, 2.28)	18.87
トータル ($I^2 = 0.0\%, p = 0.544$)		1.52 (1.20, 1.91)	100.00

Pan A, et al. Diabetes Care 35: 1171-1180, 2012.

メタボリックシンドロームとうつ病との合併頻度を検討した研究をメタ解析した結果によれば，ベースライン時にメタボリックシンドロームがある場合のうつ病発症リスクのオッズ比は 1.49（95% CI：1.19, 1.87）と有意に高いほか（**上図**），ベースライン時にうつ病がある場合のメタボリックシンドローム発症リスクは 1.52（95% CI：1.20, 1.91）と有意に高いことが示されています（**下図**）[1]。

▶「オッズ比」「メタ解析」は巻末の Appendix「医学統計を理解するためのキホンのキホン」を参照

▶ Reference

1) Pan A, et al. Bidirectional association between depression and metabolic syndrome: a systematic review and meta-analysis of epidemiological studies. Diabetes Care 35: 1171-1180, 2012.

Q6 メタボリックシンドロームの構成要素が多いほどうつ病の発症リスクは高まりますか？

A 女性ではメタボリックシンドロームとその構成要素数とうつ症状発現との関連は認められませんが，男性ではメタボリックシンドロームとその構成要素数とうつ症状発現との関連が認められています

■ メタボリックシンドロームの有無によるうつ症状の発現リスク（男女別）

メタボリックシンドロームの有無		例数/標本数	有病率(%)	年齢調整済み オッズ比(95% CI)	p値	多変量調整済み* オッズ比(95% CI)	p値
男性	メタボリックシンドロームなし	35/965	3.6	Reference		Reference	
	メタボリックシンドロームあり	23/388	7.1	1.78 (1.03, 3.08)	0.04	1.82 (1.05, 3.15)	0.03
女性	メタボリックシンドロームなし	87/1261	7.0	Reference		Reference	
	メタボリックシンドロームあり	24/499	5.2	0.66 (0.41, 1.06)	0.08	0.67 (0.42, 1.08)	0.10

* 年齢，婚姻状態，心血管疾患の既往，喫煙，飲酒，運動習慣による調整済み

Sekita A, et al. BMC Public Health 13: 862, 2013.

■ メタボリックシンドロームの構成要素数別にみたうつ症状の発現リスク（男女別）

メタボリックシンドロームの構成要素数		例数/標本数	有病率(%)	年齢調整済み オッズ比(95% CI)	p値	多変量調整済み* オッズ比(95% CI)	p値
男性	0-1	20/567	3.5	Reference		Reference	
	2	15/398	3.6	0.80 (0.44, 1.45)		0.84 (0.46, 1.55)	
	3	12/250	5.8	1.17 (0.61, 2.25)		1.20 (0.62, 2.31)	
	≧4	11/138	9.2	2.43 (1.22, 4.86)	0.02	2.47 (1.22, 4.96)	0.01
女性	0-1	56/782	7.4	Reference		Reference	
	2	31/479	6.3	1.03 (0.67, 1.58)		1.05 (0.68, 1.62)	
	3	15/360	4.4	0.58 (0.33, 1.01)		0.56 (0.32, 0.99)	
	≧4	9/139	7.5	1.01 (0.50, 2.06)	0.12	1.10 (0.54, 2.25)	0.17

* 年齢，婚姻状態，心血管疾患の既往，喫煙，飲酒，運動習慣による調整済み

Sekita A, et al. BMC Public Health 13: 862, 2013.

日本人集団3,113人を対象としてメタボリックシンドローム（MetS）とうつ症状との関連を検討した疫学研究によれば，MetSなし群に対するMetSあり群のうつ症状発現のオッズ比は女性では有意差は認められなかったものの，男性において1.82（95% CI：1.05, 3.15）と有意に高く（**上表**），また男性においてMetS構成要素が4つ以上の場合は構成要素が0〜1の場合と比べてオッズ比が2.47（95% CI：1.22, 4.96）と有意に高まることが報告されています（**下表**）[1]。

▶「オッズ比」は巻末のAppendix「医学統計を理解するためのキホンのキホン」を参照

▶ Reference

1) Sekita A, et al. Elevated depressive symptoms in metabolic syndrome in a general population of Japanese men: a cross-sectional study. BMC Public Health 13: 862, 2013.

Q7 うつ病は肥満改善のための食餌・運動療法の効果を低下させますか？

A 肥満改善のための食餌・運動療法施行中におけるうつ症状スコアの悪化と体重減少効果との間に弱いながらも有意な相関が認められ，うつの存在が体重減少効果を低下させる可能性が示唆されています

■ 食餌・運動プログラム施行中におけるうつ症状スコアおよびストレススコア変化と体重減少効果との関連

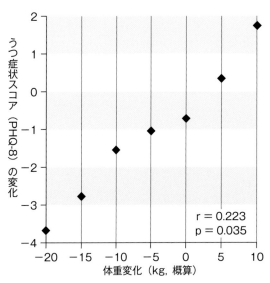

うつ症状スコア変化と体重減少効果との相関

PHQ-8: Personal Health Questionnaire – Depression Subscale

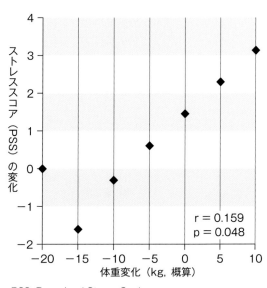

ストレススコア変化と体重減少効果との相関

PSS: Perceived Stress Scale

Elder CR, et al. Int J Obes (Lond) 36: 86-92, 2012.

BMIが30〜50kg/m²の被験者を対象とした肥満改善のため6ヵ月間の食餌・運動プログラムの効果を検討した臨床研究において，不眠，ストレス，うつのそれぞれの評価尺度スコアと体重減少効果との関連を相関分析した結果が報告されています。それによれば，食餌・運動プログラム施行中のスコア変化と体重減少効果との相関分析において，不眠スコア（ISI：Insomnia Severity Index）では有意な相関はみられなかったものの，うつ症状スコア（PHQ-8）では体重減少効果との間に弱いながらも有意な相関（r＝0.223, p＝0.035）が認められており，うつの存在が体重減少効果を低下させる可能性が示唆されています（図）[1]。

▶「相関分析」は巻末のAppendix「医学統計を理解するためのキホンのキホン」を参照

▶ **Reference**

1) Elder CR, et al. Impact of sleep, screen time, depression and stress on weight change in the intensive weight loss phase of the LIFE study. Int J Obes (Lond) 36: 86-92, 2012.

Q8 肥満はうつ病患者に対する抗うつ薬の治療効果に影響を及ぼしますか？

A 肥満のあるうつ病患者では肥満のない患者に比べて抗うつ薬の効果が減弱する可能性があります

■ うつ病患者における肥満の有無および程度による抗うつ薬の治療効果の比較

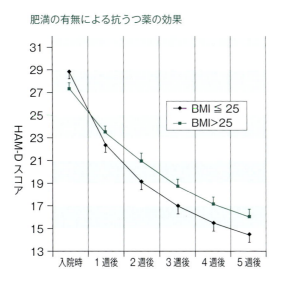
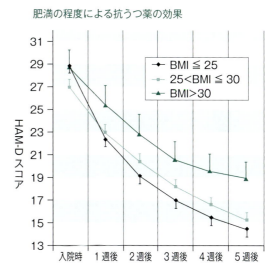

HAM-D: Hamilton Depression Rating Scale

Kloiber S, et al. Biol Psychiatry 62: 321-326, 2007.

　うつ病入院患者を対象に肥満による治療経過への影響を検討した研究によれば，肥満（BMI＞25kg/m^2）のある患者群は肥満のない患者群に比べて抗うつ薬への治療反応性が有意に低いことが報告されています（図）[1]。また，肥満のある患者群を25kg/m^2＜BMI≦30kg/m^{2}群とBMI＞30kg/m^{2}群の2群にわけて解析した結果では，いずれの肥満患者群も非肥満患者群に比べて有意に治療反応性が低いという結果でした。なお，肥満患者の2群間では有意差は認められていません。

▶Reference

1) Kloiber S, et al. Overweight and obesity affect treatment response in major depression. Biol Psychiatry 62: 321-326, 2007.

11 肥満・メタボリックシンドローム
うつ病と肥満およびメタボリックシンドロームの病態が相互に影響を及ぼす機序

Q1 肥満はうつ病の発症リスクをどのような機序で高めますか？

A 肥大化した脂肪細胞から分泌されるアディポサイトカインや炎症性サイトカインが炎症反応を引き起こし，うつ病の発症リスクを高めると考えられています

■ 脂肪細胞から分泌されるアディポサイトカインや炎症性サイトカインがうつ病に類似したSickness Behavior 症候群を惹起する機序

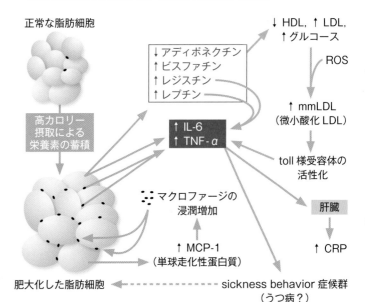

① 高カロリー摂取などによって脂肪細胞が次第に肥大化し，肥大化脂肪細胞となる
② 肥大化した脂肪細胞からはさまざまなアディポサイトカイン（インスリン抵抗性を惹起するレジスチン，脂肪細胞の分化誘導作用をもつビスファチン，肥満中枢を刺激して食欲を抑制するレプチン）の分泌が増加する一方，インスリン受容体の感受性を良くするアディポネクチンの分泌が低下し，脂質異常およびインスリン抵抗性のリスクを高める
③ 肥大化した脂肪細胞からはIL-6やTNF-α，MCP-1（単球走化性蛋白質）といった炎症性サイトカインが分泌され，MCP-1はマクロファージの浸潤を増加させ，アディポサイトカインの産生調節の破綻などの炎症性変化，ひいては全身の糖代謝に関与する
④ 肥大化脂肪細胞から分泌されたアディポサイトカインによりLDLコレステロールが酸化した微小酸化LDL（mmLDL）が増加すると，toll 様受容体を活性化してさらに炎症性サイトカインの増加を誘発する
⑤ 炎症反応の増大はsickness behavior 症候群（炎症などの免疫反応が生じた際にみられる食欲不振，体重減少，疲労感，気分の落ち込みなどのうつ病に似た一連の症状）を惹起し，うつ病の発症リスクを高める
⑥ うつ病は脂肪細胞の蓄積を促進し，脂肪細胞誘発性の炎症反応をさらに増強する

Shelton RC, et al. Prog Neurobiol 91: 275-299, 2010.

図は，肥満の病態において，肥大化した脂肪細胞から分泌される炎症性サイトカインがsickness behavior 症候群を惹起してうつ病の発症リスクを高める機序を表したものです[1]。

肥大化した脂肪細胞からは脂質異常やインスリン抵抗性のリスクを高めるさまざまなアディポサイトカインが分泌される一方，IL-6やTNF-α，MCP-1（単球走化性蛋白質）といった炎症性サイトカインが分泌され，これらが炎症反応を惹起させます。炎症反応の増大は運動量低下・食欲低下・体重減少などのsickness behavior 症候群を引き起こして，うつ病の発症リスクを高めます。

▶ Reference

1) Shelton RC, et al. Eating ourselves to death and despair: the contribution of adiposity and inflammation to depression. Prog Neurobiol 91: 275-299, 2010.

Q2 うつ病と肥満およびメタボリックシンドロームはどのような機序で相互に影響を及ぼしていますか？

A うつ病により惹起される慢性的な炎症反応は肥満およびメタボリックシンドロームの発症リスクを高めるとともに，肥満やメタボリックシンドロームによる炎症反応もうつ病の発症に影響を及ぼすと考えられています

■ うつ病と肥満およびメタボリックシンドロームの病態において共通する炎症反応の機序

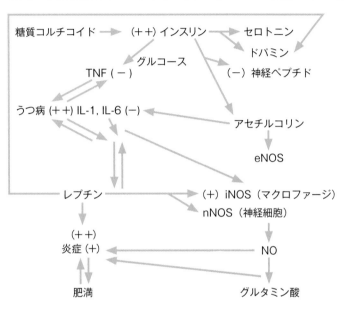

① 慢性的なストレスまたはうつ状態は炎症性サイトカインの影響下で糖質コルチコイド受容体の感受性を低下させて糖質コルチコイドの過分泌を引き起こし，糖質コルチコイドは脂肪酸とグルコースを増大させて糖新生を促し，インスリン抵抗性を惹起する

② 炎症性サイトカインはセロトニンの前駆物質であるトリプトファンをキヌレニンに分解する働きをもつインドールアミン 2,3-ジオキシゲナーゼ（IDO）を活性化し，セロトニンの合成を減少させる

③ うつにより亢進した交感神経系は末梢のマクロファージと中枢のミクログリアを介して炎症反応を活性化させる一方で，交感神経系の亢進により増大したカテコールアミンは脂肪細胞を活性化して炎症反応を増大させ，肝臓における急性期蛋白質の産生を増加させる。これら一連の中枢および末梢の免疫応答は高コルチゾール血症により誘発された代謝変化も関与する

④ 炎症性サイトカインは一酸化窒素（NO）の合成酵素（NOS）である誘導型（iNOS）と神経型（nNOS）を活性化して NO の過剰産生を促す。NO は至適濃度では血管拡張作用のみならず抗炎症・抗酸化作用など生体防御的に作用するが，過剰に産生された NO は炎症反応を高めて組織・細胞障害性に作用する

⑤ 過剰に産生された NO はグリア細胞のグルタミン酸再取り込みを低下させることでグルタミン酸神経系を活性化して神経系に対する興奮毒性を高める

⑥ 肥大化した脂肪細胞からはさまざまなアディポサイトカインのうち，肥満中枢を刺激して食欲を抑制する働きをもつレプチンは摂食行動を高めるドパミン神経系を刺激すると考えられているほか，間接的に NOS を活性化したり，直接的に炎症反応を増強させる

Leonard BE. Inflammation as the cause of the metabolic syndrome in depression. In: Halaris A, et al.(eds.): Inflammation in Psychiatry. pp117-126, Karger, 2013.

図は，うつ病と肥満およびメタボリックシンドロームの病態において共通する炎症反応の機序を示したものです [1]。

うつ病により惹起される慢性的な炎症反応は肥満およびメタボリックシンドロームの発症リスクを高めるとともに，肥満やメタボリックシンドロームによる炎症反応もうつ病の発症に影響を及ぼすと考えられています。

▶ Reference

1) Leonard BE. Inflammation as the cause of the metabolic syndrome in depression. In: Halaris A, et al.(eds.): Inflammation in Psychiatry. pp117-126, Karger, 2013.

12 肥満・メタボリックシンドローム
肥満・メタボリックシンドロームに合併するうつ病の治療意義とそのアプローチ

Q1 うつ病が合併した肥満において肥満の改善はうつ症状の改善に有効ですか？

A 食餌療法や運動療法など包括的な生活改善指導介入群は非介入群に比べてうつ症状の改善効果が有意に高いという結果が報告されていますが，肥満の改善とうつ症状との間に有意な関連は認められていません

■ うつ病を合併した肥満患者における肥満に対する非薬物療法とうつ症状スコア改善効果

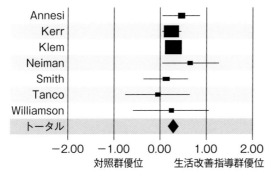

生活改善指導群 vs. 対照（非治療介入）群

標準化平均差（95% CI）= 0.28 (0.17, 0.40), Z = 4.87, p<.001
異質性の検定: Q = 3.45, p = 0.75, I² = 0.00

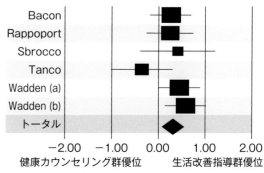

生活改善指導群 vs. 健康カウンセリング*

標準化平均差（95% CI）= 0.31 (0.08, 0.54), Z = 2.62, p<.01
異質性の検定: Q = 6.03, p = 0.30, I² = 17.02

*健康カウンセリング：食餌療法カウンセリングを除いた一般的な健康に関するカウンセリング

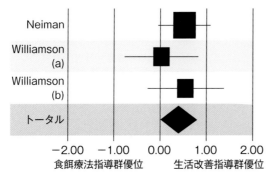

生活改善指導群 vs. 食餌療法指導群

標準化平均差（95% CI）= 0.04 (−0.01, 0.81), Z = 1.93, p = .053
異質性の検定: Q = 1.12, p = 0.57, I² = 0.00

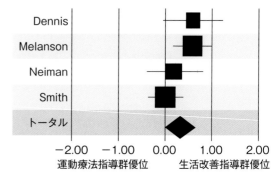

生活改善指導群 vs. 運動療法指導群

標準化平均差（95% CI）= 0.31 (−0.01, 0.62), Z = 1.93, p = .054
異質性の検定: Q = 4.91, p = 0.18, I² = 38.93

Fabricatore AN, et al. Int J Obes 35: 1363-1376, 2011.

うつ病を合併する肥満患者に対する肥満治療の有効性を検討した臨床試験をメタ解析した結果によれば，食餌療法や運動療法など包括的な生活改善指導介入群は非介入群に比べてうつ症状スコアの改善効果が有意に高いという結果が示されています（**図**）[1]。ただし，回帰分析の結果では生活改善指導介入における体重減少とうつ症状改善効果との間に有意な関連は認められていません。

▶「メタ解析」は巻末のAppendix「医学統計を理解するためのキホンのキホン」を参照

▶ Reference
1) Fabricatore AN, et al. Intentional weight loss and changes in symptoms of depression: a systematic review and meta-analysis. Int J Obes 35: 1363-1376, 2011.

Q2 うつ病が合併した肥満に対するうつ病治療と肥満改善指導はどのくらい有効ですか?

A 小規模な臨床研究の結果ですが,抗うつ薬＋認知行動療法と肥満改善指導は体重減少,うつ症状の改善に加え,血圧や脂質・糖代謝に対する改善効果を示す可能性があります

■ うつ病が合併した肥満患者に対するうつ病治療＋肥満改善指導による改善効果

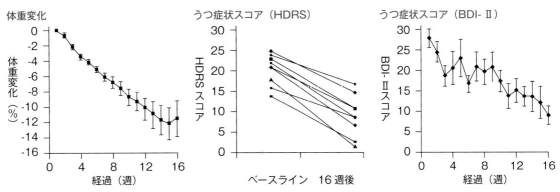

HDRS: Hamilton Depression Rating Scale, BDI-Ⅱ: Beck Depression Inventory-Ⅱ

ウエスト周囲径,血圧,脂質,糖代謝の変化

	ベースライン	16週後	変化量	p値
ウエスト周囲径（cm）	104.2 ± 10.5	93.6 ± 12.7	10.6 ± 6.4	0.001
収縮期血圧（mmHg）	118.4 ± 14.4	110.4 ± 12.4	8.1 ± 8.8	0.025
拡張期血圧（mmHg）	72.0 ± 8.2	63.3 ± 8.7	8.7 ± 5.3	0.001
脂質代謝				
総コレステロール（mg/dL）	213.2 ± 27.4	182.7 ± 22.2	30.6 ± 29.3	0.014
HDLコレステロール（mg/dL）	68.9 ± 13.8	61.0 ± 12.7	7.9 ± 10.5	0.055
LDLコレステロール（mg/dL）	127.0 ± 24.8	105.4 ± 19.7	21.6 ± 21.3	0.001
中性脂肪（mg/dL）	86.7 ± 34.2	81.1 ± 35.8	5.6 ± 27.6	0.562
血糖値（mg/dL）	87.9 ± 5.0	82.8 ± 5.0	5.1 ± 6.4	0.042
インスリン（uIU/mL）	7.1 ± 5.2	5.1 ± 4.6	2.0 ± 3.4	0.118
高感度CRP（mg/L）	5.3 ± 5.2	4.9 ± 3.5	0.4 ± 3.7	0.748

Faulconbridge LF, et al. J Obes 2011: 870385, 2011.

　うつ病が合併する肥満に対するうつ病治療による肥満改善効果については大規模臨床試験が行われていませんが,小規模な臨床研究の結果が報告されています。

　うつ病を合併しSSRIによる治療を受ける肥満患者12例を対象に,認知行動療法および肥満改善指導を施行し16週間の観察期間にてうつ症状および肥満改善効果を評価した結果,ベースライン時に比べ体重が有意に減少し,うつ症状（HDRSおよびBDI-Ⅱスコア）も有意に改善していたほか（図）,血圧,総コレステロール,LDLコレステロール,血糖値の有意な改善効果が報告されています（表）[1]。

▶ Reference

1) Faulconbridge LF, et al. Treatment of Comorbid Obesity and Major Depressive Disorder: A Prospective Pilot Study for their Combined Treatment. J Obes 2011: 870385, 2011.

Q3 肥満に影響を及ぼす抗うつ薬にはどのようなものがありますか？

A 三環系抗うつ薬では体重増加と高血糖との関連が示唆されているため，体重増加や血糖コントロールへの影響が少ないSSRIまたはSNRIを選択するのが望ましいといえます

■ 抗うつ薬における薬剤別の体重増加リスク

カテゴリ	抗うつ薬	体重増加
三環系抗うつ薬	イミプラミン	++
	アミトリプチリン	+++
	トリミプラミン	++
	ノルトリプチリン	+
	クロミプラミン	++
	ロフェプラミン	+
	ドスレピン	+
四環系抗うつ薬	ミアンセリン	+
その他	トラゾドン	+
SSRI	フルボキサミン	
	パロキセチン	+
	セルトラリン	-
	エスシタロプラム	-
SNRI	ミルナシプラン	-
	デュロキセチン	-
	ベンラファキシン	-
NaSSA	ミルタザピン	++

+++：高頻度／重度，++：中頻度，+：低頻度，−：ごくわずか／なし

Bauer M, et al. World J Biol Psychiatry 14: 334-385, 2013.

表は抗うつ薬による体重に対する影響をまとめたものです[1]。基本的に三環系抗うつ薬は体重増加との関連が示唆されているため，体重増加の影響が懸念される場合には避けることが望ましいといえます。

また，新規抗うつ薬ではNaSSAのミルタザピンに中頻度の体重増加リスク，SSRIのパロキセチンに低頻度の体重増加リスクがあると考えられています。したがって，肥満患者に対しては体重増加や血糖コントロールへの影響が少ないSSRI（パロキセチンを除く）やSNRIを選択することが望ましいと言えます。

▶ Reference

1) Bauer M, et al. World Federation of Societies of Biological Psychiatry(WFSBP) guidelines for biological treatment of unipolar depressive disorders, part 1: update 2013 on the acute and continuation treatment of unipolar depressive disorders. World J Biol Psychiatry 14: 334-385, 2013.

Q4 脂質代謝改善薬と抗うつ薬の併用ではどのような点に注意すればよいですか？

A CYP450 により代謝される脂質代謝改善薬に同一ファミリーの CYP450 の阻害作用をもつ抗うつ薬を併用すると脂質代謝改善薬の血中濃度が上昇することがあるので注意が必要です

■ 脂質代謝改善薬に対する新規抗うつ薬の CYP450 阻害作用

	CYP450 アイソザイム	1A2	2C9	2C19	2D6	3A4
基質	脂質代謝改善薬		スタチン フルバスタチン ピタバスタチン ロスバスタチン		スタチン ロスバスタチン	スタチン シンバスタチン アトルバスタチン ロスバスタチン
阻害物質	フルボキサミン (SSRI)	+++	++	+++	+	++
	パロキセチン (SSRI)	+	+	+	+++	+
	セルトラリン (SSRI)	+	+	++	++	++
	エスシタロプラム (SSRI)				++	
	ミルナシプラン (SNRI)					
	デュロキセチン (SNRI)				++	
	ベンラファキシン (SNRI)				+	+
	ミルタザピン (NaSSA)	+				+

ある CYP タイプを基質にもつ薬剤に同じ CYP タイプの阻害物質である薬剤を同時投与すると，基質をもつ薬剤の血中濃度が上昇する
＋＋＋：強い阻害作用，＋＋：中程度の阻害作用，＋：弱い阻害作用

精神医学講座担当者会議（監修）．気分障害治療ガイドライン 第2版．医学書院，2010
American Psychiatric Association. Practice Guideline for the Treatment of Patients With Major Depressive Disorder, Third Edition. 2010 などより作成

表は脂質代謝改善薬に対する新規抗うつ薬の CYP450 阻害作用を示したものです。CYP450 により代謝される脂質代謝改善薬に同一ファミリーの CYP450 の阻害作用をもつ抗うつ薬を併用すると基質である脂質代謝改善薬の血中濃度が上昇することがあるので注意が必要です。

13 COPD
COPDにおけるうつ病の合併頻度と発症リスク

Q1 COPDに合併するうつ病の頻度はどのくらいですか？

A 大規模疫学研究に基づいた報告を総合すると，COPD患者におけるうつ病の合併率は20～30％と考えられます

■ COPD患者におけるうつ病の有病率を検討した疫学研究

研究報告	国	対象患者数	対象年齢	うつ病の評価方法	うつ病の合併率
van Manen JG et al 2001[1]	オランダ	1,145例	40歳以上	自記式質問紙法による評価	9％
Soriano JB et al 2005[2]	英国	2,699例	全年齢	英国のプライマリケア患者データベースから解析	10％
Walsh JW et al 2005[3]	米国	3,000例	全年齢	電話およびインターネット調査による評価	35％
Schane RE et al 2008[4]	米国	1,736例	50歳以上	自記式質問紙法による評価	40％
Schnell K et al 2012[5]	米国	995例	45歳以上	面接調査による評価	21％

　COPD患者ではうつ症状およびうつ病が高頻度に合併することがさまざまな疫学研究から報告されています。
　COPD患者のうつ病合併率は研究報告によりバラツキがありますが，大規模疫学研究に基づいた報告を総合すると，およそ20～30％の患者にうつ病が合併していると考えられます（**表**）[1-4]。

▶ Reference

1) van Manen JG, et al. Prevalence of comorbidity in patients with a chronic airway obstruction and controls over the age of 40. J Clin Epidemiol 54 : 287-293, 2001.
2) Soriano JB, et al. Patterns of comorbidities in newly diagnosed COPD and asthma in primary care. Chest 128 : 2099-2107, 2005.
3) Walsh JW, et al. COPD and co-morbidities: results of COPD Foundation national survey, Paper presented at: COPD and co-morbidities: treating the whole patient. San Diego, CA: ATS 2006 San Diego International Conference; 2006:19–24.
4) Schane RE, et al. Prevalence and risk factors for depressive symptoms in persons with chronic obstructive pulmonary disease. J Gen Intern Med 23: 1757-1762, 2008.
5) Schnell K, et al. The prevalence of clinically-relevant comorbid conditions in patients with physician-diagnosed COPD: a cross-sectional study using data from NHANES 1999-2008. BMC Pulm Med 12: 26, 2012.

Q2 COPDはうつ病の発症リスクをどのくらい高めますか？

A COPD患者では非COPD患者に比べてうつ病の発症リスクが2倍近く高いことが報告されています

■ COPD患者におけるうつ病の発症リスク

研究報告	リスク比（95%CI）	リスク比（95%CI）	重み付け（%）
Atlantis et al 2011		3.80 (1.30, 11.10)	1.85
Giltay et al 2010		1.99 (1.28, 3.10)	8.77
Schneider et al 2010		1.44 (1.30, 1.60)	32.72
Sode et al 2011		1.58 (1.55, 1.62)	38.53
van den Bemt et al 2009		1.68 (1.20, 2.35)	13.10
Wagena et al 2005		4.38 (2.35, 8.16)	5.02
トータル ($I^2 = 70.8\%$, $p = 0.004$)		1.69 (1.45, 1.96)	100.00

Atlantis E, et al. Chest 144: 766-777, 2013.

■ COPD患者におけるうつ病の発症リスク

患者集団	発症数	患者年	発症率（1,000患者年あたり）	粗ハザード比（95% CI）	調整済みハザード比*（95% CI）
対照群	1,477	228,176	6.47	1.00	1.00
COPD患者群	2,632	215,852	12.19	1.88 (1.76, 2.00)	1.88 (1.76, 2.01)
COPD外来患者群	2,418	202,437	11.94	1.85 (1.73, 1.97)	1.85 (1.74, 1.98)
COPD入院患者群	214	13,415	15.95	2.40 (2.08, 2.77)	2.29 (1.98, 2.65)

* 年齢，性，都市生活レベル，収入，合併症による調整済み

Tsai TY, et al. BMC Public Health 13: 976, 2013.

COPD患者におけるうつ病の発症リスクを検討した研究をメタ解析した結果によれば，非COPD患者に対するCOPD患者のうつ病発症リスク比は1.69（95% CI : 1.45, 1.96）と算出されています（**図**）[1]。

また，COPD患者38,010例を対象にうつ病の発症リスクを検討した疫学研究では，対照群と比べたうつ病発症のハザード比は1.88（95% CI : 1.76, 2.01）と2倍近く発症リスクを高めるほか，入院COPD患者ではそのリスクがより高まることが示されています（**表**）[2]。

▶「リスク比」「ハザード比」「メタ解析」は巻末のAppendix「医学統計を理解するためのキホンのキホン」を参照

▶ Reference

1) Atlantis E, et al. Bidirectional associations between clinically relevant depression or anxiety and COPD: a systematic review and meta-analysis. Chest 144: 766-777, 2013.
2) Tsai TY, et al. Increased risk and related factors of depression among patients with COPD: a population-based cohort study. BMC Public Health 13: 976, 2013.

Q3　うつ病が合併するとCOPDの症状に影響を及ぼしますか？

A うつ病スコアとCOPDの症状・健康関連QOLスコアとの間に有意な相関が認められ，うつ病が症状頻度，息切れ，疲労感といったCOPDのアウトカムに影響を及ぼすことが報告されています

■ COPD患者におけるうつ症状および不安症状とCOPDの症状，健康関連QOLパラメータとの相関（相関係数r）

	不安	うつ	QOL総スコア	QOL症状スコア	QOL活動性スコア	QOLインパクトスコア	息切れ	FEV_1
不安		0.550**	0.612**	0.654**	0.669**	0.676**	NS	NS
うつ	0.550**		0.742**	0.648**	0.659**	0.695**	0.364**	NS
QOL総スコア	0.612**	0.742**		0.527**	0.621**	0.727**	0.250*	−220**
QOL症状スコア	0.654**	0.648**	0.527**		0.783**	0.900**	0.366**	−0.425**
QOL活動性スコア	0.669**	0.659**	0.621**	0.783**		0.957**	0.287**	−0.394**
QOLインパクトスコア	0.676**	0.695**	0.727**	0.900**	0.957**		0.322**	−0.426**
息切れ	NS	0.364**	0.250*	0.366**	0.287**	0.322**		NS
FEV_1	NS	NS	−0.220**	−0.425**	−0.394**	−0.426**	NS	
最大吸気量（IC）	−0.163*	−0.194**	−0.157**	−0.450**	−0.352**	−0.352**	−0.505*	−0.705**

*：$p < 0.05$，$p < 0.01$，NS：有意差なし
表中の数値は相関係数rを表す

Di Marco F, et al. Respir Med 100: 1767-1774, 2006.

　COPD患者202例を対象にうつと不安症状の程度と呼吸機能や呼吸困難感，健康関連QOLとの関連を検討した研究によれば，うつおよび不安症状は一秒量（FEV_1）で評価した呼吸機能には有意な低下を及ぼさないものの，QOL総スコアおよびQOLサブスコア（症状，活動性，インパクト）に大きな影響を及ぼすほか，うつは呼吸困難感に対しても少なからず影響を及ぼすことが示されています（表）[1]。

　また，COPD患者162例を対象に合併するうつと不安の程度とCOPDの症状との関連を階層的重回帰分析により検討した研究でも，うつ症状がCOPDのアウトカムパラメータに及ぼす影響は，COPD症状頻度の標準偏回帰係数βが0.40，決定係数R^2変化量（ΔR^2）が0.13，息切れのβが0.35，ΔR^2が0.10，疲労のβが0.59，ΔR^2が0.29といずれも有意な影響を及ぼすことが示されています[2]。

▶「相関係数」「回帰係数」は巻末のAppendix「医学統計を理解するためのキホンのキホン」を参照

▶ Reference

1) Di Marco F, et al. Anxiety and depression in COPD patients: The roles of gender and disease severity. Respir Med 100: 1767-1774, 2006.
2) Doyle T, et al. Association of anxiety and depression with pulmonary-specific symptoms in chronic obstructive pulmonary disease. Int J Psychiatry Med 45: 189-202, 2013.

階層的重回帰分析（Hierarchical Multiple Regression Analysis）

階層的重回帰分析では，回帰分析を複数のステップに分けて実行し，各ステップごとに目的変数（従属変数）に対する各説明変数（独立変数）の説明力（影響力）がどれだけ増加するかが解析される。標準偏回帰係数（β）は各説明変数が目的変数に及ぼす影響の向き（正負）と大きさを，決定係数（R^2）は説明変数全体が目的変数をどれだけ予測・説明しうるかの寄与率を表す。R^2変化量（ΔR^2）は前のステップから当該ステップでのR^2の増加量を意味し，この増加量が有意であれば，当該ステップの説明変数を追加したときの寄与率が有意に増加したと評価できる。

Q4 うつ病とCOPDの症状関連指標との間にはどのような関係がありますか？

A うつ病とCOPD症状関連指標との間に有意な相関が認められており，うつ病がCOPDの症状関連指標を悪化させる可能性が示唆されています

■ COPD患者におけるうつ病スコアとBODEインデックスおよび気流閉塞との関連

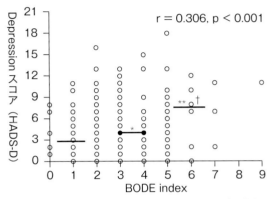
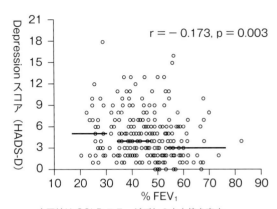

水平線はBODE indexのグレードごとの中央値を表す
*: p<0.05；BODE グレードⅡ vs. BODE グレードⅠ，
**: <0.01；BODE グレードⅢ vs. BODE グレードⅡ．† p<0.01；BODE グレードⅢ vs. BODE グレードⅠ

水平線はGOLDステージごとの中央値を表す
GOLDステージとうつ病スコアとの間に有意な相関は認められなかった（χ^2=3.577, p=0.167）

An L, et al. Chin Med J 123: 1845-1851, 2010.

■ COPD患者におけるうつ病スコアとCATスコアおよび気流閉塞との関連

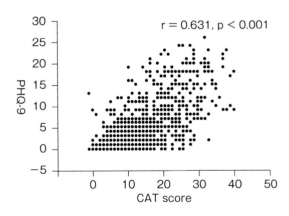
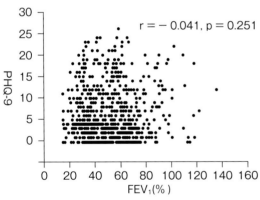

Lee YS, et al. J Korean Med Sci 28: 1048-1054, 2013.

　COPDの症状関連指標であるBODE index（BMI，気流閉塞，呼吸困難感，運動耐容能）またはCATスコア（咳，痰，息切れ，身体活動性，睡眠など）とうつ症状との関連を検討した研究によれば，うつ病スコアとGOLDステージまたは気流閉塞（% FEV_1）との間に相関は認められなかった一方で，うつ症状スコアとBODE index（r = 0.306）およびCATスコア（r = 0.631）のいずれも有意な相関が認められています（**上図，下図**）[1,2]。

▶「相関係数」は巻末のAppendix「医学統計を理解するためのキホンのキホン」を参照

▶ **Reference**

1) An L, et al. Predictive validity of BODE index for anxious and depressive symptoms in patients with chronic obstructive pulmonary disease. Chin Med J 123: 1845-1851, 2010.
2) Lee YS, et al. Chronic obstructive pulmonary disease assessment test can predict depression: a prospective multi-center study. J Korean Med Sci 28: 1048-1054, 2013.

Q5 COPDによる機能障害はうつ病の発症リスクを高めますか？

A COPDによる生活機能障害の程度が高まるとうつ病の発症リスクが増大することが示唆されています

■ COPDによる生活機能障害とうつ病発症リスクとの関連

VLAsスコアに基づいた生活機能障害カテゴリ	トータル集団 (n = 338)				ベースライン時と1年後にうつ病であった患者を除外した集団 (n = 297)			
	2年後にうつ病を発症した患者の割合 (%)		2年後のうつ病発症オッズ比 (95% CI)		2年後にうつ病を発症した患者の割合 (%)		2年後のうつ病発症オッズ比 (95% CI)	
	生活機能障害群*	生活機能非障害群**	未調整	調整済み	生活機能障害群*	生活機能非障害群**	未調整	調整済み
% VLAs affected	50.9 (30)	28.3 (79)	2.6 (1.5, 4.6)	3.6 (1.7, 7.7)	17.4 (8)	10.4 (17)	2.2 (0.8, 6.1)	2.7 (0.9, 8.1)
% VLAs unable to perform	79.2 (19)	28.7 (90)	9.5 (3.4, 26.1)	6.1 (1.7, 21.8)	33.3 (6)	10.0 (19)	17.3 (3.0, 100.4)	13.4 (2.0, 91.4)
VLA difficulty	56.0 (28)	28.1 (81)	3.3 (1.8, 6.0)	3.6 (1.7, 8.0)	15.8 (6)	11.1 (19)	3.3 (1.2, 9.5)	3.9 (1.3, 11.8)

VLAsスコアは28の生活機能項目について障害の程度を各項目0-3点で評価するスケール（% VLAs affected：VLAsスコアで遂行できない／または遂行に多少の困難を伴う項目の割合，% VLAs unable to perform：VLAsスコアで遂行できない項目の割合，VLA difficulty：VLAsの各項目の平均スコア）
生活機能障害はVLAsスコアがベースラインからの変化で標準偏差が0.5増加した場合と定義（% VLAs affectedが10%以上増加，% VLAs unable to performが5%以上増加，VLAs difficultyが0.19以上増加）
*：ベースライン時から1年後の間にVLAsスコアで生活機能障害が認められた群
**：ベースライン時から1年後の間にVLAsスコアで生活機能障害が認められなかった群

Katz PP, et al. Chest 137: 838-845, 2010.

　COPD患者における生活機能障害の程度とうつ病の発症リスクとの関連を調べるため，ベースライン時，1年後，2年後のそれぞれでVLAs（valued life activities）スコアによる生活機能障害の程度を測定し，2年後におけるうつ病発症リスクを解析した研究結果が報告されています。それによれば，ベースライン時から1年後の間にVLAsスコアで生活機能障害が認められた群は認められなかった群に比べて2年後のうつ病発症リスクが有意に高まることが報告されています（**表**）[1]。

　これらの結果から，COPDによる生活機能障害の程度が高まるとうつ病の発症リスクが増大すると示唆されます。

▶「オッズ比」は巻末のAppendix「医学統計を理解するためのキホンのキホン」を参照

▶ **Reference**

1) Katz PP, et al. The impact of disability on depression among individuals with COPD. Chest 137: 838-845, 2010.

Q6 うつ病はCOPD患者の健康状態にどのくらい影響を及ぼしますか？

A COPDの合併症のうち，うつ病は患者の健康状態を最も低下させる疾患であることが報告されています

■ COPDに合併する疾患が患者の健康状態（FTスコア）に及ぼす影響（重回帰分析）

合併症	当該疾患が存在する場合の FTスコアの変化量	95% CI
うつ病	−9.00	−13.52, −4.48
不安障害	−5.53	−10.25, −0.81
末梢動脈疾患	−5.02	−10.64, 0.60
脳血管障害*	−4.57	−9.43, 0.29
症候性心疾患**	−3.81	−7.23, −0.39

FT：Feeling Thermometer（健康状態を0-100点で評価する自記式スケールで点数が高いほど健康であることを示す）
*：冠動脈疾患または心不全
**：脳卒中または一過性脳虚血発作

Frei A, et al. J Clin Epidemiol 67: 904-911, 2014.

COPD患者408例を対象に合併する疾患が患者の健康状態に及ぼす影響について検討した研究によれば，それぞれの合併症が存在する場合の，健康状態を評価する自記式スケールのFeeling Thermometer（FT）スコアに及ぼす影響を重回帰分析により評価した結果，当該疾患が存在する場合のFTスコアの変化量はうつが−9.00（95％CI：−13.52, −4.48）と最も大きいことが報告されています（**表**）[1]。この結果から，うつ病はCOPD患者の健康状態を最も低下させる合併症であることが示唆されています。

▶ Reference

1) Frei A, et al. Five comorbidities reflected the health status in patients with chronic obstructive pulmonary disease: the newly developed COMCOLD index. J Clin Epidemiol 67: 904-911, 2014.

Q7 うつ病はCOPD患者の健康関連QOLにどのくらい影響を及ぼしますか？

A うつ病の存在とその後の健康関連QOLスコアとの間には中程度の相関が認められていることから，うつ病はCOPD患者の健康関連QOLに対して少なからず悪影響を及ぼしうることが示唆されています

■ COPD患者におけるうつ病と健康関連QOL（HRQoL）との相関

研究報告	うつ病評価スケール	健康関連QOL評価スケール	フォローアップ期間	サンプルサイズ	相関係数 r	p値
Andenaes et al	HSCL-25	SGRQ 症状	9カ月	51	−0.079	NS
	HSCL-25	SGRQ インパクト	9カ月	51	0.279	<0.05
	HSCL-25	SGRQ 活動性	9カ月	51	−0.138	NS
	HSCL-25	WHOQOL 身体的領域	9カ月	51	−0.638	<0.001
	HSCL-25	WHOQOL 心理的領域	9カ月	51	−0.622	<0.001
	HSCL-25	WHOQOL 社会的関係	9カ月	51	−0.225	NS
	HSCL-25	WHOQOL 環境領域	9カ月	51	−0.405	<0.01
Oga et al	HAD-D	SGRQ トータル	1年	128	0.471	<0.001
	HAD-D	CRQ トータル	1年	128	−0.581	<0.001
	HAD-D	SGRQ トータル	5年	72	0.473	<0.001
	HAD-D	CRQ トータル	5年	72	−0.549	<0.001
Coventry et al	HAD-D	SGRQ トータル	3カ月	79	0.517	<0.001
	HAD-D	SGRQ トータル	1年	62	0.636	<0.001

HSCL-25：Hopkins Symptoms Checklist, HAD-D：Hospital Anxiety and Depression Scale-Depression subscale, SGRQ：St George's Respiratory Questionnaire, WHOQOL：World Health Organization Quality of Life Instrument, CRQ：Chronic Respiratory Questionnaire
NS：有意差なし

研究報告	アウトカム	相関係数 r (95% CI)	Z値	p値
Oga et al	SGRQ トータル	0.471 (0.324, 0.596)	5.717	0.000
Andenaes et al	SGRQ インパクト	0.249 (−0.029, 0.491)	1.762	0.078
Coventry et al	SGRQ トータル	0.636 (0.461, 0.763)	5.818	0.000
トータル		0.478 (0.373, 0.571)	7.940	0.000

異質性の検定：$\chi^2=6.60$ (df=2), p=0.037, $I^2=69.7\%$

Blakemore A, et al. Int J Chron Obstruct Pulmon Dis 9: 501-512, 2014.

COPD患者を対象にベースライン時のうつ病の存在とフォローアップ中における健康関連QOL（HRQoL）との関連を検討した研究をメタ解析した結果によれば，ベースライン時のうつ病スコアとフォローアップ中のHRQoLスコア（スコアが高いほど健康関連QOLが悪い）の相関係数 r は 0.48（95%：0.37, 0.57）と中程度の相関を示すことが報告されています（図）[1]。これらの結果は，うつ病がCOPD患者の健康関連QOLに少なからず悪影響を及ぼすことを示唆しています。

▶「相関係数」「メタ解析」は巻末のAppendix「医学統計を理解するためのキホンのキホン」を参照

▶ Reference

1) Blakemore A, et al. Depression and anxiety predict health-related quality of life in chronic obstructive pulmonary disease: systematic review and meta-analysis. Int J Chron Obstruct Pulmon Dis 9: 501-512, 2014.

Q8 うつ病はCOPD患者のアドヒアランスを低下させますか?

A アドヒアランスが不良なCOPD患者群ではアドヒアランスが良好なCOPD患者群に比べてうつ症状スコアが有意に高いことから,うつ症状がCOPD患者のアドヒアランスを低下させる可能性が示唆されます

■ COPD患者におけるアドヒアランスの良・不良別にみたうつ症状スコア,不安症状スコア,健康関連QOLスコアとの関連

	アドヒアランス不良群 29 例 n (%)	アドヒアランス良好群 33 例 n (%)	p値
男性	24 (82.8)	29 (87.9)	0.568
女性	5 (17.2)	4 (12.1)	
年齢	64.24 ± 10.6	65.39 ± 9.4	0.652
教育歴6年超	8 (27.6)	11 (33.3)	0.101
教育歴6年以下	21 (72.4)	22 (66.7)	
非単身世帯	28 (96.6)	30 (90.9)	0.403
一人で吸入療法ができない	10 (34.5)	10 (30.3)	0.725
喫煙	12 (41.4)	4 (12.1)	0.009*
非喫煙	17 (58.6)	29 (87.9)	
合併症治療薬の服用あり	21 (72.4)	25 (75.8)	0.764
COPD病期ステージ:軽症	1 (3.4)	3 (9.1)	
COPD病期ステージ:中等症	18 (62.1)	18 (54.5)	0.800
COPD病期ステージ:重症	8 (27.6)	9 (27.3)	
COPD病期ステージ:最重症	2 (6.9)	3 (9.1)	
呼吸困難感あり	13 (44.8)	7 (21.2)	0.047*
胸部検査による病理学的所見あり	6 (20.7)	5 (15.2)	0.569
過去1年間にCOPDの増悪あり	3 (10.3)	2 (6.1)	0.536
過去1年間に救急外来の利用あり	2 (6.9)	3 (9.1)	0.752
不安症状:HADSスコア	6.59 ± 5.13	4.82 ± 3.88	0.125
うつ症状:HADSスコア	7.31 ± 4.53	4.39 ± 3.04	0.004*
不安症状:ASI-3スコア	21.89 ± 14.92	17.06 ± 15.10	0.211
健康関連QOL:SF-36・全般的健康観サブスコア	54.59 ± 24.89	55.33 ± 20.48	0.904
健康関連QOL:SF-36・身体機能サブスコア	48.97 ± 31.55	60.60 ± 27.94	0.129
健康関連QOL:SF-36・社会生活機能サブスコア	66.21 ± 28.64	72.73 ± 27.86	0.368
健康関連QOL:SF-36・活力サブスコア	50.69 ± 24.88	65.55 ± 19.28	0.010*
健康関連QOL:SF-36・日常役割機能(精神)サブスコア	59.17 ± 19.84	61.70 ± 27.59	0.684
健康関連QOL:SF-36・心の健康サブスコア	56.30 ± 41.88	61.20 ± 40.25	0.641

HADS = Hospital Anxiety and Depression Scale; ASI-3 = Anxiety Sensitivity Index-3; SF-36 = Short-Form 36-Item Questionnaire; COPD = chronic obstructive pulmonary disease.
*:有意差あり

Turan O, et al. Prim Health Care Res Dev 15: 244-251, 2014.

小規模な研究ですが,COPD患者62例を対象にアドヒアランス良好群とアドヒアランス不良群の2群に分けてうつ症状スコア,不安症状スコアおよび健康関連QOLスコアとの関連を比較検討した研究が報告されています[1]。それによれば,アドヒアランス良好群と不良群との間において,HADSおよびASI-3による不安症状スコアでは2群間で有意差が認められない一方で,HADSによるうつ症状スコアはアドヒアランス良好群に比べて不良群で有意に高いことが示されています(表)。これらの結果から,うつ症状のあるCOPD患者ではアドヒアランスが不良になる可能性が示唆されます。

▶Reference

1) Turan O, et al. The effects of anxiety and depression symptoms on treatment adherence in COPD patients. Prim Health Care Res Dev 15: 244-251, 2014.

Q9 うつ病は COPD の症状増悪や入院リスクを高めますか？

A うつ病を合併した群ではうつ病がない群に比べて症状の増悪リスクおよび入院リスクが有意に高いことが報告されています

■ COPD 患者におけるうつ病または不安障害による増悪および入院リスク

	患者数	調整済み罹患率比（95% CI）		
		増悪（症状ベース）	増悪（イベントベース）	入院
うつ症状なし（HADS-D ≦ 7）	379	1 (reference)	1 (reference)	1 (reference)
うつ病の疑いあり（8 ≦ HADS-D ≦ 10）	68	1.32 (0.97, 1.80)	1.30 (0.90, 1.87)	1.37 (0.87, 2.16)
うつ病ほぼ確実（HADS-D ≧ 11）	44	1.51 (1.01, 2.24)	1.56 (1.02, 2.40)	1.72 (1.04, 2.85)
p 値		0.02	0.03	0.03
不安症状なし（HADS-A ≦ 7）	444	1 (reference)	1 (reference)	1 (reference)
不安障害の疑いあり（8 ≦ HADS-A ≦ 10）	22	0.86 (0.51, 1.46)	1.11 (0.63, 1.96)	0.84 (0.38, 1.85)
不安障害ほぼ確実（HADS-A ≧ 11）	25	1.47 (0.97, 2.27)	1.26 (0.78, 2.03)	1.63 (0.88, 3.03)
p 値		0.90	0.31	0.22

症状ベースの増悪：呼吸困難，痰量，膿性痰の主症状のうち，1 つ以上の症状悪化が 2 日以上継続して認められた場合
イベントベースの増悪：呼吸困難，痰量，膿性痰の主症状のうち 1 つ以上の症状悪化のほか，抗生物質，ステロイド薬，気管支拡張薬のうち 1 つ以上の薬剤変更が行われた場合
HADS-D：Hospital Anxiety and Depression Scale-Depression, HADS-A：Hospital Anxiety and Depression Scale-Anxiety

Xu W, et al. Am J Respir Crit Care Med 178: 913-920, 2008.

■ COPD 患者におけるうつの有無による増悪および入院をきたすまでの期間

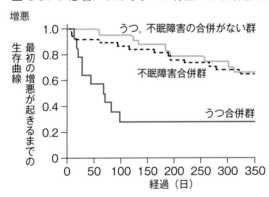 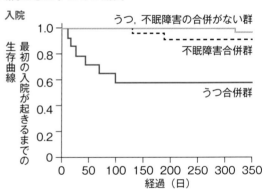

Ito K, et al. Respirology 17: 940-949, 2012.

COPD 患者 491 例を対象にベースライン時のうつ病とその後の増悪および入院リスクを検討した研究によれば，うつ病がない群（HADS-D スコアが 7 点以下）と比べたうつ病がある群（HADS-D スコアが 11 点以上）の発生率比は，症状ベースの増悪が 1.51（95% CI：1.01, 2.24），イベントベースの増悪が 1.56（95% CI：1.02, 2.40），入院が 1.72（95% CI：1.04, 2.85）と有意に高いことが報告されています（**表**）[1]。

また，COPD 患者 85 例を対象にベースライン時のうつと 1 年後の予後との関連を検討した研究においても，うつを合併した患者群はうつのない患者群に比べて増悪または入院に至るまでの期間が有意に短いなど，独立したリスク因子であることが示されています（**図**）[2]。

▶ Reference

1) Xu W, et al. Independent effect of depression and anxiety on chronic obstructive pulmonary disease exacerbations and hospitalizations. Am J Respir Crit Care Med 178: 913-920, 2008.
2) Ito K, et al. Depression, but not sleep disorder, is an independent factor affecting exacerbations and hospitalization in patients with chronic obstructive pulmonary disease. Respirology 17: 940-949, 2012.

Q10 うつ病はCOPD患者の死亡リスクを高めますか？

A COPD患者においてうつ病が合併した患者はそうでない患者に比べて死亡リスクが1.2～1.8倍程度高まると報告されています

■ うつ病が合併した場合のCOPD患者の死亡リスク

研究報告	リスク比（95% CI）	重み付け（%）
Almagro et al, 2002	3.60 (1.50, 8.64)	15.32
de Voogd, et al, 2009	1.98 (1.07, 3.68)	18.23
Fan et al, 2007	2.74 (1.42, 5.29)	17.80
Ito et al, 2012	34.80 (2.10, 577.8)	3.86
Ng et al, 2007	1.93 (1.04, 3.58)	18.24
Stage et al, 2005	0.27 (0.09, 0.82)	12.77
Walke et al, 2007	1.11 (0.40, 3.07)	13.78
トータル (I² = 70.2%, p = 0.003)	1.83 (1.00, 3.36)	100.00

Atlantis E, et al. Chest 144: 766-777, 2013.

　COPD患者にうつ病が合併した場合の死亡リスクを検討した研究をメタ解析した結果によれば，うつ病非合併群に対するうつ病合併群の死亡リスク比は1.83（95% CI：1.00, 3.36）と報告されています（図）[1]。
　また，COPD患者17,320例を対象にうつ病の診断有無による死亡リスクを後方視的に検討した研究では，ベースライン時にうつ病と診断された患者群のうつ病と診断されていない群に対する2年間の死亡ハザード比は1.21（95% CI：1.07, 1.37）と報告されています[2]。

▶「リスク比」「ハザード比」「メタ解析」は巻末のAppendix「医学統計を理解するためのキホンのキホン」を参照

▶ Reference

1) Atlantis E, et al. Bidirectional associations between clinically relevant depression or anxiety and COPD: a systematic review and meta-analysis. Chest 144: 766-777, 2013.
2) Qian J, et al. Associations of depression diagnosis and antidepressant treatment with mortality among young and disabled Medicare beneficiaries with COPD. Gen Hosp Psychiatry 35: 612-618, 2013.

14 COPD
うつ病とCOPDの病態が相互に影響を及ぼす機序

Q1 COPDはうつ病の発症リスクをどのような機序で高めますか？

A COPDのリスク因子である喫煙のほか，COPDによる脳の低酸素血症，酸化ストレス，全身性炎症などが複雑に絡み合ってうつ病の発症リスクを高めていると考えられます

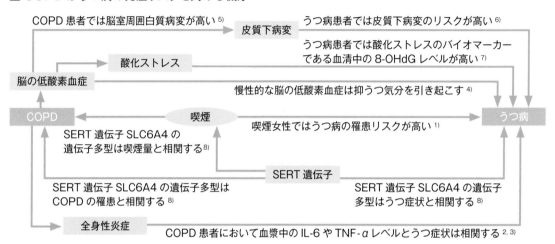

■ COPDがうつ病の発症リスクを高める機序

SERT：セロトニントランスポーター

① COPDの最大のリスク因子である喫煙はうつ病発症のリスクを高め[1]，COPDによる全身性炎症はうつ病の発症を促進させる可能性がある[2,3]
② COPDにより慢性的な脳の低酸素血症になると抑うつ気分が引き起こされるほか[4]，皮質下病変を促し[5]，酸化ストレスを介してうつ病の発症リスクを高める[6,7]
③ SERT遺伝子の遺伝子多型はそれ自身あるいは喫煙量の増加を介してCOPDの罹患リスクを高める一方で，うつ症状との相関が認められるなど，うつ病にも影響を及ぼしている可能性がある[8]

　図は，COPDの病態がうつ病の発症を引き起こすと推察される機序を示したものです。
　COPDがうつ病をどのように引き起こしているかの機序はよくわかっていませんが，COPDのリスク因子である喫煙のほか，COPDによる脳の低酸素血症，酸化ストレス，全身性炎症などが複雑に絡み合ってうつ病の発症リスクを高めていると考えられます。

▶ Reference

1) Flensborg-Madsen T, et al. Tobacco smoking as a risk factor for depression. A 26-year population-based follow-up study. J Psychiatr Res 45: 143-149, 2011.
2) Al-shair K, et al. Biomarkers of systemic inflammation and depression and fatigue in moderate clinically stable COPD. Respir Res 12: 3, 2011.
3) Lu Y, et al. Systemic inflammation, depression and obstructive pulmonary function: a population-based study. Respir Res 14: 53, 2013.
4) Aloia MS, et al. Neuropsychological sequelae of obstructive sleep apnea-hypopnea syndrome: a critical review. J Int Neuropsychol Soc 10: 772-785, 2004.
5) van Dijk EJ, et al. Arterial oxygen saturation, COPD, and cerebral small vessel disease. J Neurol Neurosurg Psychiatry 75: 733-736, 2004.
6) Videbech P. MRI findings in patients with affective disorder: a meta-analysis. Acta Psychiatr Scand 96: 157-168, 1997.
7) Forlenza MJ, et al. Increased serum levels of 8-hydroxy-2'-deoxyguanosine in clinical depression. Psychosom Med 68: 1-7, 2006.
8) Ishii T, et al. Association of serotonin transporter gene variation with smoking, chronic obstructive pulmonary disease, and its depressive symptoms. J Hum Genet 56: 41-46, 2011.

Q2 うつ病はどのような機序で COPD の病態を悪化させますか？

A うつ病が COPD の病態に及ぼす生物学的な機序は明らかではありませんが，心理学的側面からはうつ病による意欲の低下からアドヒアランスや身体活動性が低下し，それが呼吸機能や運動耐容能を低下させ，さらに増悪・入院リスクを高めるものと考えられます

■ うつ病が COPD の病態を悪化させる機序

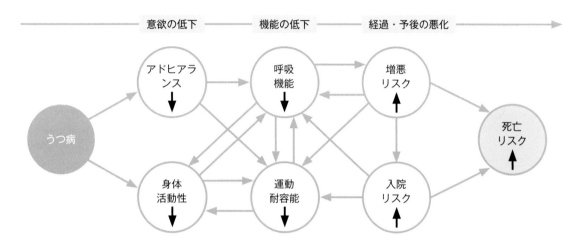

① うつ病や不安障害になると意欲が低下して治療に対するアドヒアランスや身体活動性が低下する
② アドヒアランスの低下と身体活動性の低下はそれぞれ呼吸機能と運動耐容能を低下させ，それらがさらに身体活動性を低下させるという悪循環をきたすようになる
③ アドヒアランスや身体活動性の低下，そして呼吸機能と運動耐容能の低下から COPD の増悪リスクおよび入院リスクが高まり，さらにそれらが呼吸機能や運動耐容能の低下に結びつくなど，病態の進行を加速させ，死亡リスクを高める結果となる

うつ病が COPD の病態に及ぼす生物学的な機序は明らかではありませんが，心理学的側面からは図のような機序が推察されます．

うつ病になると意欲の低下により治療に対するアドヒアランスや身体活動性が低下し，それらは呼吸機能や運動耐容能の低下といった COPD の病態を悪化させるよう働きます．それらは相互に影響を及ぼしあって病態がさらに進行すると増悪や入院リスクを高め，よりいっそう病態が進行するという悪循環に陥ります．このような機序を介してうつ病は COPD の経過や予後に著しい悪影響を及ぼすものと考えられます．

15 COPD

COPDに合併するうつ病の治療意義とそのアプローチ

Q1 COPDに合併するうつ病に対して抗うつ薬治療は有効ですか？

A 対象患者数や観察期間など小規模な臨床試験にとどまっており、有効性の結論を導くには十分なエビデンスがないのが現状です

■ COPDに合併するうつ病に対する抗うつ薬の有効性を検討した臨床研究

研究報告	研究デザイン	薬剤	対象	観察期間	治療アウトカム
Gordon et al 1985[1]	プラセボ対照二重盲検交差比較RCT	Desipramine	GOLDステージIIIの外来COPD患者13例	8週	実薬群およびプラセボ群のいずれもうつ症状スコアが有意に改善したものの、両群間で有意差は認められなかった。
Borson et al 1992[2]	プラセボ対照二重盲検交差比較RCT	ノルトリプチリン	GOLDステージII〜IIIのCOPD患者36例	12週	実薬群はプラセボ群に比べてうつ症状の改善効果に優れていたほか、不安症状の改善や呼吸器症状の改善も認められた。
Ström et al 1995[3]	プラセボ対照二重盲検交差比較RCT	Protriptyline	軽度・中等度の低酸素血症のあるCOPD患者26例	12週	実薬群およびプラセボ群のいずれもうつ症状および不安症状の改善効果は認められなかった。
Papp et al 1995[4]	パイロットスタディ	セルトラリン	COPD患者6例（重症度は不明）	6週	主観的なうつ・不安の症状改善効果が認められ、副作用は少なく忍容性は良好であった。呼吸機能の変化は認められなかったが、日常生活動作の改善がみられ、全般的な生活状態も良好であった。
Yohannes et al 2001[5]	単盲検オープンスタディ	Fluoxetine	中等症〜重症のCOPD患者14例	6カ月	試験を完遂した患者は7例で、治療反応性が得られたのは4例（57％）、副作用のため脱落した患者は5例であった。
Lacasse et al 2004[6]	プラセボ対照二重盲検比較RCT	パロキセチン	外来COPD患者23例（平均GOLDステージIII）	12週	実薬群で呼吸困難および生活機能を測るCRQスケールの4つのドメインのうち2つの領域で有意な改善が認められた。呼吸困難および疲労の改善も認められたが、有意差は得られなかった。
Eiser et al 2005[7]	プラセボ対照二重盲検比較RCT	パロキセチン	GOLDステージII〜IIIの外来COPD患者28例	二重盲検6週間、その後非盲検で3カ月	二重盲検の6週間で実薬群とプラセボ群でうつ症状、QOL、運動耐容能で有意差は認められなかったが、3カ月の非盲検では実薬群でうつ症状、QOL、運動耐容能の有意な改善が認められた。

COPDに合併するうつ病に対する抗うつ薬の有効性を検討した臨床研究は、表に示すように、対象患者数や観察期間など小規模なものにとどまっており、かつ有効性を示す報告とそうでない報告が混在するなど、有効性の結論を導くには十分なエビデンスがないのが現状です。

▶Reference

1) Gordon GH, et al. Effect of desipramine on control of ventilation and depression scores in patients with severe chronic obstructive pulmonary disease. Psychiatry Res 15: 25-32, 1985.
2) Borson S, et al. Improvement in mood, physical symptoms, and function with nortriptyline for depression in patients with chronic obstructive pulmonary disease. Psychosomatics 33: 190-201, 1992.
3) Ström K, et al. Effect of protriptyline, 10 mg daily, on chronic hypoxaemia in chronic obstructive pulmonary disease. Eur Respir J 8: 425-429, 1995.
4) Papp LA, et al. Sertraline for chronic obstructive pulmonary disease and comorbid anxiety and mood disorders. Am J Psychiatry 152: 1531, 1995.
5) Yohannes AM, et al. A feasibility study of antidepressant drug therapy in depressed elderly patients with chronic obstructive pulmonary disease. Int J Geriatr Psychiatry 16: 451-454, 2001.
6) Lacasse Y, et al. Randomized trial of paroxetine in end-stage COPD. Monaldi Arch Chest Dis 61: 140-147, 2004.
7) Eiser N, et al. Effect of treating depression on quality-of-life and exercise tolerance in severe COPD. COPD 2: 233-241, 2005.

Q2 COPDに合併するうつ病に対して非薬物療法は有効ですか？

A COPDに合併するうつ病に対する非薬物療法の有効性を検討した臨床研究をメタ解析した結果によれば，非薬物療法全体としてうつ症状の改善に有効であり，特に運動療法の有効性が高いことが報告されています

■ COPDに合併するうつ病に対する非薬物療法の有効性

研究報告		標準化平均差 SMD (95% CI)	重み付け (%)
認知行動療法（CBT）			
サブトータル（I^2 = 10.1%, p = 0.352）		−0.17 (−0.35, 0.01)	100.0
異質性の検定 χ^2 = 6.67 (df = 6)			
セルフマネジメント教育			
サブトータル（I^2 = 0.0%, p = 0.668）		−0.00 (−0.17, 0.16)	100.0
異質性の検定 χ^2 = 2.38 (df = 4)			
運動療法			
サブトータル（I^2 = 43.9%, p = 0.040）		−0.47 (−0.66, −0.28)	100.0
異質性の検定 χ^2 = 23.16 (df = 13)			
リラクゼーション			
サブトータル（I^2 = 0.0%, p = 0.552）		−0.18 (−0.67, 0.30)	100.0
異質性の検定 χ^2 = 1.19 (df = 2)			
トータル（I^2 = 47.5%, p = 0.003）		−0.28 (−0.41, −0.14)	100.0
異質性の検定 χ^2 = 53.31 (df = 28)	−2.1　−1　0　1　2.1 非薬物療法介入群優位　対照群優位		

Coventry PA, et al. PLoS One 8: e60532, 2013.

COPDに合併するうつ病に対する非薬物療法の有効性を検討した29の臨床研究をメタ解析した結果によれば，非薬物療法全体のうつ症状スコアの標準化平均差（SMD）は−0.28（95% CI：−0.41，−0.14）と有意な改善効果を示すことが報告されています（図）[1]。

介入タイプ別にみると，認知行動療法，セルフマネジメント教育，リラクゼーションはいずれもSMDに有意な改善効果は認められませんでしたが，運動療法のSMDは−0.47（95% CI：−0.66，−0.28）と有効性が高いことが示されています。

▶「メタ解析」は巻末のAppendix「医学統計を理解するためのキホンのキホン」を参照

▶ **Reference**

1) Coventry PA, et al. The effect of complex interventions on depression and anxiety in chronic obstructive pulmonary disease: systematic review and meta-analysis. PLoS One 8: e60532, 2013.

Q3 うつ病治療はCOPD患者の死亡リスクを低下させますか？

A うつ病を合併するCOPD患者では死亡リスクが有意に高まる一方で，抗うつ薬治療を受けた場合には死亡リスクが有意に低下することが報告されています

■ うつ病および抗うつ薬治療と2年間の総死亡リスクとの関連

ベースライン時のうつ病の診断と2年後の総死亡リスクとの関連

	総死亡ハザード比（95% CI）
ベースライン時のうつ病の診断（未調整）	1.14*（1.02, 1.26）
ベースライン時のうつ病の診断（調整済み）	1.21*（1.07, 1.37）
合併症	
喘息	1.10（0.91, 1.34）
糖尿病	1.16*（1.03, 1.30）
虚血性心疾患	1.05（0.93, 1.19）
うっ血性心不全	1.86*（1.64, 2.10）
高血圧	0.97（0.83, 1.12）
アルツハイマー病および関連疾患	1.51*（1.27, 1.79）
不安障害	0.97（0.85, 1.11）
双極性障害	0.78*（0.65, 0.94）
統合失調症	0.73（0.42, 1.27）
神経因性疼痛	0.94（0.81, 1.10）
アルコール・物質使用障害	1.64*（1.42, 1.90）
呼吸器がん	5.01*（3.81, 6.59）
ベースライン時のCOPD管理	
長期管理薬の使用	1.10（0.90, 1.34）
レスキュー薬の使用	1.16（0.95, 1.41）
禁煙	1.14*（1.02, 1.27）
ベースライン時のCOPD重症度	
酸素療法の適応	1.84*（1.63, 2.07）
ベースライン時のうつ病重症度	
重症うつ病の診断	1.02（0.73, 1.42）
うつ病による入院歴	1.03（0.73, 1.46）

*：有意差あり（$p < 0.01$）

抗うつ薬治療と2年間の総死亡リスクとの関連

	総死亡ハザード比（95% CI）
抗うつ薬治療（未調整）	0.53*（0.43, 0.66）
抗うつ薬治療（調整済み）	0.55*（0.44, 0.68）
合併症	
喘息	0.84（0.70, 1.01）
糖尿病	1.17（0.98, 1.40）
虚血性心疾患	1.04（0.86, 1.26）
うっ血性心不全	1.94*（1.60, 2.35）
高血圧	1.01（0.76, 1.30）
アルツハイマー病および関連疾患	1.46*（1.16, 1.83）
不安障害	0.92（0.77, 1.09）
双極性障害	0.72*（0.57, 0.91）
統合失調症	0.69（0.36, 1.31）
神経因性疼痛	0.99（0.80, 1.23）
アルコール・物質使用障害	1.21（0.81, 1.79）
呼吸器がん	3.05*（2.27, 4.10）
ベースライン時のCOPD管理	
長期管理薬の使用	1.34（0.92, 1.95）
レスキュー薬の使用	1.15（0.79, 1.66）
禁煙	1.04（0.87, 1.24）
ベースライン時のCOPD重症度	
酸素療法の適応	1.86*（1.53, 2.26）
ベースライン時のうつ病重症度	
重症うつ病の診断	1.12（0.80, 1.57）
うつ病による入院歴	1.23（0.86, 1.75）

*：有意差あり（$p < 0.01$）

Qian J, et al. Gen Hosp Psychiatry 35: 612-618, 2013.

COPD患者17,320例を対象にうつ病の診断有無，および抗うつ薬服薬の有無による死亡リスクを後方視的に検討した研究によれば，ベースライン時にうつ病と診断された患者群のうつ病と診断されていない群に対する2年間の総死亡ハザード比は1.21（95% CI：1.07, 1.37）と有意に高かった一方で，うつ病と診断された患者群において抗うつ薬治療を受けている患者群の総死亡ハザード比は0.55（95% CI：0.44, 0.68）と報告され[1]，抗うつ薬治療がうつ病を合併するCOPD患者の死亡リスクを低下させる可能性が示唆されています。

▶「ハザード比」は巻末のAppendix「医学統計を理解するためのキホンのキホン」を参照

▶ **Reference**

1) Qian J, et al. Associations of depression diagnosis and antidepressant treatment with mortality among young and disabled Medicare beneficiaries with COPD. Gen Hosp Psychiatry 35: 612-618, 2013.

Q4 うつ病を合併する COPD 患者に抗うつ薬を処方する場合，どのような点に注意すればよいですか？

A 呼吸不全を呈する患者に鎮静作用の強い抗うつ薬を併用すると呼吸機能の低下が引き起こされるほか，キサンチン誘導体に CYP450 1A2 阻害作用をもつ抗うつ薬を併用するとテオフィリン中毒のような有害事象が引き起こされる場合があることに注意が必要です

■ 気管支拡張薬に対する新規抗うつ薬の CYP450 阻害作用

CYP450 アイソザイム		1A2	2C9	2C19	2D6	3A4
基質	気管支拡張薬	キサンチン誘導体 テオフィリン アミノフィリン				
阻害物質	フルボキサミン (SSRI)	+++	++	+++	+	++
	パロキセチン (SSRI)	+	+	+	+++	+
	セルトラリン (SSRI)	+	+	++	++	++
	エスシタロプラム (SSRI)				++	
	ミルナシプラン (SNRI)					
	デュロキセチン (SNRI)				++	
	ベンラファキシン (SNRI)				+	+
	ミルタザピン (NaSSA)	+				+

ある CYP タイプを基質にもつ薬剤に同じ CYP タイプの阻害物質である薬剤を同時投与すると，基質をもつ薬剤の血中濃度が上昇する
＋＋＋：強い阻害作用，＋＋：中程度の阻害作用，＋：弱い阻害作用

精神医学講座担当者会議（監修）．気分障害治療ガイドライン 第 2 版．医学書院, 2010
American Psychiatric Association. Practice Guideline for the Treatment of Patients With Major Depressive Disorder, Third Edition. 2010 などより作成

抗うつ薬は直接には呼吸抑制作用はありませんが，三環系抗うつ薬などの鎮静作用の強い抗うつ薬では，鎮静作用により二次的に呼吸機能の低下が引き起こされる可能性があるため[1]，呼吸不全を呈する患者に対しては避けることが望ましいといえます。

また，表は気管支拡張薬に対する新規抗うつ薬の CYP450 阻害作用を示したものです。CYP450 1A2 により代謝されるキサンチン誘導体に CYP450 1A2 阻害作用をもつ抗うつ薬を併用すると基質であるキサンチン誘導体の血中濃度が上昇して，テオフィリン中毒のような有害事象が引き起こされる場合があるので注意が必要です[2]。

▶Reference
1) Steen SN. The effects of psychotropic drugs on respiration. Pharmacol Ther B 2: 717-741, 1976.
2) DeVane CL, et al. Fluvoxamine-induced theophylline toxicity. Am J Psychiatry 154: 1317-1318, 1997.

喘息

16 喘息におけるうつ病の合併頻度と発症リスク

Q1 喘息に合併するうつ病の頻度はどのくらいですか？

A 喘息患者のうつ病合併率を検討した疫学研究を総合すると，うつ病の合併率はおよそ10～20％と考えられます

■ 喘息患者におけるうつ病の有病率を検討した疫学研究

研究報告	対象例数	うつ病の評価方法	うつ病の合併率
Kovács et al 2003[1]	161例	自記式質問紙法（BDI）による評価	20.5%（少なくとも中等症以上のうつ症状を有する患者の割合，健常対照群のうつ有病率は8.3%）
Eisner et al 2005[2]	743例	自記式質問紙法（CES-D）による評価	18%
Lavoie et al 2006[3]	504例	Primary Care Evaluation of Mental Disorders を用いた簡易構造化面接による評価	19%（うつ病のみの合併率は8%，うつ病と不安障害の合併率は11%）
Scott et al 2007[4]	42,697例（World Mental Health Surveys）	構造化面接（CIDI 3.0）による評価	2～26%（対照群のうつ病有病率は5～10%）
Katz et al 2010[5]	439例	自記式質問紙法（CES-D）による評価（2年間隔で3回）	約15%（初回17.1%，2回目14.4%，3回目15.0%）
Cazzola et al 2011[6]	55,500例（伊プライマリケアデータベース調査）	ICD-9によるコード分類	6.21%（男性3.48%，女性8.23%）
Ahmedani et al 2013[7]	568例	2項目質問紙法による評価（ベースライン時，15カ月フォローアップ時）	ベースライン時：35.9%　15カ月フォローアップ時：32.9%
Sumino et al 2014[8]	25,975例	ICD-9によるコード分類	18～45歳（8,364例）：19.4%　46～64歳（11,823例）：18.5%　65歳以上（5,788例）：8.1%

喘息患者ではうつ病が高頻度に合併することがさまざまな疫学研究から報告されています。

喘息患者のうつ病合併率を検討した疫学研究では合併率にバラツキはあるものの，総合するとおよそ20%前後の喘息患者にうつ病またはうつ症状が合併していると考えられます（**表**）[1-8]。

▶ Reference

1) Kovács M, et al. Severity of allergic complaints: the importance of depressed mood. J Psychosom Res 54: 549-557, 2003.
2) Eisner MD, et al. Impact of depressive symptoms on adult asthma outcomes. Ann Allergy Asthma Immunol 94: 566-574, 2005.
3) Lavoie KL, et al. What is worse for asthma control and quality of life: depressive disorders, anxiety disorders, or both? Chest 130: 1039-1047, 2006.
4) Scott KM, et al. Mental disorders among adults with asthma: results from the World Mental Health Survey. Gen Hosp Psychiatry 29: 123-133, 2007.
5) Katz PP, et al. Onset of depressive symptoms among adults with asthma: results from a longitudinal observational cohort. Prim Care Respir J 19: 223-230, 2010.
6) Cazzola M, et al. Asthma and comorbid medical illness. Eur Respir J 38: 42-49, 2011.
7) Ahmedani BK, et al. Examining the relationship between depression and asthma exacerbations in a prospective follow-up study. Psychosom Med 75: 305-310, 2013.
8) Sumino K, et al. Coexisting chronic conditions associated with mortality and morbidity in adult patients with asthma. J Asthma 51: 306-314, 2014.

Q2　喘息はうつ病の発症リスクをどのくらい高めますか？

A 喘息患者では非喘息患者に比べてうつ病の発症リスクが2倍前後高まることが報告されています

■ 喘息患者におけるうつ病合併のオッズ比

研究報告	対象例数	方法	うつ病合併のオッズ比
Scott et al 2007[1]	42,697例 (World Mental Health Surveys)	17カ国で施行されたWorld Mental Health Surveysのデータから喘息有病率と過去12カ月のうつ病有病率を調査し解析	1.6 (95% CI：1.4, 1.8)
Loerbroks et al 2012[2]	245,727例 (World Health Survey)	57カ国で施行されたWorld Health Surveyのデータから過去12カ月の喘息有病率と抑うつエピソードの発生率を調査し解析	2.37 (95% CI：2.10, 2.66)
Trojan et al 2014[3]	12,944例 (喘息患者は9%)	2000〜2012年までのクリニック受診患者の病歴データから喘息有病率とCES-Dによるうつ病スコアとの関連を解析	1.41 (95% CI：1.16, 1.70)

■ 喘息患者におけるうつ病発症に関連する要因とそのオッズ比

		うつ病非発症群	うつ病発症群	p値	オッズ比（95% CI）
ベースライン時	身体合併症*あり, %（n）	39.9 (93)	71.1 (27)	0.0004	3.29 (0.99, 11.02)
	喫煙, %（n）　現在喫煙	3.4 (8)	10.5 (4)	0.04	2.89 (0.48, 17.26)
	過去喫煙	27.0 (63)	36.8 (14)		4.73 (1.49, 15.06)
	喘息重症度スコア**, 平均（SD）	7.8 (5.5)	9.4 (6.6)	0.10	1.02 (0.91, 1.14)
	VLA % affected スコア**, 平均（SD）	35.3 (35.4)	46.1 (36.2)	0.08	0.99 (0.97, 1.01)
	PCQA スコア**, 平均（SD）	42.7 (5.2)	39.1 (6.0)	0.0002	0.90 (0.80, 1.01)
	CESD スコア**, 平均（SD）	7.2 (5.3)	12.4 (6.1)	<0.0001	1.22 (1.11, 1.35)
ベースライン時からの変化	喘息重症度スコア悪化***, %（n）	14.2 (33)	18.4 (7)	0.47	1.03 (0.25, 4.27)
	PCQA スコア低下***, %（n）	35.6 (83)	61.5 (16)	0.02	7.47 (2.15, 26.01)

VLA：Valued Life Activity, PCQA：Perceived Control of Asthma Questionnaire, CESD：Center for Epidemiologic Studies Depression scale
* 合併症：高血圧, 心疾患, 糖尿病, 胃腸潰瘍, 関節炎, 骨粗しょう症
** オッズ比はスコアの標準偏差が0.5変化した場合のもの
*** ベースライン時からスコアの標準偏差0.5の変化

Katz PP, et al. Prim Care Respir J 19: 223-230, 2010.

喘息におけるうつ病の発症率を検討した研究によれば，喘息患者のうつ病発症リスクのオッズ比は1.4〜2.4と報告され，非喘息患者よりも発症リスクを2倍前後高めると考えられます（**上表**）[1-3]。

また，喘息患者を対象にベースライン時およびその後の追跡調査（2年間隔で2回調査）した長期疫学研究の結果では，追跡期間におけるうつ病の発症を高める要因として最も大きかったのが，ベースライン時からのPCAQスコアの低下で，そのオッズ比は7.47（95% CI：2.15, 26.01）と喘息コントロールに対する認識の低下がうつ病発症と強く関連していることが示唆されています（**下表**）[4]。

▶「オッズ比」は巻末のAppendix「医学統計を理解するためのキホンのキホン」を参照

▶ Reference

1) Scott KM, et al. Mental disorders among adults with asthma: results from the World Mental Health Survey. Gen Hosp Psychiatry 29: 123-133, 2007.
2) Loerbroks A, et al. The association of asthma and wheezing with major depressive episodes: an analysis of 245,727 women and men from 57 countries. Int J Epidemiol 41: 1436-1444, 2012.
3) Trojan TD, et al. Asthma and depression: the Cooper Center Longitudinal Study. Ann Allergy Asthma Immunol 112: 432-436, 2014.
4) Katz PP, et al. Onset of depressive symptoms among adults with asthma: results from a longitudinal observational cohort. Prim Care Respir J 19: 223-230, 2010.

Q3 うつ病は喘息の発症リスクを高めますか？

A うつによる喘息の発症リスクを検討した疫学研究を総合すると，うつは喘息の発症リスクを 1.2 ～ 2 倍程度高めると考えられます

■ うつによる喘息の発症リスクを検討した長期疫学研究

研究報告	対象集団数	方法	喘息の発症リスク
Jonas et al 1999[1]	5,231 例	喘息のない25～74歳の一般集団を対象に平均9.4年追跡してうつ・不安障害と喘息発症との関連を解析	2.08（95% CI：1.14, 3.79）（非喫煙群におけるうつ症状スコア低値群に対するうつ症状スコア高値群の喘息発症リスク比，喫煙群のリスク比は 0.50 で有意差なし）
Loerbroks et al 2010[2]	5,114 例	40～65歳の一般集団を対象に8.5年（中央値）追跡してうつと喘息発症との関連を解析	1.24（95% CI：1.02, 1.50）（うつ症状スコアの標準偏差が 1 上昇した場合のリスク比）
Coogan et al 2014[3]	31,848 例	喘息のない21～69の女性集団を対象に12年間におけるうつと喘息発症との関連を解析	2.08（95% CI：1.58, 2.74）（うつ症状スコア低値群に対するうつ症状スコア高値群の喘息発症率比）
Brunner et al 2014[4]	3,614 例	喘息のない25～35歳の一般集団を対象に20年追跡してうつと喘息発症との関連を解析	1.26（95% CI：1.02, 1.56）（うつ症状がない群に対するうつ症状がある群の喘息発症ハザード比）

うつによる喘息の発症リスクを検討した長期疫学研究によれば，うつは喘息の発症リスクを 1.2 ～ 2 倍程度高めると報告されています（**表**）[1-4]。

喘息がうつの発症を高めるだけでなく，うつも喘息の発症リスクを高めるなど，両病態は相互に発症リスクを高めていると推察されます。

▶「リスク比」「ハザード比」は巻末の Appendix「医学統計を理解するためのキホンのキホン」を参照

▶ Reference

1) Jonas BS, et al. Symptoms of anxiety and depression as risk factors for development of Asthma. J Appl Biobehav Res 4: 91-110, 1999.
2) Loerbroks A, et al. Depressive symptoms, social support, and risk of adult asthma in a population-based cohort study. Psychosom Med 72: 309-315, 2010.
3) Coogan PF, et al. Depressive symptoms and the incidence of adult-onset asthma in African American women. Ann Allergy Asthma Immunol 112: 333-338, 2014.
4) Brunner WM, et al. Depression and risk of incident asthma in adults. The CARDIA study. Am J Respir Crit Care Med 189: 1044-1051, 2014.

Q4 うつ病は喘息の症状コントロールを悪化させますか？

A うつ症状と喘息コントロールとの関連を調べた研究によれば，うつのある群では喘息コントロールが悪く，その程度はうつの重症度と相関することが報告されています

■ 喘息患者におけるうつ症状と喘息コントロールとの関連

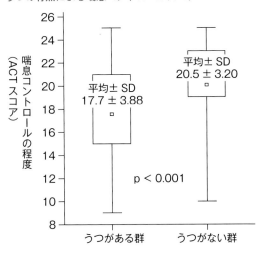
うつの有無による喘息コントロールスコア

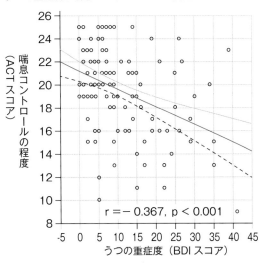
うつの重症度と喘息コントロールとの関連

うつの評価はBDI（Beck Depression Inventory）スコア，喘息コントロールの評価はACT（Asthma Control Test）スコア
Trzcińska H, et al. Med Sci Monit 18: CR190-194, 2012.

喘息コントロールの程度が多様な喘息患者128例を対象に喘息コントロールとうつ症状との関連を検討した臨床研究によれば，うつがある群はうつがない群に比べて喘息コントロールスコアが有意に悪く（**左図**），うつの重症度と喘息コントロールの程度との間には有意な負の相関（r＝−0.367）が認められています（**右図**）[1]。

▶「相関係数」は巻末のAppendix「医学統計を理解するためのキホンのキホン」を参照

▶ Reference

1) Trzcińska H, et al. Analysis of the relation between level of asthma control and depression and anxiety. Med Sci Monit 18: CR190-194, 2012.

Q5　うつ病は喘息患者の肺機能を低下させますか？

A うつ病が合併する群では合併しない群に比べて肺機能パラメータが有意に低下することが報告されており，うつ病の合併が肺機能の低下を促している可能性が示唆されます

■ 喘息患者におけるうつ病と不安障害の合併による肺機能の低下

うつ病の合併による肺機能の低下

呼吸機能	うつ症状なし N＝151 Sv (SD)*	うつ病の疑いあり N＝26 Sv (SD)*	うつ病ほぼ確実 N＝23 Sv (SD)*	p 値†
肺活量（VC）	108.4 (13.8)	101.1 (16.9)	90.9 (22.8)	0.001
努力肺活量（FVC）	109.8 (14.4)	102.9 (19.4)	90.9 (24.0)	0.001
1秒量（FEV_1）	103.5 (19.5)	92.2 (27.0)	81.9 (28.5)	<0.001
Tiffeneauの1秒率（FEV_1/VC）	96.5 (11.9)	91.6 (15.2)	90.6 (16.0)	0.103
最大呼気流量（PEF）	101.1 (39.9)	84.3 (26.8)	84.4 (30.9)	0.006

HADS-D（Hospital Anxiety and Depression Scale-Depression）による評価。うつ症状なし（HADS-D ≦ 7），うつの疑いあり（8 ≦ HADS-D ≦ 10），うつ病ほぼ確実（HADS-D ≧ 11）
＊：ECCS/ERSの基準値を100とした場合の値
†：3群間の有意差検定（Kruskal-Wallis検定）

不安障害の合併による肺機能の低下

呼吸機能	不安症状なし N＝111 Sv (SD)*	不安障害の疑いあり N＝39 Sv (SD)*	不安障害ほぼ確実 N＝50 Sv (SD)*	p 値†
肺活量（VC）	109.66 (13.4)	105.43 (15.2)	95.9 (19.7)	<0.001
努力肺活量（FVC）	111.27 (13.7)	106.46 (16.6)	96.84 (21.3)	<0.001
1秒量（FEV_1）	105.24 (18.6)	98.05 (21.3)	88.14 (27.9)	<0.001
Tiffeneauの1秒率（FEV_1/VC）	97.09 (10.9)	94 (12.9)	91.94 (16.3)	0.256
最大呼気流量（PEF）	103.22 (44.9)	91.74 (19.4)	87.04 (29.3)	0.007

HADS-A（Hospital Anxiety and Depression Scale-Anxiety）による評価。不安症状なし（HADS-A ≦ 7），不安障害の疑いあり（8 ≦ HADS-A ≦ 10），不安障害ほぼ確実（HADS-A ≧ 11）
＊：ECCS/ERSの基準値を100とした場合の値
†：3群間の有意差検定（Kruskal-Wallis検定）

Labor S, et al. Coll Antropol 36: 473-481, 2012.

　喘息患者200例を対象にうつ病と不安障害の合併による肺機能の低下を検討した研究によれば，うつ病と不安障害がそれぞれある群ではない群よりもTiffeneauの1秒率（FEV_1/VC）を除いた肺機能パラメータ（肺活量，努力肺活量，一秒量，最大呼気流量）が有意に低いことが報告されています（**表**）[1]。

　これらの結果から，うつ病と不安障害が合併すると肺機能の低下が引き起こされるものと考えられます。

▶ Reference

1) Labor S, et al. The prevalence and pulmonary consequences of anxiety and depressive disorders in patients with asthma. Coll Antropol 36: 473-481, 2012.

Q6 うつ病は喘息治療に対するアドヒアランスを低下させますか？

A うつ症状がある喘息患者群ではうつ症状がない群に比べて喘息治療に対するアドヒアランスが有意に低く，アドヒアランス不良のリスクが約10倍高いことが報告されています

■ 喘息治療に対するアドヒアランス不良（1日平均服薬率が50％未満）に影響を及ぼす各予測因子のオッズ比

予測因子	オッズ比	95％ CI	p値
うつ症状スコア高値（CES-D ≧ 10）	11.4	2.2, 58.2	＜ 0.01
高齢	0.9	0.9, 1.0	0.06
女性	4.8	0.8, 29.2	0.09
低学歴（高卒未満）	0.3	0.1, 1.7	0.18

CES-D：Center for Epidemiological Studies-Depression scale

Smith A, et al. Chest 130: 1034-1038, 2006.

うつ症状が喘息治療に対するアドヒアランスに及ぼす影響について，喘息の増悪で入院し，その後退院した喘息患者59例を対象にうつ症状の有無と電子服薬モニタリングによる吸入ステロイド薬または経口ステロイド薬のアドヒアランスとの関連を調査した臨床研究が報告されています．それによれば，1日平均の服薬率（1日服薬数／1日処方数×100で算出）はうつ症状なし群の74％に対してうつ症状あり群は60％と有意に低いことが報告されています．また，1日平均服薬率が50％未満をアドヒアランス不良とした場合の，うつ症状なし群に対するうつ症状あり群のオッズ比は11.4（95％ CI：2.2, 58.2）と，うつ症状の存在のみが喘息治療のアドヒアランスを有意に低下させる要因であることが示されています（**表**）[1]．

▶「オッズ比」は巻末のAppendix「医学統計を理解するためのキホンのキホン」を参照

▶ Reference

1) Smith A, et al. Depressive symptoms and adherence to asthma therapy after hospital discharge. Chest 130: 1034-1038, 2006.

Q7 うつ病は喘息の増悪リスクを高めますか？

A うつ症状の存在は将来の喘息救急受診のリスクを有意に高めることから，喘息の増悪リスクと関連することが示唆されます

■ 喘息に合併するうつによる喘息増悪リスク

	喘息増悪（喘息救急受診）		喘息増悪（経口ステロイド薬処方）	
	リスク比（95% CI）	p値	リスク比（95% CI）	p値
フォローアップ期間中の救急受診*	2.79	<0.001	—	—
フォローアップ期間中の経口ステロイド薬処方*	—	—	1.45 (1.36, 1.55)	<0.001
フォローアップ期間中のうつ症状	1.96 (1.02, 3.75)	0.043	0.98 (0.72, 1.32)	0.87
ベースライン時のうつ症状	0.68 (0.38, 1.21)	0.19	1.20 (0.93, 1.56)	0.16

喘息患者568例を対象にベースライン時調査と15カ月後のフォローアップ調査を行い，各調査時に評価したうつ症状（二質問紙法による評価）などの因子とフォローアップ調査後の喘息増悪リスク（喘息救急受診または経口ステロイド薬処方による評価）との関連が解析された
その結果，ベースライン時調査のうつ症状は15カ月以降の喘息増悪（喘息救急受診による評価）のリスクを有意に高めなかったものの，直近のフォローアップ調査のうつ症状はフォローアップ調査後の喘息増悪（喘息救急受診による評価）のリスクを有意に高めた

Ahmedani BK, et al. Psychosom Med 75: 305-310, 2013.

■ 喘息に合併するうつ病による喘息増悪，喘息関連入院，総入院の発生率比

研究報告	18〜45歳 (n = 8,364)	46〜64歳 (n = 11,823)	65歳以上 (n = 5,788)
喘息増悪の発生率比	1.07 (95% CI : 0.97, 1.17)	1.09 (95% CI : 1.01, 1.19) *	1.07 (95% CI : 0.91, 1.26)
喘息関連入院の発生率比	1.39 (95% CI : 1.17, 1.65) *	1.21 (95% CI : 1.05, 1.39) *	1.03 (95% CI : 0.81, 1.29)
総入院の発生率比	1.30 (95% CI : 1.13, 1.50) *	1.22 (95% CI : 1.10, 1.35) *	1.04 (95% CI : 0.89, 1.22)

＊：有意差あり

Sumino K, et al. J Asthma 51: 306, 314, 2014.

喘息患者568例を対象にうつ症状（二質問紙法による評価）と喘息増悪リスクとの関連を1年以上の追跡期間にて検討した臨床研究によれば，追跡期間中に発現したうつ症状患者群の喘息増悪リスクに関して，経口ステロイド薬処方で評価した増悪のリスク比は有意に高くなかったものの，喘息救急受診で評価した増悪のリスク比は1.96（95% CI : 1.02, 3.75）と有意に高まることが報告されています（**上表**）[1]。

また，喘息患者における合併症と喘息増悪，喘息関連入院，総入院の発生率比を検討した研究では，うつ病によるそれぞれの率比は**下表**のように算出され，世代によりその発生率比は異なりますが，おしなべて率比が高い傾向がみてとれます[2]。

▶「リスク比」は巻末のAppendix「医学統計を理解するためのキホンのキホン」を参照

▶ Reference

1) Ahmedani BK, et al. Examining the relationship between depression and asthma exacerbations in a prospective follow-up study. Psychosom Med 75: 305-310, 2013.
2) Sumino K, et al. Coexisting chronic conditions associated with mortality and morbidity in adult patients with asthma. J Asthma 51: 306-314, 2014.

Q8 うつ病は喘息患者の健康関連 QOL を悪化させますか？

A うつ症状は喘息患者の健康関連 QOL を広範囲に悪化させることが報告されています

■ 喘息患者におけるうつ症状・不安症状の合併による健康関連 QOL 低下への影響

		B	SE	β	R^2	ΔR^2	p値
SF-12 身体的健康スコア	喘息症状重症度	—	—	—	0.501	0.224	0.000
	不安症状（HADS-A）	−0.62	0.097	−0.062	0.504	0.003	0.525
	うつ症状（HADS-D）	−0.384	0.121	−0.384	0.563	0.060	0.002
SF-12 精神的健康スコア	喘息症状重症度	—	—	—	0.249	0.127	0.008
	不安症状（HADS-A）	−0.664	0.119	−0.560	0.470	0.221	0.000
	うつ症状（HADS-D）	−0.551	0.144	−0.465	0.558	0.087	0.000
LAQ 身体スコア	喘息症状重症度	—	—	—	0.643	0.309	0.000
	不安症状（HADS-A）	−0.171	0.204	−0.069	0.647	0.003	0.404
	うつ症状（HADS-D）	−0.546	0.263	−0.219	0.666	0.019	0.041
LAQ 心理スコア	喘息症状重症度	—	—	—	0.506	0.282	0.000
	不安症状（HADS-A）	−0.732	0.174	−0.365	0.600	0.094	0.000
	うつ症状（HADS-D）	−0.515	0.224	−0.257	0.627	0.027	0.024
LAQ 機能スコア	喘息症状重症度	—	—	—	0.565	0.282	0.000
	不安症状（HADS-A）	−0.541	0.182	−0.255	0.611	0.046	0.004
	うつ症状（HADS-D）	−0.621	0.231	−0.293	0.646	0.035	0.009

SF-12: Short Form 12 Health Survey Questionnaire, LAQ: Living with Asthma Questionnaire, HADS-A (Hospital Anxiety and Depression Scale-Anxiety), HADS-D (Hospital Anxiety and Depression Scale-Depression)
B：非標準化偏回帰係数, SE：標準誤差, β：標準偏回帰係数, R^2：決定係数, ΔR^2：R^2 変化量
ステップ 1 では性, 年齢, 教育レベル, ステップ 2 では喘息の症状重症度, ステップ 3 では不安症状スコア（HADS-A）, ステップ 3 ではうつ症状スコア（HADS-D）により階層的重回帰分析が行われた

Kullowatz A, et al. Respir Med 101: 638-644, 2007.

　喘息患者 88 例を対象にうつ症状・不安症状による健康関連 QOL への影響について, 階層的重回帰分析により不安症状スコア（HAD-A）およびうつ症状スコア（HADS-D）のそれぞれが加味された場合の健康関連 QOL スケールの SF-12 スコアまたは LAQ スコアの低下に及ぼす影響を解析した研究が報告されています. それによれば, 不安症状は SF-12 の精神的健康スコア, LAQ 心理スコア, LAQ 機能スコアを有意に低下させ, うつ症状は SF-12 および LAQ すべてのサブスコアを有意に低下させることが示されています（表）[1]。

　これらの結果は, うつ症状は不安症状よりも広範囲な健康関連 QOL の低下をもたらしうることを示唆しています。

▶「回帰係数」「決定係数」は巻末の Appendix「医学統計を理解するためのキホンのキホン」を参照

▶ Reference

1) Kullowatz A, et al. Association of depression and anxiety with health care use and quality of life in asthma patients. Respir Med 101: 638-644, 2007.

階層的重回帰分析（Hierarchical Multiple Regression Analysis）

階層的重回帰分析では, 回帰分析を複数のステップに分けて実行し, 各ステップごとに目的変数（従属変数）に対する各説明変数（独立変数）の説明力（影響力）がどれだけ増加するかが解析される. 標準偏回帰係数（β）は各説明変数が目的変数に及ぼす影響の向き（正負）と大きさを, 決定係数（R^2）は説明変数全体が目的変数をどれだけ予測・説明しうるかの寄与率を表す. R^2 変化量（ΔR^2）は前のステップから当該ステップでの R^2 の増加量を意味し, この増加量が有意であれば, 当該ステップの説明変数を追加したときの寄与率が有意に増加したと評価できる.

Q9　喘息にうつ病が合併すると職業能力障害のリスクはどのくらい高まりますか？

A 喘息にうつが合併すると長期病気休暇のリスクが3倍以上，障害年金リスクが6倍以上高まるなど，職業能力障害のリスクが著しく高まることが報告されています

■ 喘息に合併するうつによる喘息増悪リスク

喘息と慢性疾患が合併した場合の職業能力障害リスク

職業能力障害リスク		N	イベント数	ハザード比 (95% CI)
長期病気休暇リスク	喘息なし	62,755	5,098	1.00 (ref)
	喘息のみ	1,787	213	1.63 (1.42, 1.87)
	喘息＋1つの慢性疾患合併	347	74	2.24 (1.78, 2.83)
	喘息＋2つ以上の慢性疾患合併	62	23	4.49 (2.98, 6.78)
障害年金リスク	喘息なし	62,755	1,812	1.00 (ref)
	喘息のみ	1,787	75	1.68 (1.33, 2.12)
	喘息＋1つの慢性疾患合併	347	38	2.55 (1.85, 3.53)
	喘息＋2つ以上の慢性疾患合併	62	14	5.50 (3.24, 9.32)

喘息と慢性疾患が合併した場合の職業能力障害リスク

職業能力障害リスク		N	イベント数	ハザード比 (95% CI)
長期病気休暇リスク	喘息なし うつなし	60,449	4,685	1.00 (ref)
	喘息あり うつなし	2,042	273	1.82 (1.61, 2.06)
	喘息なし うつあり	2,306	413	2.45 (2.22, 2.71)
	喘息あり うつあり	154	37	3.58 (2.59, 4.96)
障害年金リスク	喘息なし うつなし	60,449	1,611	1.00 (ref)
	喘息あり うつなし	2,042	102	1.91 (1.56, 2.33)
	喘息なし うつあり	2,306	201	3.24 (2.79, 3.74)
	喘息あり うつあり	154	25	6.83 (4.60, 10.15)

就労者集団（喘息患者2,332例，非喘息者66,354例）を対象に，健康保険データベースの診療情報や薬剤処方記録からなどから喘息および慢性疾患（うつ，虚血性心疾患，高血圧，糖尿病，リウマチ性疾患，がん）の有無を評価し，職業能力障害を90日を超える病気休暇と障害年金の受給をアウトカムとして評価した

Hakola R, et al. Allergy 66: 1598-1603, 2011.

　就労者集団を対象に喘息および慢性疾患（うつ，虚血性心疾患，高血圧，糖尿病，リウマチ性疾患，がん）の有無と職業能力障害（長期病気休暇または障害年金）のリスクとの関連を検討した疫学研究が報告されています。それによれば，喘息およびうつがない群に比べて，うつが合併する喘息患者群の職業能力障害のハザード比は，長期病気休暇リスクが3.58（95％：2.59, 4.96），障害年金リスクが6.83（95％ CI：4.60, 10.15）と，そのリスクは喘息に2つ以上の慢性疾患が合併した場合のリスクに匹敵することが示されています（**表**）[1]。

▶「ハザード比」は巻末の Appendix「医学統計を理解するためのキホンのキホン」を参照

▶ **Reference**

1) Hakola R, et al. Persistent asthma, comorbid conditions and the risk of work disability: a prospective cohort study. Allergy 66: 1598-1603, 2011.

Q10 うつ病は喘息患者の死亡リスクを高めますか？

A うつ病が合併した喘息患者はうつ病が合併していない喘息患者に比べて死亡リスクが2倍近く高まることが報告されています

■ プライマリーケアにおける喘息患者のうつ病合併リスク，およびうつ病が合併した場合の死亡リスク

		調整済みオッズ比	p値	95% CI
プライマリケア受診回数* (症例=1,355, 対照=1,647)	5回未満	1		
	5-9回	1.91	<0.001	1.57, 2.31
	10-19回	3.35	<0.001	2.62, 4.28
	20回以上	4.70	<0.001	3.32, 6.65
	受診1回あたり	1.09	<0.001	1.07, 1.11
喘息重症度** (症例=1,660, 対照=1,660)	喘息治療薬の処方なし	1		
	短時間作用性β_2刺激薬の処方あり	0.83	0.192	0.64, 1.09
	吸入ステロイド薬の処方あり	0.81	0.056	0.66, 1.01
	経口ステロイド薬の処方あり	0.88	0.372	0.67, 1.16
標準化死亡比(SMR)***		1.87		1.54, 2.27

*：調査開始1年前のプライマリケア受診回数。オッズ比は年齢・性，喘息重症度（喘息治療薬の処方）により調整
**：調査開始1年前の喘息重症度（喘息治療薬の処方）。オッズ比は年齢・性，プライマリケア受診回数により調整
***：うつ病非合併喘息患者群に対するうつ病合併喘息患者群の標準化死亡比

Walters P, et al. PLoS One 6: e20750, 2011.

英国のプライマリケアデータベースを用いて，非喘息患者と比べた喘息患者のうつ病合併リスク，およびうつ病が合併していない喘息患者に対するうつ病合併喘息患者の死亡リスクについて10年間にわたり後方視的に検討した症例対照研究が報告されています[1]。それによれば，非喘息患者と比べた喘息患者のうつ病合併の率比は1.59（95% CI：1.48, 1.71）であり，うつ病合併リスクと喘息重症度（喘息治療薬の処方）との間に有意な関連はみられなかったものの，受診回数との間に有意な関連（オッズ比：1.09）が認められています（表）。また，うつ病非合併喘息患者群に対するうつ病合併喘息患者群の標準化死亡比（SMR）は1.87（95% CI：1.54, 2.27）と有意にリスクが高まることが示されています（表）。

▶「オッズ比」は巻末のAppendix「医学統計を理解するためのキホンのキホン」を参照

▶ Reference

1) Walters P, et al. The relationship between asthma and depression in primary care patients: a historical cohort and nested case control study. PLoS One 6: e20750, 2011.

喘息

17 うつ病と喘息の病態が相互に影響を及ぼす機序

Q1 うつ病と喘息の合併を促す生物学的機序としてどのようなものが想定されていますか？

A 胎児および幼児期の生理学的・心理学的ストレスの影響から自律神経系，免疫系の機能異常が促され，それらが複雑に影響を及ぼしあって両病態の発症リスクを高めているものと推察されます

■ うつ病と喘息の合併を促す病態機序

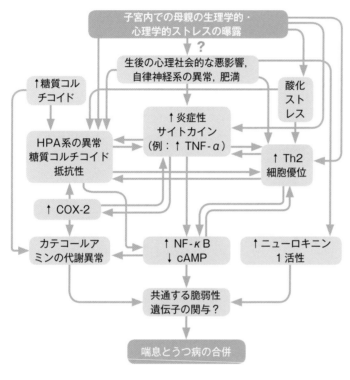

① 子宮内にて母親の妊娠中における生理学的・心理学的ストレスからもたらされる影響への曝露，あるいは生後に受ける心理社会的な悪影響から，自律神経系の機能異常および肥満リスクが高まる

② また，胎児および生後のさまざまな悪影響や自律神経系の異常，肥満は，HPA系の異常や糖質コルチコイド抵抗性，酸化ストレス，免疫機能の異常（Th2細胞優位），炎症性サイトカインの上昇，を引き起こし，相互に影響を及ぼしあう（上流カスケードの病態）

③ 上流カスケードの病態から，うつ病および喘息の病態に関わるNF-κBが活性化され，神経細胞や免疫細胞などの細胞内シグナル伝達に関わり抗炎症作用をもつc-AMPが抑制される（下流カスケードの病態）

④ 上流カスケードにおける炎症性サイトカインの上昇から，COX-2が誘導されるとプロスタグランジンE2の産生を促して炎症反応をさらに亢進させ，糖質コルチコイドシグナル伝達に影響を及ぼすとともに，カテコールアミンの代謝異常を引き起こす（下流カスケードの病態）

⑤ 上流カスケードにおける自律神経系の異常から，気道炎症の制御および脳においてストレス反応や情動の制御に関わる神経ペプチドのニューロキニン1の活性が高まる（下流カスケードの病態）

⑥ 上流カスケードおよび下流カスケードの病態は，いずれもうつ病および喘息の病態に関与すると考えられ，これら共通した生物学的機序を介して，特に遺伝的に脆弱性を有する個体においてうつ病および喘息の発症リスクが高まると考えられる

Van Lieshout RJ, et al. Psychosom Med 71: 187-195, 2009.

図は，うつ病と喘息の合併を促す病態として推察されている機序を示したものです[1]。

胎児および幼児期の生理学的・心理学的ストレスの影響から自律神経系，免疫系の機能異常が促され，それらが複雑に影響を及ぼしあって炎症反応の亢進や，神経伝達物質あるいは神経ペプチドの機能異常をきたし，うつ病と喘息の病態リスクを高めているものと推察されます。

▶Reference
1) Van Lieshout RJ, et al. A review of candidate pathways underlying the association between asthma and major depressive disorder. Psychosom Med 71: 187-195, 2009.

Q2 うつ病はどのような心理学的機序により喘息の症状コントロール悪化や増悪を促しますか？

A うつ病は，意欲低下による治療アドヒアランス不良といった心理学的側面や呼吸困難感の知覚異常による神経学的側面から喘息の症状コントロール悪化や増悪リスクを高めると考えられます

■ うつ病が喘息の症状コントロールや増悪に影響を及ぼすと推察される心理学的・神経学的機序

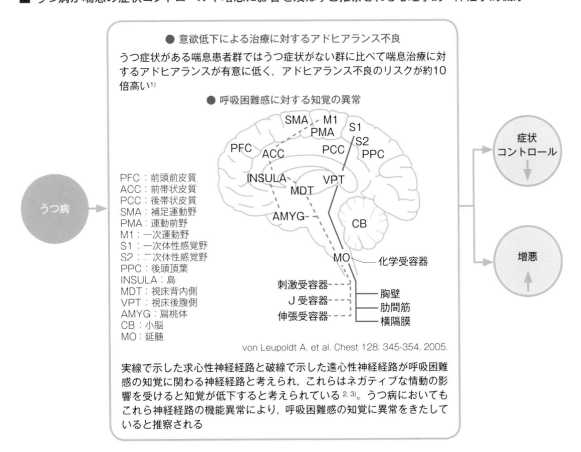

 喘息にうつ病が合併すると喘息の治療に対する意欲が低下してアドヒアランス不良となります[1]。また，呼吸困難感の知覚に関わる求心性および遠心性神経経路はネガティブな情動の影響を受けると呼吸困難感の知覚が低下すると考えられ[2,3]，うつ病においてもこれら神経経路の機能異常により呼吸困難感の知覚の異常が引き起こされると推察されます。

 これらの心理学的・神経学的機序により喘息の症状コントロールを低下させたり，増悪リスクを高めると考えられます（図）。

▶Reference

1) Smith A, et al. Depressive symptoms and adherence to asthma therapy after hospital discharge. Chest 130: 1034-1038, 2006.

2) von Leupoldt A, et al. Cortical substrates for the perception of dyspnea. Chest 128: 345-354, 2005.

3) von Leupoldt A, et al. Psychological aspects in the perception of dyspnea in obstructive pulmonary diseases. Respir Med 101: 411-422, 2007.

18 喘息

喘息に合併するうつ病の治療意義とそのアプローチ

Q1 抗うつ薬治療はうつ病を合併する喘息患者の喘息症状の改善に有効ですか？

A 対象患者数や観察期間など小規模な臨床試験にとどまっており，有効性の結論を導くには十分なエビデンスがないのが現状です

■ うつ病を合併した喘息患者に対する抗うつ薬の有効性を検討した臨床研究

研究報告	被検薬	対象	方法	アウトカム
Sanger 1969[1]	Doxepin アミトリプチリン	うつ・不安を呈するアレルギー患者16例（喘息含む）	Doxepin群，アミトリプチリン群の2群に分け，6週間の観察期間にてHADSスコアによるうつ症状の改善効果を検討	・Doxepin群はHADSスコアを有意に改善した ・アミトリプチリン群ではHADSスコアを有意に改善しなかった
Brown et al 2005[2]	Citalopram	うつ病を合併する喘息患者90例	Citalopram群，プラセボ群の2群に無作為化割り付けし，12週間の観察期間にてHAM-Dスコアによるうつ症状の改善，ACQスコアによる喘息症状の改善効果を検討	・うつ症状改善の主要評価項目では2群間で有意差はみられなかったが，いくつかの副次評価項目ではCitalopram群で有意な改善効果が認められた ・喘息症状の改善効果も2群間で有意差はみられなかったが，経口ステロイド薬の使用はCitalopram群で有意に少なかった ・うつ症状の改善効果と喘息症状の改善効果には有意な相関が認められた
Brown et al 2005[3]	エスシタロプラム	うつ病を合併する喘息患者26例	エスシタロプラム群，プラセボ群の2群に無作為化割り付けし，12週間の観察期間にてHAM-Dスコアなどによるうつ症状の改善，ACQスコアによる喘息症状の改善効果を検討	・HAM-DおよびIDS-SRによるうつ症状の改善効果は2群間で有意差はみられなかったが，症状の寛解ではエスシタロプラム群に有意な傾向がみられた ・喘息症状の改善効果および経口ステロイド薬の使用について2群間で有意差はみられなかった ・うつ症状の改善効果と喘息症状の改善効果には有意な相関が認められた

HADS：Hospital Anxiety and Depression Scale
HAM-D：Hamilton Depression Rating Scale

　喘息に合併するうつ病に対する抗うつ薬の有効性を検討した臨床研究は，**表**に示すように，対象患者数や観察期間など小規模なものにとどまっており，かつ有効性を示す報告とそうでない報告が混在するなど，有効性の結論を導くには十分なエビデンスがないのが現状です[1-3]。

▶Reference
1) Sanger MD. The treatment of anxiety and depression in the allergic patient. Ann Allergy 27: 506-510, 1969.
2) Brown ES, et al. A randomized trial of citalopram versus placebo in outpatients with asthma and major depressive disorder: a proof of concept study. Biol Psychiatry 58: 865-870, 2005.
3) Brown ES, et al. Escitalopram for severe asthma and major depressive disorder: a randomized, double-blind, placebo-controlled proof-of-concept study. Psychosomatics 53: 75-80, 2012.

Q2 うつ病などの心理学的要因に対する非薬物的治療介入は喘息患者のうつ症状の改善に有効ですか？

A メタ解析の結果からは，喘息患者のうつ症状に対する非薬物的治療介入の効果は認められていませんが，エビデンスが限られているため最終的な結論を導き出すことはできません

■ 喘息患者のうつ症状に対する非薬物療法の治療効果

うつ症状に対する認知行動療法の有効性

研究報告	治療介入群 N	治療介入群 平均(SD)	対照群 N	対照群 平均(SD)	平均差（MD）Ⅳ, Fixed, (95%CI)	平均差（MD）Ⅳ, Fixed, (95%CI)
Sommaruga 1995 (Depression subscale)	20	3.6 (3)	16	2.9 (2.9)		0.70 (−1.24, 2.64)
Ross 2005 (Beck Depression Inventory)	15	11.8 (9.93)	10	7.8 (10.42)		4.00 (−4.18, 12.18)

うつ症状に対するリラクゼーション療法／催眠療法／自律訓練法の有効性

研究報告	治療介入群 N	治療介入群 平均(SD)	対照群 N	対照群 平均(SD)	標準化平均差（SMD）Ⅳ, Fixed, 95%CI	重み付け(%)	標準化平均差（SMD）Ⅳ, Fixed, 95%CI
Epstein 2004	17	4.86 (5.87)	16	7 (6.74)		38.0	−0.33 (−1.02, 0.36)
Freeman 2005	25	28 (8.82)	30	24 (7.8)		62.0	0.48 (−0.06, 1.02)
トータル	42		46			100.0	0.17 (−0.25, 0.59)

異質性の検定：$\chi^2 = 3.28$, df = 1 (p=0.07); $I^2 = 70\%$
統合効果の検定：Z = 0.78 (p=0.43)

Yorke J, et al. Cochrane Database Syst Rev 1: CD002982, 2006.

図は，喘息患者のうつなどの心理学的要因に対する非薬物的治療介入の有効性を検討した臨床研究をメタ解析した結果から，うつ症状改善のアウトカムに対する介入別の有効性を示したものです[1]。認知行動療法やリラクゼーション療法／催眠療法／自律訓練法のいずれもうつ症状の改善効果においてプラセボ群に比べた有意な効果は認められていません。

ただし，同メタ解析が対象とした臨床研究はいずれもエビデンスが限られていることから，最終的な結論を導き出すことは難しいといえます。

▶「メタ解析」は巻末のAppendix「医学統計を理解するためのキホンのキホン」を参照

▶ Reference

1) Yorke J, et al. Psychological interventions for adults with asthma. Cochrane Database Syst Rev 1: CD002982, 2006.

疼痛

19 疼痛におけるうつ病の合併頻度と発症リスク

Q1 疼痛患者に合併するうつ病の頻度はどのくらいですか？

A 研究報告によりバラツキがありますが，疼痛患者の20～30％にうつ病が合併していると推察されます

■ 疼痛患者におけるうつ病の有病率を検討した疫学研究

研究報告	対象者数	評価方法	うつ病の合併率
McWilliams et al 2004[1]	地域住民集団 3,032例	・過去1年間の疼痛有無の確認 ・診断面接（CIDI-SF）によるうつ病の評価	・関節炎 588例（19.4％）におけるうつ病の合併率：18.2％ ・片頭痛 340例（11.2％）におけるうつ病の合併率：28.5％ ・腰背痛 614例（20.3％）におけるうつ病の合併率：21.0％
Miller et al 2009[2]	地域住民集団 1,179例	・6カ月以上持続する疼痛の存在 ・構造化面接（SCID）によるうつ病の評価	・疼痛患者 259例（21.9％）におけるうつ病の合併率：35.1％
Agüera et al 2010[3]	プライマリケア集団（説明できない慢性疼痛患者3,189例）	・VASによる疼痛の評価 ・自記式質問紙法（PRIME-MD）によるうつ病の評価	・うつ病と評価される患者の割合：56.2％
Beesdo et al 2010[4]	地域住民集団 4,181例	・診断面接（DIA-X/M-CIDI）による疼痛およびうつ病の評価	・すべての疼痛患者 3,450（81.2％）におけるうつ病の合併率：12.2％ ・医学的に説明できない疼痛患者 1,630（36.4％）におけるうつ病の合併率：17.8％ ・疼痛性障害患者 575例（12.7％）におけるうつ病の合併率：24.5％
Subramaniam et al 2013[5]	地域住民集団 6,616例	・診断面接（CIDI）による疼痛およびうつ病の評価	・関節炎 282例（4.3％）におけるうつ病の合併率：9％ ・片頭痛 446例（6.7％）におけるうつ病の合併率：16.2％ ・腰背痛 436例（6.6％）におけるうつ病の合併率：11.6％ ・上記疼痛 979例（14.8％）におけるうつ病の合併率：11.5％

表は，疼痛患者におけるうつ病の合併頻度を報告した疫学研究の結果まとめたものです[1-5]。研究により合併頻度にかなりバラツキがありますが，疼痛患者の20～30％にうつ病が合併している可能性が考えられます。

▶Reference

1) McWilliams LA, et al. Depression and anxiety associated with three pain conditions: results from a nationally representative sample. Pain 111: 77-83, 2004.
2) Miller LR, et al. Comorbid chronic pain and depression: who is at risk? J Pain 10: 619-627, 2009.
3) Agüera L, et al. Medically unexplained pain complaints are associated with underlying unrecognized mood disorders in primary care. BMC Fam Pract 11: 17, 2010.
4) Beesdo K, et al. Pain associated with specific anxiety and depressive disorders in a nationally representative population sample. Soc Psychiatry Psychiatr Epidemiol 45: 89-104, 2010.
5) Subramaniam M, et al. Psychiatric morbidity in pain conditions: results from the Singapore Mental Health Study. Pain Res Manag 18: 185-190, 2013.

Q2　うつ病患者に合併する疼痛の頻度はどのくらいですか？

A　研究報告によりバラツキがありますが，うつ病患者の 40 ～ 80% に疼痛が合併していると考えられます

■ うつ病患者における疼痛の有病率を検討した疫学研究

研究報告	対象者数	評価方法	疼痛の合併率
Ohayon et al 2003[1]	地域住民集団 18,980 例	・Sleep-EVAL system を用いた電	・うつ病患者 748 例（3.9%）における疼痛の有病率：43.4%
Arnow et al 2006[2]	プライマリケア集団 5,808 例	・PHQ-8 によるうつ病の評価 ・CPQ による疼痛の評価	・うつ病患者 413 例（7.1%）における疼痛の有病率：66%
Leuchter et al 2010[3]	外来うつ病患者 2,876 例	・HAM-D によるうつ病の評価 ・IDS による疼痛の評価	・疼痛の有病率：80%
Demyttenaere et al 2010[4]	外来うつ病患者 3,468 例	・HADS によるうつ病の評価 ・SSI-28 および VAS による疼痛の評価	・中等度～重度の疼痛の有病率：56.3%
Ohayon et al 2010[5]	地域住民集団 3,243 例	・DSM-IV によるうつ病の評価	・うつ病患者（6.3%）における疼痛の有病率：66.3%
Brnabic et al 2012[6]	外来うつ病患者 2,901 例	・HAM-D, HADS-D, IDS によるうつ病の評価 ・SSI, VAS による疼痛の評価	・疼痛の有病率：61.7%（重症うつ病患者：73.1%，中等症うつ病患者：56.8%，軽症うつ病患者：45.6%）
Chen. et al 2012[7]	地域住民集団 2,469 例	・診断面接（CIDI）による疼痛およびうつ病の評価	・うつ病患者（3.28%）における疼痛の有病率：64.2%

表は，うつ病患者における疼痛の合併頻度を報告した疫学研究の結果まとめたものです[1-4]。研究により合併頻度にかなりバラツキがありますが，うつ病患者の 40 ～ 80% に疼痛が合併していると考えられます。

▶ Reference

1) Ohayon MM, et al. Using chronic pain to predict depressive morbidity in the general population. Arch Gen Psychiatry 60: 39-47, 2003.
2) Arnow BA, et al. Comorbid depression, chronic pain, and disability in primary care. Psychosom Med 68: 262-268, 2006.
3) Leuchter AF, et al. Painful physical symptoms and treatment outcome in major depressive disorder: a STAR*D (Sequenced Treatment Alternatives to Relieve Depression) report. Psychol Med 40: 239-251, 2010.
4) Demyttenaere K, et al. Presence and predictors of pain in depression: results from the FINDER study. J Affect Disord 125: 53-60, 2010.
5) Ohayon MM, et al. Chronic pain and major depressive disorder in the general population. J Psychiatr Res 44: 454-461, 2010.
6) Brnabic A, et al. Major depressive disorder severity and the frequency of painful physical symptoms: a pooled analysis of observational studies. Curr Med Res Opin 28: 1891-1897, 2012.
7) Chen X, et al. Depression symptoms and chronic pain in the community population in Beijing, China. Psychiatry Res 200: 313-317, 2012.

Q3 疼痛はうつ病の合併リスクをどのくらい高めますか？

A 疼痛部位ごとにうつ病の発症リスクは異なりますが，およそ2～6倍高めると考えられ，疼痛部位数が多く，疼痛の重症度が高いほどリスクが高まることが報告されています

■ 疼痛によるうつ病および不安障害の発症リスク

疼痛部位，疼痛部位数，疼痛期間，慢性疼痛グレード別にみたうつ病および不安障害発症のハザード比

疼痛		うつ病および/または不安障害発症までの期間，未調整		うつ病および/または不安障害発症までの期間，調整済み		うつ病発症までの期間，調整済み		不安障害発症までの期間，調整済み	
		ハザード比 (95%CI)	p値	ハザード比 (95%CI)	p値	ハザード比 (95%CI)	p値	ハザード比 (95%CI)	p値
疼痛部位*	頸部疼痛	2.37(1.45, 3.89)	0.001	2.72(1.59, 4.67)	<0.001	2.64(1.42, 4.91)	0.002	1.95(0.89, 4.38)	0.093
	腰背部疼痛	2.28(1.42, 3.64)	0.001	2.46(1.49, 4.09)	<0.001	2.63(1.47, 4.68)	0.001	1.41(0.65, 3.02)	0.395
	頭部疼痛	2.55(1.61, 4.02)	<0.001	2.59(1.59, 4.19)	<0.001	2.86(1.65, 4.96)	<0.001	1.52(0.73, 4.16)	0.262
	口腔顔面疼痛	3.33(1.35, 8.18)	0.009	4.02(1.57, 10.3)	0.004	6.06(2.03, 15.9)	<0.001	2.25(0.50, 10.1)	0.288
	胸部疼痛	2.20(1.02, 4.75)	0.051	2.14(0.97, 4.70)	0.059	1.51(0.54, 4.25)	0.426	2.21(0.76, 6.42)	0.145
	腹部疼痛	1.90(1.09, 3.30)	0.023	1.96(1.11, 3.49)	0.021	2.15(1.13, 4.10)	0.021	1.01(0.44, 2.62)	0.983
	関節疼痛	2.28(1.42, 3.68)	0.001	2.86(1.69, 4.84)	<0.001	2.68(1.45, 4.95)	0.002	2.34(1.12, 4.92)	0.024
疼痛部位数**		1.24(1.12, 1.37)	<0.001	1.29(1.15, 1.44)	<0.001	1.29(1.13, 1.48)	<0.001	1.15(0.98, 1.36)	0.097
疼痛期間90日以上		1.25(0.79, 1.97)	0.342	1.47(0.90, 2.39)	0.124	1.51(0.86, 2.66)	0.148	1.26(0.62, 2.55)	0.519
慢性疼痛グレード(CPG)***		1.49(1.20, 1.85)	<0.001	1.57(1.25, 1.98)	<0.001	1.58(1.22, 2.05)	0.001	1.44(1.03, 2.02)	0.035

ベースライン時の閾値下のうつを媒介変数とした疼痛のうつ病および/または不安障害発症リスクに及ぼす影響（媒介分析）

疼痛（説明変数 X）		閾値下うつ（媒介変数 M）	疼痛が閾値下うつに及ぼす影響(a)	閾値下うつがうつ病発症(目的変数 Y)に及ぼす影響(b)	疼痛がうつ病発症(目的変数 Y)に及ぼす直接的影響(c)	p値	疼痛がうつ病発症(目的変数 Y)に及ぼす間接的影響(a×b)	95% CI (a×b)
疼痛部位*	頸部疼痛	QIDS	2.08†	0.29†	0.69	0.062	0.65	0.30, 1.05 ‡
	腰背部疼痛	QIDS	1.37†	0.31†	0.63	0.065	0.49	0.21, 0.82 ‡
	頭部疼痛	QIDS	2.22†	0.30†	0.48	0.140	0.69	0.39, 1.04 ‡
	口腔顔面疼痛	QIDS	3.05†	0.31†	0.97	0.176	0.98	0.21, 2.00 ‡
	胸部疼痛	QIDS	2.45†	0.31†	0.24	0.668	0.77	0.26, 1.73 ‡
	腹部疼痛	QIDS	2.11†	0.31†	0.12	0.757	0.68	0.33, 1.11 ‡
	関節疼痛	QIDS	1.68†	0.31†	0.87	0.015	0.53	0.22, 0.90 ‡
疼痛部位数		QIDS	0.54†	0.30†	0.16	0.048	0.17	0.09, 0.25 ‡
慢性疼痛グレード(CPG)		QIDS	0.96†	0.31†	0.31	0.055	0.30	0.15, 0.48 ‡

* : 慢性疼痛グレード2（疼痛は強いが障害の程度は軽い）以上の場合を疼痛ありとした
** : ハザード比は慢性疼痛部位が1つ増えた場合の値　　*** : ハザード比は慢性疼痛グレードが1つ増えた場合の値
QIDS : Quick Inventory of Depressive Symptoms
† : 有意差あり（p < 0.001）　　‡ : 95% CIに基づき有意差あり

Gerrits MM, et al. Pain 155: 53-59, 2014.

被験者614例を対象に4年間追跡してベースライン時の疼痛とその後のうつ病および不安障害の発症リスクを検討した研究によれば，うつ病発症のハザード比は疼痛部位により2.0～6.0と胸部部位を除き有意に高く，疼痛部位数および慢性疼痛グレードも有意にうつ病発症のハザード比が有意に高いことが報告されています（上表）[1]。また，ベースライン時の閾値下のうつを媒介変数として，疼痛がうつ病および/または不安障害の発症に与える影響を解析した媒介分析の結果では，閾値下のうつとは独立してうつ病発症に有意であったのは，関節痛および疼痛部位の数の2つが示されています（下表）。

▶「ハザード比」は巻末の Appendix「医学統計を理解するためのキホンのキホン」を参照

▶Reference

1) Gerrits MM, et al. Pain and the onset of depressive and anxiety disorders. Pain 155: 53-59, 2014.

媒介分析（Mediation Analysis）

説明変数（X）が目的変数（Y）に及ぼす影響（c'）において，媒介変数（M）を投入した場合に説明変数が媒介変数に与える影響（a），媒介変数が目的変数に与える影響（b）を解析し，説明変数が目的変数に及ぼす直接効果および説明変数が媒介変数を介して目的変数に及ぼす間接効果（a×b）が有意であれば媒介効果が成立すると考える。説明変数が目的変数に与える効果cと全体的な影響c'および間接効果a×bとの間にはc'−c＝a×bが常に成立する。

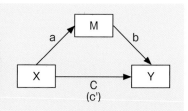

Q4 うつ病は疼痛の発症リスクをどのくらい高めますか？

A うつ病は疼痛の発症リスクを2倍前後高めると考えられ，ベースライン時のうつ病状態と将来的な疼痛発症リスクとの間に中程度の相関が認められています

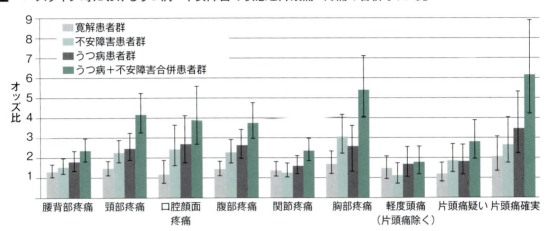

■ ベースライン時におけるうつ病・不安障害の状態と片頭痛・疼痛の合併オッズ比

Ligthart L, et al. J Pain 14: 363-370, 2013.

　うつ病または不安障害患者（寛解患者含む）と健常対照者の被験者2,981例を対象に片頭痛と疼痛の合併リスクを2年間の追跡期間にて検討した研究が報告されています[1]。それによれば，ベースライン時におけるうつ病群または不安障害群は健常対照群および寛解群に比べて片頭痛や疼痛のオッズ比が高く，うつ病と不安障害が合併した群ではよりオッズ比が高いことが示されています（図）。また，うつ病・不安障害と疼痛数との関連を重回帰分析した結果，標準偏回帰係数（β）は寛解状態が $\beta = 0.11$，うつ病状態が $\beta = 0.20$，不安障害状態が $\beta = 0.20$，うつ病・不安障害合併状態が $\beta = 0.41$ といずれも有意であり，うつ病や不安障害の状態が疼痛の状態に影響を及ぼしていることが示唆されています。

▶「オッズ比」「回帰係数」は巻末のAppendix「医学統計を理解するためのキホンのキホン」を参照

▶ Reference

1) Ligthart L, et al. Anxiety and depression are associated with migraine and pain in general: an investigation of the interrelationships. J Pain 14: 363-370, 2013.

Q5 疼痛が合併するとうつ病にどのような影響を及ぼしますか？

A うつ病・不安障害患者に疼痛が合併するとうつ病・不安障害が慢性に経過するリスクが高まることが報告されています

■ ベースライン時の疼痛状態と2年フォローアップ後のうつ病・不安障害持続のオッズ比

ベースライン時の疼痛状態		2年フォローアップ中のうつ病および/または不安障害	
		オッズ比（95% CI）	p値
疼痛部位数2以上		1.10 (1.03, 1.18)	0.008
	0 - 1	reference	
	2 - 3	1.08 (0.73, 1.61)	0.709
	4 - 5	1.16 (0.78, 1.73)	0.460
	6 - 7	1.79 (1.10, 2.89)	0.018
疼痛部位	頸部疼痛	1.12 (0.88, 1.42)	0.353
	腰背部疼痛	0.99 (0.77, 1.28)	0.959
	頭部疼痛	1.20 (0.91, 1.59)	0.207
	口腔顔面疼痛	1.14 (0.84, 1.55)	0.394
	胸部疼痛	1.19 (0.92, 1.53)	0.181
	腹部疼痛	1.16 (0.90, 1.48)	0.249
	関節疼痛	1.64 (1.29, 2.10)	<0.001

ベースライン時の疼痛状態		2年フォローアップ中のうつ病および/または不安障害	
		オッズ比（95% CI）	p値
疼痛期間	90日以上	1.40 (1.09, 1.79)	0.009
	なし/たまに	reference	
疼痛治療薬服薬	週または月単位	0.91 (0.70, 1.18)	0.460
	毎日	1.57 (1.01, 2.44)	0.047
慢性疼痛グレード2以上		1.27 (1.12, 1.43)	<0.001
	グレード1	reference	
	グレード2	0.87 (0.83, 1.49)	0.490
	グレード3	1.66 (1.15, 2.40)	0.007
	グレード4	2.02 (1.34, 3.04)	0.001

Gerrits MM, et al. Pain 153: 429-436, 2012.

■ ベースライン時のうつ病・不安障害の重症度で調整した疼痛状態と2年フォローアップ後のうつ病・不安障害持続のオッズ比（ロジスティック回帰分析）

ベースライン時の疼痛状態		2年フォローアップ中のうつ病および/または不安障害	
		オッズ比（95% CI）	p値
疼痛部位数2以上		1.04 (0.97, 1.10)	0.291
	0 - 1	reference	
	2 - 3	0.87 (0.57, 1.32)	0.507
	4 - 5	0.83 (0.54, 1.28)	0.404
	6 - 7	1.07 (0.64, 1.80)	0.801
疼痛部位	関節疼痛	1.53 (1.18, 1.98)	0.001
疼痛期間	90日以上	1.13 (0.86, 1.47)	0.379
	なし/たまに	reference	
疼痛治療薬服薬	週または月単位	0.81 (0.62, 1.06)	0.129
	毎日	1.23 (0.77, 1.96)	0.397
慢性疼痛グレード2以上		1.09 (0.95, 1.24)	0.218
	グレード1	reference	
	グレード2	0.94 (0.69, 1.28)	0.678
	グレード3	1.26 (0.86, 1.87)	0.239
	グレード4	1.24 (0.80, 1.93)	0.344

Gerrits MM, et al. Pain 153: 429-436, 2012.

うつ病・不安障害患者1,209例を対象に2年間の追跡期間にてベースライン時の疼痛状態とうつ病・不安障害の経過への影響を検討した研究が報告されています[1]。それによれば、2年後のうつ病および/または不安障害の持続のオッズ比（OR）が有意に高いベースライン時の疼痛状態は、疼痛部位数2以上（OR = 1.10）、関節痛（OR = 1.64）、90日以上の疼痛期間（OR = 1.40）、疼痛治療薬の日常使用（OR = 1.57）、慢性疼痛グレード2以上（OR = 1.27）でした（**上表**）。また、ベースライン時のうつ病・不安障害の重症度による影響を多分に受けていることから、これらの影響を調整したロジスティック回帰分析を行った結果、関節痛がうつ病・不安障害の経過に独立して影響を及ぼす因子であることが明らかとなっています（**下表**）。

▶「オッズ比」は巻末のAppendix「医学統計を理解するためのキホンのキホン」を参照

▶ Reference

1) Gerrits MM, et al. Impact of pain on the course of depressive and anxiety disorders. Pain 153: 429-436, 2012.

Q6 うつ病が合併すると疼痛にどのような影響を及ぼしますか？

A うつ病の重症度が将来の疼痛の重症度に及ぼす影響の効果量は 0.22 と算出され、疼痛の重症度が将来のうつ病の重症度に及ぼす影響の効果量（0.10 〜 0.15）に匹敵することが報告されています

■ 疼痛患者における疼痛の重症度およびうつ病の重症度が相互に及ぼす影響

			モデルA：疼痛の重症度変化が及ぼすうつ病重症度への影響			モデルB：うつ病の重症度変化が及ぼす疼痛重症度への影響		
			β	t	p値	β	t	p値
一次解析	フルサンプル (n = 500)	未調整	0.0030	4.31	<0.0001	5.15	4.38	<0.0001
		共変数による調整済み	0.0030	4.40	<0.0001	5.33	4.54	<0.0001
		共変数およびアウトカムのベースライン値による調整済み	0.0043	6.62	<0.0001	7.23	6.46	<0.0001
	臨床試験グループ (n = 250)	未調整	0.0045	5.49	<0.0001	5.33	4.89	<0.0001
		共変数による調整済み	0.0045	5.45	<0.0001	5.32	4.88	<0.0001
		共変数およびアウトカムのベースライン値による調整済み	0.0047	5.81	<0.0001	5.52	5.15	<0.0001
二次解析	臨床試験治療介入群 (n = 123)	共変数およびアウトカムのベースライン値による調整済み	0.0035	3.36	0.0009	4.57	2.90	0.004
	臨床試験対照群 (n = 127)	共変数およびアウトカムのベースライン値による調整済み	0.0063	4.87	<0.0001	6.84	4.74	<0.0001
	非うつ病群 (n = 250)	共変数およびアウトカムのベースライン値による調整済み	0.0026	3.59	0.0004	9.50	4.42	<0.0001

【対象と評価方法】
腰背部痛、股関節痛、膝関節痛にてプライマリケアを受診する疼痛患者 500 例（うち 250 例が PHQ-9 スコアが 10 以上のうつ病群）を対象に、ベースライン時、3 カ月後、6 カ月後、12 カ月後に GCPS（Graded Chronic Pain Scale）による疼痛の重症度および HSCL-20（20-item Hopkins Symptom Checklist）によりうつ病の重症度を評価した

【解析方法】
2 つの予測モデル（疼痛の重症度変化がその後のうつ病重症度の予測因子となるかを評価するモデル A、うつ病の重症度変化がその後の疼痛重症度の予測因子となるかを評価するモデル B）による回帰分析を行った。標準化回帰係数の β はそれぞれの説明変数が目的変数に与える影響の大きさを表す。また、t 値はその説明変数の目的変数に対する説明力の高さを表し、t 値の絶対値が大きいほど説明力が高いことを意味し、目安として、t 値の絶対値が 2 以上の場合に統計学的に有意とされる

【結果】
過去の GCPS スコアが 10 変化した場合の将来の HSCL-20 スコアの変化は 0.043（推定パラメータ 0.0043 × 10）、過去の HSCL-20 スコアが 0.5 変化した場合の将来の GCPS スコアの変化は 3.64（推定パラメータ 7.28 × 0.5）と算出された。既報において 0 〜 10 点の疼痛評価スケールで臨床的に意味のあるスコア変化は 2 〜 3 点であり、これを 0 〜 100 点評価の GCPS スコアに当てはめると、臨床的に意味のあるスコア変化は 20 〜 30 点と考えられ、GCPS における 20 〜 30 点のスコア変化は HSCL-20 では 0.086 〜 0.129 のスコア変化に相当し、過去の GCPS スコアが 10 変化した場合の将来の HSCL-20 スコア変化の効果量は 0.10（0.086/0.0845）〜 0.15（0.129/0.845）と算出された（フルサンプルにおけるベースライン時の HSCL-20 スコアの標準偏差が 0.845）。同様に、過去の HSCL-20 スコアが 0.5 変化した場合の将来の GCPS スコア変化の効果量は 0.22（3.64/16.8）と算出された（フルサンプルにおけるベースライン時の GCPS スコアの標準偏差 は 16.8）

Kroenke K, et al. J Pain 12: 964-973, 2011.

　疼痛患者 500 例を対象に、ベースライン時、3 カ月後、6 カ月後、12 カ月後のそれぞれにおいて疼痛の重症度およびうつ病の重症度を評価し、疼痛の重症度がうつ病の重症度に及ぼす影響と、うつ病の重症度が疼痛の重症度に及ぼす影響を検討した研究結果が報告されています。それによれば、うつ病の重症度が将来の疼痛の重症度に及ぼす影響の効果量は 0.22 と算出され、疼痛の重症度が将来のうつ病の重症度に及ぼす影響の効果量（0.10 〜 0.15）に匹敵するすることが示されています（**表**）[1]。

▶「回帰係数」は巻末の Appendix「医学統計を理解するためのキホンのキホン」を参照

▶ Reference

1) Kroenke K, et al. Reciprocal relationship between pain and depression: a 12-month longitudinal analysis in primary care. J Pain 12: 964-973, 2011.

Q7 うつ病と疼痛の合併は患者の健康関連QOLを低下させますか？

A 疼痛はうつを媒介して身体的QOLの低下に影響を及ぼし，逆にうつは疼痛を媒介して精神的QOLの低下に影響を及ぼすことが報告されています

■ うつと疼痛の合併が患者の健康関連QOLに及ぼす影響

うつが精神的QOL低下に及ぼす直接効果と疼痛を介して精神的QOL低下に及ぼす間接効果

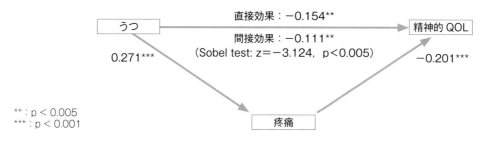

** : $p < 0.005$
*** : $p < 0.001$

疼痛が身体的QOLの低下に及ぼす直接効果とうつを介して身体的QOL低下に及ぼす間接効果

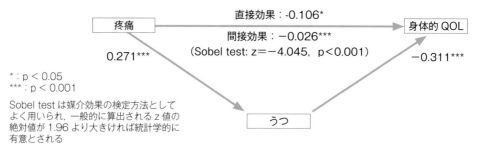

* : $p < 0.05$
*** : $p < 0.001$

Sobel testは媒介効果の検定方法としてよく用いられ，一般的に算出されるz値の絶対値が1.96より大きければ統計学的に有意とされる

Wong WS, et al. Health Qual Life Outcomes 8: 1, 2010.

被験者385例を対象にうつと疼痛の合併による健康関連QOL低下の影響について媒介分析により検討した研究によれば，うつによる精神的QOLの低下において疼痛は有意な媒介効果を示し，媒介効果（間接効果）の大きさを表す標準偏回帰係数βは−0.111，また疼痛による身体的QOLの低下においてうつは有意な媒介効果を示し，βは−0.026と算出されています[1]。これらの結果から，疼痛はうつを媒介して身体的QOLの低下に影響を及ぼし，逆にうつは疼痛を媒介して精神的QOLの低下に影響を及ぼすことが示唆されます。

▶「回帰係数」は巻末のAppendix「医学統計を理解するためのキホンのキホン」を参照

▶Reference

1) Wong WS, et al. The differential mediating effects of pain and depression on the physical and mental dimension of quality of life in Hong Kong Chinese adults. Health Qual Life Outcomes 8: 1, 2010.

媒介分析（Mediation Analysis）

説明変数（X）が目的変数（Y）に及ぼす影響（c'）において，媒介変数（M）を投入した場合に説明変数が媒介変数に与える影響（a），媒介変数が目的変数に与える影響（b）を解析し，説明変数が目的変数に及ぼす直接効果および説明変数が媒介変数を介して目的変数に及ぼす間接効果（a×b）が有意であれば媒介効果が成立すると考える。説明変数が目的変数に与える効果cと全体的な影響c'および間接効果a×bとの間にはc'−c＝a×bが常に成立する。

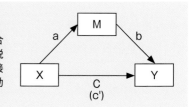

Q8 疼痛はうつ病の再発リスクを高めますか？

A 寛解したうつ病・不安障害患者を対象とした長期疫学研究の結果から，ベースライン時の疼痛の種類と程度により将来のうつ病再発リスクが有意に高まることが報告されています

■ 寛解したうつ病または不安障害患者におけるベースライン時の慢性疾患および慢性疼痛と将来のうつ病・不安障害の再発リスク

		うつ病および/または不安障害の再発までの期間		うつ病の再発までの期間		不安障害の再発までの期間	
		ハザード比 (95% CI)	p値	ハザード比 (95% CI)	p値	ハザード比 (95% CI)	p値
慢性疾患カテゴリ	心血管代謝疾患	0.94 (0.71, 1.25)	0.66	0.86 (0.61, 1.21)	0.38	1.11 (0.78, 1.59)	0.57
	呼吸器疾患	1.17 (0.84, 1.65)	0.36	1.31 (0.89, 1.93)	0.18	1.10 (0.70, 1.71)	0.69
	筋骨格疾患	1.13 (0.83, 1.55)	0.44	1.35 (0.94, 1.92)	0.11	1.19 (0.80, 1.77)	0.39
	消化器疾患	1.26 (0.92, 1.73)	0.15	1.19 (0.82, 1.75)	0.36	1.22 (0.81, 1.84)	0.34
	神経疾患	1.17 (0.74, 1.86)	0.50	1.22 (0.71, 2.09)	0.47	0.89 (0.46, 1.74)	0.74
	内分泌疾患	1.09 (0.65, 1.83)	0.76	1.07 (0.57, 2.02)	0.84	1.53 (0.85, 2.75)	0.15
	悪性腫瘍	1.13 (0.80, 1.60)	0.49	1.11 (0.73, 1.68)	0.62	1.21 (0.78, 1.86)	0.40
慢性疾患数		1.09 (0.97, 1.23)	0.16	1.11 (0.96, 1.27)	0.16	1.13 (0.97, 1.31)	0.12
疼痛部位	頸部疼痛	1.31 (1.05, 1.64)	0.02	1.45 (1.12, 1.89)	0.005	1.15 (0.86, 1.55)	0.35
	腰背部疼痛	1.15 (0.93, 1.43)	0.21	1.30 (1.00, 1.67)	0.05	0.93 (0.70, 1.24)	0.65
	頭部疼痛	1.21 (0.98, 1.50)	0.08	1.29 (1.00, 1.67)	0.05	1.26 (0.95, 1.66)	0.11
	口腔顔面疼痛	1.34 (0.92, 1.96)	0.13	1.46 (0.94, 2.27)	0.09	1.20 (0.72, 2.00)	0.49
	胸部疼痛	1.51 (1.09, 2.08)	0.01	1.65 (1.14, 2.39)	0.008	1.41 (0.93, 2.14)	0.11
	腹部疼痛	1.33 (1.05, 1.68)	0.02	1.52 (1.16, 2.02)	0.003	1.13 (0.82, 1.55)	0.45
	関節疼痛	1.20 (0.96, 1.51)	0.12	1.31 (1.00, 1.71)	0.05	0.99 (0.73, 1.34)	0.94
疼痛部位数 *		1.07 (1.02, 1.12)	0.009	1.10 (1.04, 1.16)	0.002	1.03 (0.97, 1.10)	0.34
疼痛期間 90 日以上		1.10 (0.89, 1.35)	0.38	1.24 (0.96, 1.58)	0.11	0.99 (0.75, 1.30)	0.94
慢性疼痛グレード **		1.11 (0.99, 1.24)	0.06	1.18 (1.04, 1.35)	0.01	1.07 (0.93, 1.24)	0.35

疼痛は慢性疼痛グレード 2（疼痛は強いが障害の程度は軽い）以上の場合を疼痛ありとした
*：ハザード比は慢性疼痛部位が 1 つ増えた場合の値
**：ハザード比は慢性疼痛グレードが 1 つ増えた場合の値

Gerrits MM, et al. BMC Psychiatry 14: 187, 2014.

過去にうつ病または不安障害に罹患して現在は寛解した患者 1,122 例を 4 年間追跡して，ベースライン時の慢性疾患および慢性疼痛の有無とその後のうつ病または不安障害の再発との関連を検討した臨床研究の結果が報告されています[1]。それによれば，慢性疾患のいずれも将来のうつ病再発リスクとの間に有意な関連は認められなかった一方で，頸部疼痛（ハザード比：1.45），胸部疼痛（ハザード比：1.65），腹部疼痛（ハザード比：1.52），疼痛部位数（ハザード比：1.10），疼痛重症度（ハザード比：1.18）は将来のうつ病再発リスクと有意な関連のあることが示されています。

▶「ハザード比」は巻末の Appendix「医学統計を理解するためのキホンのキホン」を参照

▶Reference

1) Gerrits MM, et al. Pain, not chronic disease, is associated with the recurrence of depressive and anxiety disorders. BMC Psychiatry 14: 187, 2014.

20 疼痛

うつ病と疼痛の病態が相互に影響を及ぼす機序

Q1 うつ病が疼痛の発症・悪化を促す主たる生物学的機序としてどのようなものが想定されていますか？

A うつ病により痛みを抑制する下行性疼痛修飾経路の機能異常が、疼痛の発症・悪化に影響を及ぼしているものと推察されています

■ 上行性疼痛修飾経路・下行性疼痛修飾経路とうつ病との関連

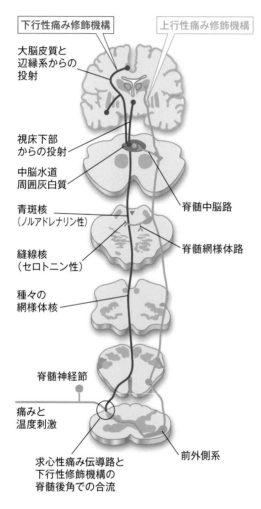

Harvey RA ほか（編）. イラストレイテッド神経科学. 丸善出版, 2013.

上行性疼痛修飾経路

① 侵害刺激による痛覚シグナルは末梢の神経線維（Aδおよび C 線維）により脊髄神経節を経て脊髄後角に伝達され、視床へと伸びる前外側系と呼ばれる上行性疼痛伝導路を経由して脳にシグナルが送られる
② 上行性疼痛伝導路のうち、網様体に投射する脊髄網様路、中脳に投射する脊髄中脳路、視床に投射する旧脊髄視床路、視床から辺縁系関連皮質に投射する脊髄辺縁系路は「内側感情情動経路」と呼ばれ、痛みに対する情動の影響を及ぼす

下行性疼痛修飾経路

① 脳で"痛み"として処理されたシグナルは、大脳皮質、辺縁系、視床下部からの投射を受ける中脳水道周囲灰白質（PAG）へと下行性に伝達される
② PAG からの下行性疼痛伝導路には、橋の中脳背外側被蓋領域（DLPT）に投射する経路と、延髄の吻側腹内側領域（RVM）に投射する経路の 2 つがあり、さらに DLPT および RVM からそれぞれ脊髄後角に投射している
③ 青斑核を含む DLPT からはノルアドレナリン神経が、縫線核を含む RVM からはセロトニン神経がそれぞれ脊髄後角に投射しており、オピオイド性神経とともに痛みのシグナル伝達を抑制して痛みをコントロールしている

うつ病が疼痛を惹起・悪化させる機序

① うつ病により中枢におけるセロトニンやノルアドレナリンなどのモノアミンの機能障害が生じると、これら神経系により制御されている下行性疼痛修飾経路の働きが低下して、"痛み"のシグナルが抑制できずに疼痛の発症・悪化につながると考えられる
② また、下行性疼痛修飾経路は専ら痛覚を抑制する働きのみを有していると考えられてきたが、疼痛を強める方向にも働くことが明らかとなっているほか[1]、痛みを感知するのみと考えられていた大脳皮質が皮質下に投射して積極的に疼痛を制御していることが明らかとなるなど[2]、うつ病と疼痛の発症・悪化との関連が示唆されている

うつ病と疼痛のそれぞれの病態では、セロトニン神経系およびノルアドレナリン神経系が関わっています。痛みをコントロールする下行性疼痛修飾経路はセロトニン神経系およびノルアドレナリン神経系が制御しており、うつ病により両神経系の機能が低下することにより疼痛の発症・悪化を促していると考えられます。

▶ Reference

1) Porreca F, et al. Chronic pain and medullary descending facilitation. Trends Neurosci 25: 319-325, 2002.
2) Fields HL, et al. Central nervous system mechanisms of pain modulation. In：McMahon SB, et al.(eds.). Wall and Melzack's Textbook of Pain 5th edition. pp125-142. Elsevier, 2005.

Q2 うつ病が疼痛の発症・悪化を促す生物学的機序として下行性疼痛抑制系のモノアミン神経以外に他にどのようなものが想定されていますか？

A うつ病と疼痛の病態においては，免疫機能の異常や炎症性サイトカインの増加といった共通した病態機序を有しており，何らかの影響を及ぼしている可能性があります

■ 神経因性疼痛における末梢神経終末，脊髄後根神経節，脊髄後角神経の病態機序

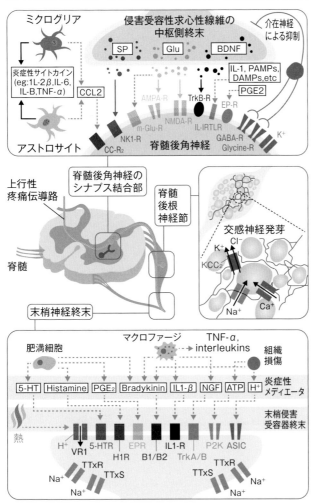

末梢神経終末の感作
組織損傷により末梢神経の周囲に炎症が生じると，マクロファージなどの免疫細胞が一次知覚神経周囲に浸潤してさまざまな炎症性メディエータを放出し，一次知覚神経に作用してその反応性を増強する（末梢神経感作）

脊髄後根神経節からの異所性活動電位の伝播
後根神経節細胞にNa^+チャネルの発現が増加すると侵害刺激がなくても異所性活動電位が惹起される。異所性活動電位は損傷神経を順行性および逆行性に伝播するとともに，クロストーク作用により周辺の非損傷神経に対しても興奮閾値の低下および持続性の興奮と過興奮を引き起こすようになる

脊髄後角神経の過敏化（中枢神経感作）
脊髄後角神経（中枢神経系内）においては，免疫応答を司るミクログリアやアストロサイトなどのグリア細胞が侵害刺激により活性化されると，さまざまな炎症性サイトカインを産生し，脊髄後角神経の過敏化（中枢神経感作）を引き起こす。また，侵害刺激はグルタミン酸受容体を活性化して神経興奮と神経毒性作用を及ぼす。ミクログリア活性化により放出されたBDNFがTrkB受容体に作用すると，触刺激に対して抑制性に働くGABA介在神経において陰イオン濃度勾配が変化し，その結果，介在神経から放出されたGABAが脊髄後角神経に対して強く働き，最終的に通常では疼痛をもたらさない微小刺激を疼痛として認識するアロディニアを発症させると考えられる

Cohen SP, et al. BMJ 348: f7656, 2014.

　神経因性疼痛の発症メカニズムにおいては，末梢神経の感作では免疫細胞からの炎症性メディエータが，脊髄後根神経節からの異所性活動電位の伝播ではイオンチャンネル発現増加が，そして脊髄後角神経の過敏化ではグリア細胞からの炎症性サイトカイン放出やグルタミン酸神経の興奮およびGABA神経の機能異常が関与しています[1]。うつ病の病態がこれら疼痛発症メカニズムにどのように関与しているかの詳細は不明ですが，免疫機能の異常や炎症性サイトカインの増加といった共通した病態機序が影響を及ぼしている可能性があります。

▶Reference

1) Cohen SP, et al. Neuropathic pain: mechanisms and their clinical implications. BMJ 348: f7656, 2014.

Q3 疼痛とうつ病が相互に影響を及ぼす心理学的機序としてどのようなものが推察されていますか？

A 疼痛は身体的なデコンディショニングを引き起こして痛みを増強させる身体的悪循環に加え，うつを惹起させて痛覚の閾値低下による痛みの増強を促す心理的悪循環をもたらすと考えられます

■ 疼痛とうつが相互に及ぼす心身の悪循環

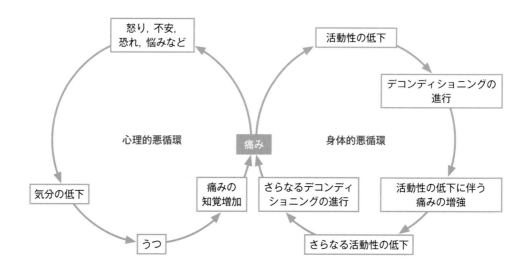

疼痛の心理的悪循環
① 痛みにより不安や恐れといったネガティブな心理が引き起こされると，気分が低下してうつを引き起こす
② うつになると痛覚の閾値が低下して痛みをより感じやすくなり，痛みが増強する悪循環にいたる

疼痛の身体的悪循環
① 痛みにより身体的な活動性が低下すると，身体のデコンディショニング（身体が本来備えているさまざまな調節機能の低下）が引き起こされ，身体のデコンディショニングから痛みがさらに増強する
② 痛みが増強すると，身体的活動性がよりいっそう低下し，身体のデコンディショニングの低下がますます進行し，さらに痛みが増強する悪循環をきたす

Cooper RG, et al. Rheumatology 42: 1133-1137, 2003.

図は，疼痛とうつが相互に及ぼす心身の悪循環を表したものです¹⁾。疼痛は身体のデコンィショニングを引き起こし，それが痛みをいっそう増強するという身体的な悪循環をきたすと同時に，痛みにより気分が低下してうつ状態になると痛覚の閾値が低下して痛みを感じやすくなるという心理的な悪循環を引き起こします。疼痛またはうつのどちらが先行しても，これら疼痛とうつの心身の悪循環が引き起こされると考えられます。

▶ Reference
1) Cooper RG, et al. What is pain management, and what is its relevance to the rheumatologist? Rheumatology 42: 1133-1137, 2003.

生活習慣病に合併するうつ病の影響と治療意義

21 疼痛

疼痛に合併するうつ病の治療意義とそのアプローチ

Q1 抗うつ薬はどのような作用機序により疼痛緩和効果を発揮するのですか？

A 下行性疼痛抑制系に対する賦活作用のほか，脊髄後角神経の過敏化の抑制作用，脊髄後根神経節における異所性活動電位の低下作用，末梢神経における炎症性メディエータ産生の抑制作用などの機序も疼痛緩和効果に寄与している可能性が考えられます

■ 抗うつ薬が疼痛緩和効果を発揮する作用機序

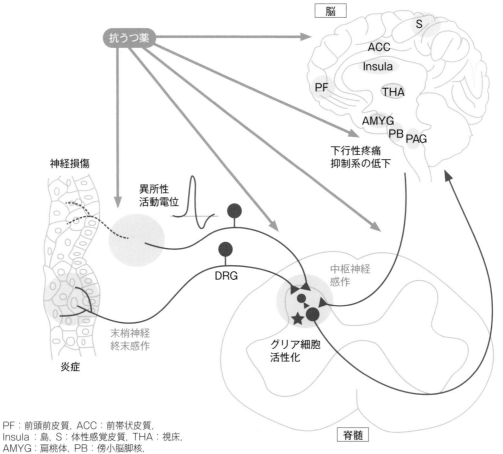

PF：前頭前皮質，ACC：前帯状皮質，
Insula：島，S：体性感覚皮質，THA：視床，
AMYG：扁桃体，PB：傍小脳脚核，
PAG：中脳水道周囲灰白質，DRG：脊髄後根神経節

Verdu B, et al. Drugs 68: 2611-2632, 2008.

抗うつ薬により中枢神経系の脊柱および脊髄レベルにおけるシナプス間隙のノルアドレナリンとセロトニン活性が高まり，その結果，下行性疼痛抑制系が賦活されることが，抗うつ薬がもたらす疼痛緩和効果の主たる作用機序と考えられています．そのほか，①GABA受容体およびオピオイド受容体活性化による脊髄後角神経の過敏化（中枢神経感作）の抑制作用，②Na$^+$チャネル発現増加抑制による脊髄後根神経節における異所性活動電位の低下作用，③末梢神経終末の感作を引き起こす炎症性メディエータ産生の抑制作用，などの機序が疼痛緩和効果に寄与している可能性が考えられます（**図**）[1]．

▶Reference

1) Verdu B, et al. Antidepressants for the treatment of chronic pain. Drugs 68: 2611-2632, 2008.

Q2 抗うつ薬の疼痛緩和の作用機序はどの薬剤にも共通して認められますか？

A 主たる疼痛緩和作用である下行性疼痛抑制系に対する賦活作用はいずれの抗うつ薬にみられる共通した作用機序ですが、それ以外の作用機序に関しては抗うつ薬ごとに異なります

■ 各抗うつ薬において推察されている疼痛緩和の作用機序

作用メカニズム	作用点	三環系抗うつ薬	SNRI	SSRI
モノアミン再取り込み阻害作用	セロトニン	＋	＋	＋
	ノルアドレナリン	＋	＋	－
受容体拮抗作用	アドレナリンα受容体	＋	－	－
	NMDA受容体	＋	(＋) ミルナシプラン	－
イオンチャネル遮断または刺激作用	Na$^+$チャネル遮断	＋	(＋) ベンラファキシン ーデュロキセチン	(＋)fluoxetine のみ
	Ca^{2+}チャネル遮断	＋	?	(＋)citalopram fluoxetine
	K$^+$チャネル開口促進	＋	?	
受容体刺激作用	GABAB受容体	＋アミトリプチリン desipramine	?	＋fluoxetine
オピオイド受容体結合／オピオイドを介した作用	μおよびδオピオイド受容体	(＋)	(＋) ベンラファキシン	(＋) パロキセチン
抗炎症作用	PGE$_2$産生抑制	＋	?	(＋)fluoxetine
	TNF-α産生抑制	＋	?	?

＋：in vitro および／または in vivo で報告された作用機序
(＋)：高濃度による in vitro および／または in vivo で報告された作用機序
－：認められていない作用機序
?：検証されていない，または不明

Verdu B, et al. Drugs 68: 2611-2632, 2008.

表は，三環系抗うつ薬，SNRI，SSRI のそれぞれの薬剤で推察されている疼痛緩和の作用機序をまとめたものです[1]。主たる疼痛緩和作用である下行性疼痛抑制系に対する賦活作用はいずれの抗うつ薬にみられる共通した作用機序です。それ以外の，脊髄後角神経の過敏化の抑制作用，脊髄後根神経節における異所性活動電位の低下作用，末梢神経における炎症性メディエータ産生の抑制作用に関しては抗うつ薬ごとに異なります。

▶Reference
1) Verdu B, et al. Antidepressants for the treatment of chronic pain. Drugs 68: 2611-2632, 2008.

Q3 神経因性疼痛に対する抗うつ薬の疼痛緩和効果はどのくらいですか？

A 神経因性疼痛に対する抗うつ薬の疼痛緩和効果についてメタ解析および臨床試験の結果から，特に三環系抗うつ薬およびSNRIの高い疼痛緩和効果が報告されています

■ 神経因性疼痛に対する抗うつ薬の疼痛緩和効果

	研究報告	患者数	抗うつ薬	試験群	アウトカム	NNT
メタ解析	Saarto and Wiffen 2007 [1966-2005]	3,293	TCAs*：アミトリプチリン，desipramine，イミプラミン，クロミプラミン，ノルトリプチリン，doxepine，ミアンセリン，マプロチリン	31 TCA vs プラセボ 12 TCA vs TCA 13 TCA vs その他の薬剤**	TCAs ＞プラセボ	TCA：3.6 (95%CI：3.0, 4.5)
			SSRI：citalopram，フルボキサミン，パロキセチン，fluoxetine，セルトラリン	4 SSRI vs プラセボ 2 SSRI vs TCA 1 SSRI vs SSRI 1 SSRI vs その他の薬剤**	SSRI ＞プラセボ TCAs ＞SSRI	NA
			SNRI：ベンラファキシン	5 SNRI vs プラセボ 1 SNRI＋ガバペンチン vs プラセボ 1 SNRI vs TCA	SNRI ＞プラセボ	ベンラファキシン：3.1 (95%CI：2.2, 5.1)
上記メタ解析以降に報告された研究	Goldstein et al 2005	457	SNRI：デュロキセチン	デュロキセチン vs プラセボ	デュロキセチン ＞プラセボ	NA
	Raskin et al 2005	348	SNRI：デュロキセチン	デュロキセチン vs プラセボ	デュロキセチン ＞プラセボ	NA
	Wernicke et al 2006	334	SNRI：デュロキセチン	デュロキセチン vs プラセボ	デュロキセチン ＞プラセボ	NA

NNT：number needed to treat（治療の1例の効果を得るために，その治療を何人の患者に行わなければならないかを表す指標）
*：TCAs：三環状系抗うつ薬（一部に四環系抗うつ薬含む）
**：その他の薬剤：セントジョーンズワート，L-トリプトファン

Verdu B, et al. Drugs 68: 2611-2632, 2008.

表は，神経因性疼痛に対する抗うつ薬の疼痛緩和効果についてメタ解析および臨床試験の結果をまとめたものです[1]。

神経因性疼痛に対する抗うつ薬の疼痛緩和効果を検討した61のRCTをメタ解析した結果では，三環系抗うつ薬，SSRI，SNRI（ベンラファキシンのみ）のいずれもプラセボ群に対して有意な改善効果を示し，疼痛緩和効果のリスク比は三環系抗うつ薬が2.1（95％ CI：1.8, 2.5），SNRIが2.2（95％ CI：1.5, 3.1），NNT（number needed to treat：治療の1例の効果を得るために，その治療を何人の患者に行わなければならないかを表す指標）は三環系抗うつ薬が3.6（95％ CI：3.0, 4.5），SNRIが3.1（95％ CI：2.2, 5.1）と報告されています[2]。

また，上記のメタ解析には含まれていませんが，SNRIのデュロキセチンにおいても神経因性疼痛に対する有効性を検討した臨床試験においてプラセボ群に対する有意な疼痛緩和効果が報告されています[3-5]。

▶「リスク比」「メタ解析」は巻末のAppendix「医学統計を理解するためのキホンのキホン」を参照

▶ Reference

1) Verdu B, et al. Antidepressants for the treatment of chronic pain. Drugs 68: 2611-2632, 2008.
2) Saarto T, et al. Antidepressants for neuropathic pain. Cochrane Database Syst Rev 4: CD005454, 2007.
3) Goldstein DJ, et al. Duloxetine vs. placebo in patients with painful diabetic neuropathy. Pain 116: 109-118, 2005.
4) Raskin J, et al. A double-blind, randomized multicenter trial comparing duloxetine with placebo in the management of diabetic peripheral neuropathic pain. Pain Med 6: 346-356, 2005.
5) Wernicke JF, et al. A randomized controlled trial of duloxetine in diabetic peripheral neuropathic pain. Neurology 67: 1411-1420, 2006.

Q4 糖尿病性神経障害疼痛に対する抗うつ薬の疼痛緩和効果はどのくらいですか？

A 糖尿病性神経障害疼痛に対する疼痛緩和効果のオッズ比は，三環系抗うつ薬が22.24，SNRI（デュロキセチン）が2.55といずれも有意な緩和効果を示すことが報告されています

■ 糖尿病性神経障害疼痛に対する抗うつ薬の疼痛緩和効果

三環系抗うつ薬

	研究報告	三環系抗うつ薬群 (n/N)	プラセボ群 (n/N)	オッズ比 (95% CI) random	重み付け (%)	オッズ比 (95% CI) random
著明な疼痛緩和	Kvinesdal 1984	7/12	0/12		19.26	34.09(1.64, 707.92)
	サブトータル	12	12		19.26	34.09(1.64, 707.92)
	トータルイベント数：7（三環系抗うつ薬群），0（プラセボ群） 異質性の検定：適用なし 統合効果の検定：Z = 2.28, p=0.02					
中等度の疼痛緩和	Max 1987	19/29	0/29		21.14	109.57(6.06, 1979.71)
	Max 1991	11/20	2/20		59.60	11.00(2.00, 60.57)
	サブトータル	49	49		80.74	26.16(2.67, 256.42)
	トータルイベント数：30（三環系抗うつ薬群），2（プラセボ群） 異質性の検定：χ^2 = 1.97, df = 1, p = 016, I^2 = 49.1% 統合効果の検定：Z = 2.80, p<0.005					
	トータル	61	61		100.00	22.24(5.83, 84.75)

トータルイベント数：37（三環系抗うつ薬群），2（プラセボ群）
異質性の検定：χ^2 = 2.03, df = 2, p = 0.36, I^2 = 1.5%
統合効果の検定：Z = 4.54, p<0.0001

0.1 0.2 0.5 1 2 5 10
プラセボ群優位　三環系抗うつ薬群優位

SNRI（デュロキセチン）

研究報告	デュロキセチン60mg/日群 (n/N)	プラセボ群 (n/N)	オッズ比 (95% CI) random	重み付け (%)	オッズ比 (95% CI) random
Raskin 2005	57/113	34/113		51.19	2.37(1.37, 4.08)
Goldstein 2005	55/114	29/115		48.81	2.76(1.58, 4.83)
トータル	227	228		100.00	2.55(1.73, 3.77)

トータルイベント数：112（デュロキセチン群），63（プラセボ群）
異質性の検定：χ^2 = 0.15, df = 1, p = 0.70, I^2 = 0%
統合効果の検定：Z = 4.71, p<0.0001

0.1 0.2 0.5 1 2 5 10
プラセボ群優位　デュロキセチン群優位

Wong MC, et al. BMJ 335: 87, 2007.

図は，糖尿病性神経障害疼痛に対する三環系抗うつ薬，およびSNRI（デュロキセチン）の疼痛緩和効果についてメタ解析した結果です[1]。疼痛緩和効果のオッズ比は，三環系抗うつ薬が22.24（95% CI：5.83, 84.75），SNRI（デュロキセチン）が2.55（95% CI：1.73, 3.77）といずれも有意な緩和効果が報告されています。

▶「オッズ比」「メタ解析」は巻末のAppendix「医学統計を理解するためのキホンのキホン」を参照

▶**Reference**
1) Wong MC, et al. Effects of treatments for symptoms of painful diabetic neuropathy: systematic review. BMJ 335: 87, 2007.

Q5 線維筋痛症に対する抗うつ薬の疼痛緩和効果はどのくらいですか？

A 線維筋痛症に対する抗うつ薬の有効性をメタ解析した結果では，疼痛症状，疲労症状，抑うつ気分，睡眠障害，健康関連QOLのいずれの治療アウトカムに対して有意な改善効果示し，特に三環系抗うつ薬の有効性の高さが確認されています

■ 線維筋痛症に対する抗うつ薬の治療アウトカム別にみた有効性

	治療アウトカム	研究報告数	抗うつ薬服用患者数	統計方法	効果量（Cohen's d）(95% CI)	統合効果の検定 p値
三環系抗うつ薬	疼痛	6	128	SMD (random)	−1.64(−2.57, −0.71)	<0.001
	疲労	4	95	SMD (random)	−1.12(−1.87, −0.38)	0.003
	睡眠障害	5	105	WMD (fixed)	−1.84(−2.62, −1.06)	<0.001
	抑うつ気分	1	20	WMD (fixed)	−0.60(−4.53, 3.33)	0.76
	健康関連QOL	3	94	WMD (fixed)	−0.31(−0.60, −0.01)	0.04
SSRI	疼痛	6	132	SMD (random)	−0.39(−0.77, −0.01)	0.04
	疲労	5	94	WMD (fixed)	−0.17(−0.47, 0.12)	0.25
	睡眠障害	4	75	SMD (random)	−0.23(−0.56, 0.10)	0.18
	抑うつ気分	5	94	WMD (fixed)	−0.37(−0.66, −0.07)	0.02
	健康関連QOL	3	62	WMD (fixed)	−0.41(−0.78, −0.05)	0.03
SNRI	疼痛	3	804	SMD (random)	−0.36(−0.46, −0.25)	<0.001
	疲労	1	477	WMD (fixed)	−0.08(−0.20, −0.05)	0.23
	睡眠障害	2	327	SMD (random)	−0.31(−0.47, −0.14)	<0.001
	抑うつ気分	2	309	SMD (random)	−0.26(−0.42, −0.10)	0.001
	健康関連QOL	2	703	SMD (random)	−0.31(−0.44, −0.17)	<0.001

SMD：標準化平均差，WMD：加重平均差
Cohen's d：2グループ間の平均値の差から算出される効果量で，標準偏差を単位として平均値がどれだけ離れているかを表す（たとえば，d＝1であれば1標準偏差（SD）分だけ離れていることを意味する）。一般的な効果量の目安として，d＝0.2が小（small），d＝0.5が中（medium），d＝0.8が大（large）とされる

Häuser W, et al. JAMA 301: 198-209, 2009.

線維筋痛症に対する抗うつ薬の有効性を検討した臨床研究をメタ解析した結果が報告されています[1]。それによれば，プラセボ群に対する抗うつ薬群の標準化平均差（SMD）は，疼痛症状が−0.43（95% CI：−0.55, −0.30），疲労症状が−0.13（95% CI：−0.26, −0.01），抑うつ症状が−0.26（95% CI：−0.39, −0.12），睡眠障害が−0.32（95% CI：−0.46, −0.18）健康関連QOLが−0.31（95% CI：−0.42, −0.20）といずれも有意な改善効果が示されています。

表は，同メタ解析の結果から抗うつ薬別に治療アウトカムの結果を示したものですが，SSRIやSNRIに比べて三環系抗うつ薬の効果が高いことがわかります。

▶「メタ解析」は巻末のAppendix「医学統計を理解するためのキホンのキホン」を参照

▶Reference

1) Häuser W, et al. Treatment of fibromyalgia syndrome with antidepressants: a meta-analysis. JAMA 301: 198-209, 2009.

Q6 頭痛に対する抗うつ薬の疼痛緩和効果はどのくらいですか？

A 緊張型頭痛および片頭痛に対する抗うつ薬の有効性をメタ解析した結果から，三環系抗うつ薬はプラセボに比べて有意な疼痛緩和効果を示し，特に緊張型頭痛に対する有効性の高さが確認されています

■ 緊張型頭痛および片頭痛に対する三環系抗うつ薬（TCA）の疼痛緩和効果

	研究報告	患者数/頭痛負荷* 平均（SD）		標準化平均差（SMD）	重み付け（%）	標準化平均差（95% CI）
		TCA群	プラセボ群			
緊張型頭痛	Bendtsen 1996（アミトリプチリン 75mg）	34/18.6 (1.6)	34/21.7 (1.3)		6.02	−2.13 (−2.72, −1.53)
	Diamond 1971（アミトリプチリン 60mg, 150mg）	39/0.98 (1)	16/1.56 (1.4)		6.04	−0.52 (−1.11, 0.07)
	Gobel 1994（アミトリプチリン 75mg）	24/7.9 (6)	29/9.6 (6)		6.15	−0.28 (−0.83, 0.26)
	Holroyd 2001（アミトリプチリン 100mg）	53/1.8 (0.2)	48/2.6 (0.2)		5.82	−4.00 (−4.68, −3.32)
	Indaco 1988（アミトリプチリン 50mg）	15/8.7 (2.9)	16/18.9 (4.7)		5.06	−2.59 (−3.56, −1.62)
	Langemark 1990（クロミプラミン 150mg）	28/19 (20)	35/31 (20)		6.22	−0.60 (−1.11, −0.09)
	Okasha 1973（アミトリプチリン 30mg）	20/0.8 (3)	20/2 (3)		5.96	−0.40 (−1.03, 0.23)
	Pfaffenrath 1994 (amitriptylinoxide 90mg, アミトリプチリン 75mg)	133/208 (171)	64/208 (171)		6.60	0.00 (−0.30, 0.30)
	サブトータル（I² = 95.4%, τ² = 1.57）					−1.29 (−2.18, −0.39)
片頭痛	Couch 1976（アミトリプチリン 100mg）	37/68.5 (58)	36/104 (57)		6.30	−0.62 (−1.09, −0.15)
	Gomersall 1973（アミトリプチリン 60mg）	20/207 (132)	20/356 (132)		5.83	−1.13 (−1.80, −0.46)
	Jacobs 1972 (opipramol 150mg)	13/2.9 (1.5)	12/4.2 (1.5)		5.45	−0.87 (−1.69, −0.04)
	Langohr 1985（クロミプラミン 100mg）	5/8.85 (7.7)	8/9.65 (7.7)		4.66	−0.10 (−1.22, 1.01)
	Loldrup 1989（クロミプラミン 150mg）	84/273 (176)	87/351 (128)		6.59	−0.51 (−0.81, −0.20)
	Mathew 1981（アミトリプチリン 75mg）	32/2.28 (0.36)	33/2.72 (0.31)		6.16	−1.31 (−0.85, −0.77)
	Morland 1979 (doxepin 100mg)	14/462 (65)	14/512 (65)		5.59	−0.77 (−1.57, −0.00)
	Noone 1980（クロミプラミン 30mg）	10/3 (2)	10/3.5 (1.2)		5.30	−0.30 (−1.19, −0.58)
	Ziegler 1987（アミトリプチリン 150mg）	30/429 (95)	30/511 (202)		6.21	−0.52 (−1.03, −0.00)
	サブトータル（I² = 25.0%, τ² = 0.22）					−0.70 (−0.93, −0.48)
	トータル（I² = 90.1%, τ² = 0.70）					−0.96 (−1.39, −0.53)

*頭痛負荷の指標として頭痛頻度，頭痛強度，頭痛インデックスを用いているが，どの指標を用いているかは研究により異なる

−5 −4 −3 −2 −1 0 1 2
三環系抗うつ薬群優位　　プラセボ群優位

Jackson JL, et al. BMJ 341: c5222, 2010.

頭痛に対する三環系抗うつ薬，およびSSRIの疼痛緩和効果を検討した臨床研究をメタ解析した結果が報告されています[1]。それによれば，プラセボ群に対する三環系抗うつ薬群の疼痛緩和効果の標準化平均差（SMD）は，緊張型頭痛が−1.29（95% CI：−2.18, −0.39），片頭痛が−0.70（95% CI：−0.93, −0.48）と有意な改善効果が示され，特に緊張型頭痛に対する効果の高さが確認されています。なお，SSRI群に対する三環系抗うつ薬群の疼痛緩和効果の標準化平均差（SMD）は緊張型頭痛が−0.80（95% CI：−1.63, 0.02），片頭痛が−0.22（95% CI：−0.75, 0.31）と有意差は認められていません。

▶「メタ解析」は巻末のAppendix「医学統計を理解するためのキホンのキホン」を参照

▶ Reference

1) Jackson JL, et al. Tricyclic antidepressants and headaches: systematic review and meta-analysis. BMJ 341: c5222, 2010.

Q7 慢性腰背部痛に対する抗うつ薬の疼痛緩和効果はどのくらいですか？

A 慢性腰背部痛に対する抗うつ薬の有効性をメタ解析した結果では，プラセボ群に対する抗うつ薬群の疼痛重症度に対する有意な緩和効果が示されています

■ 慢性腰背部痛に対する抗うつ薬の疼痛緩和効果

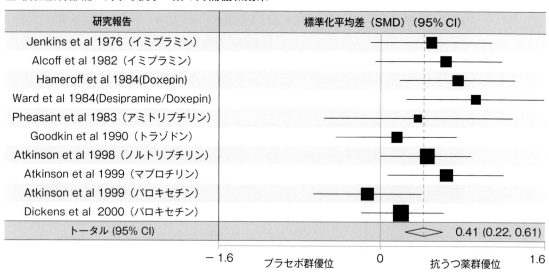

Salerno SM, et al. Arch Intern Med 162: 19-24, 2002.

慢性腰背部痛に対する抗うつ薬の有効性を検討した臨床研究をメタ解析した結果によれば，プラセボ群に対する抗うつ薬群の疼痛重症度の低下の標準化平均差（SMD）は 0.41（95% CI：022, 0.61）と有意な緩和効果が認められています（図）[1]。なお，同メタ解析では日常生活動作（ADL）に対する改善効果についても検討していますが，プラセボ群に対する抗うつ薬群のADLスコアの標準化平均差（SMD）は 0.24（95% CI：−0.21, 0.69）と有意差は認められていません。

▶「メタ解析」は巻末の Appendix「医学統計を理解するためのキホンのキホン」を参照

▶Reference
1) Salerno SM, et al. The effect of antidepressant treatment on chronic back pain: a meta-analysis. Arch Intern Med 162: 19-24, 2002.

Q8　うつ病治療は疼痛患者の健康・職業アウトカムにどのような影響を及ぼしますか？

A うつ病治療はうつ病を合併する疼痛患者における将来的なメンタルヘルス関連QOLの改善だけでなく，疼痛による職業機能障害のリスクを軽減する可能性が示唆されています

■ うつ病を合併する疼痛患者に対するうつ病治療がその後の健康アウトカムおよび職業機能アウトカムに及ぼす効果

		N	オッズ比	95% CI	スコア差	SE	p値
健康アウトカム	全般的健康感（あまり良くない，悪い）	528	0.65	0.38, 1.12			0.12
	PCS12（全般的健康スコア）	528			2.08	1.09	0.06
	日常生活動作（ADL）の制限	527			−0.45	0.24	0.07
精神的健康アウトカム	自殺念慮／自殺企図	528	0.89	0.42, 1.88			0.76
	MCS12（精神的健康スコア）	528			2.65	0.94	0.002
	うつ症状	527			−0.07	0.35	0.85
	社会的機能（Sickness Impact Profile）	528			0.18	0.09	0.05
職業機能アウトカム	疼痛による仕事への支障	528	0.57	0.34, 0.96			0.02
	雇用された状態	528	1.04	0.32, 1.74			0.87
	欠勤日数	231			−1.14	0.83	0.16

PCS12: Medical Outcomes Study (MOS) SF-12, physical component score（スコアが高いほど全般的健康度が高い）
MCS12: Medical Outcomes Study (MOS) SF-12, mental component score（スコアが高いほど精神的健康度が高い）

【対象と解析方法】
地域住民集団 14,985 例を対象に 1997-1998 年に実施した調査データ（HCC1）と，同集団に対して 2000-2001 年に実施した調査データ（HCC2）に基づいた長期疫学研究で，HCC1 において CIDI-SF（Composite International Diagnostic Interview Short-Form）によりうつ病と評価され，慢性疼痛を合併する 554 例におけるうつ病治療の有無（抗うつ薬の処方やメンタルヘルスカウンセリングの受診）が HCC2 において評価した健康アウトカムおよび職業機能アウトカムにどのような影響を及ぼすのかが傾向スコア分析により検討された

Teh CF, et al. Psychosom Med 72: 61-67, 2010.

　地域住民集団 14,985 例を対象とした観察研究のデータからうつ病を合併する慢性疼痛患者に対するうつ病治療（抗うつ薬の処方やメンタルヘルスカウンセリングの受診）がその後の健康アウトカムや職業機能アウトカムにどのような影響を及ぼすのかを傾向スコア分析により解析した結果が報告されています[1]。

　それによれば，うつ病治療が健康アウトカムおよび職業機能アウトカムに対して有意に改善効果を示したのはメンタルヘルス関連 QOL の MCS12 スコア（うつ病非治療群に比べてうつ病治療群ではスコアが 2.65 ポイント改善）と，疼痛による仕事への支障（うつ病非治療群に対するうつ病治療群のオッズ比は 0.57）であり（**表**），うつ病治療がメンタルヘルス関連 QOL だけでなく，疼痛による職業機能障害のリスクを軽減する可能性が示唆されています。

▶ 「オッズ比」は巻末の Appendix「医学統計を理解するためのキホンのキホン」を参照

▶ Reference

1) Teh CF, et al. Effect of depression treatment on chronic pain outcomes. Psychosom Med 72: 61-67, 2010.

傾向スコア分析（Propensity Score Analysis）

介入群と非介入群の背景因子が均質な RCT と異なり，観察研究では介入群と非介入群の背景因子が大きく異なるため，介入の影響を単純に比較することができない。そこで，観察研究における多様な背景因子を傾向スコアという単一の変数に集約して，傾向スコアによりマッチングや層別化等を行うことで観察研究においても介入の影響を評価できるようにするのが傾向スコア分析である。傾向スコア分析により，同じ傾向スコアの得点の患者同士を比較することで疑似的に観察研究のデータを RCT のように解析することが可能となる。

Q9 疼痛治療薬と抗うつ薬の併用ではどのような点に注意すればよいですか？

A CYP450の阻害作用による疼痛治療薬の作用増強または作用減弱のほか，一部の鎮痛薬では抗うつ薬との併用により薬物相互作用による副作用発現リスクが高まることがあるため，注意が必要です

■ 鎮痛薬として用いられる薬剤に対する新規抗うつ薬のCYP450阻害作用

CYP450アイソザイム		1A2	2C9	2D6	3A4
基質		鎮痛解熱薬 アセトアミノフェン	非ステロイド性抗炎症薬 イブプロフェン ジクロフェナク ナプロキセン ピロキシカム メフェナム酸	オピオイド鎮痛薬 オキシコドン トラマドール	オピオイド鎮痛薬 オキシコドン フェンタニル 鎮痛解熱薬 アセトアミノフェン
阻害物質	フルボキサミン (SSRI)	+++	++	+	++
	パロキセチン (SSRI)	+	+	+++	+
	セルトラリン (SSRI)	+	+	++	++
	エスシタロプラム (SSRI)			++	
	ミルナシプラン (SNRI)				
	デュロキセチン (SNRI)			++	
	ベンラファキシン (SNRI)			+	+
	ミルタザピン (NaSSA)	+			+

あるCYPタイプを基質にもつ薬剤に同じCYPタイプの阻害物質である薬剤を同時投与すると，基質をもつ薬剤の血中濃度が上昇する
＋＋＋：強い阻害作用，＋＋：中程度の阻害作用，＋：弱い阻害作用

精神医学講座担当者会議（監修）. 気分障害治療ガイドライン 第2版. 医学書院, 2010
American Psychiatric Association. Practice Guideline for the Treatment of Patients With Major Depressive Disorder, Third Edition. 2010 などより作成

表は鎮痛薬として用いられる薬剤に対する新規抗うつ薬のCYP450阻害作用を示したものです。CYP450により代謝される鎮痛薬に同一ファミリーのCYP450の阻害作用をもつ抗うつ薬を併用すると基質である鎮痛薬の血中濃度が上昇することがあるので注意が必要です。ただし，2D6により代謝されるオピオイド鎮痛薬のトラマドールでは，代謝物のO-デスメチルトラマドールがμオピオイド受容体に作用して高い鎮痛効果を発揮するため，2D6を阻害する抗うつ薬を併用すると鎮痛効果が減弱することが報告されています[1]。また，トラマドールおよび片頭痛治療薬のスマトリプタンはセロトニン作動性をもつ薬剤であるため，三環系抗うつ薬やSSRI, SNRIと併用するとセロトニン作用が増強して，セロトニン症候群が現れる場合があるので注意が必要です。

一方，非ステロイド性抗炎症薬（NSAIDs）とSSRIを併用すると消化管系の副作用リスクが増大することが報告されています[2]。

▶ Reference

1) Laugesen S, et al. Paroxetine, a cytochrome P450 2D6 inhibitor, diminishes the stereoselective O-demethylation and reduces the hypoalgesic effect of tramadol. Clin Pharmacol Ther 77: 312-323, 2005.
2) de Jong JC, et al. Combined use of SSRIs and NSAIDs increases the risk of gastrointestinal adverse effects. Br J Clin Pharmacol 55: 591-595, 2003.

医学統計を理解するためのキホンのキホン

Appendix 医学統計を理解するためのキホンのキホン

Q1 リスク比とオッズ比の違いを教えてください

　リスク比とオッズ比はどちらもある要因（リスクへの曝露またはリスクに対する介入）とあるイベント（疾患発症や介入効果など）発生との関連を表す効果量（effect size）です。どちらも基準値である1より大きいか小さいかで要因あり群と要因なし群のイベント発生の影響を評価する点で類似した指標といえます。リスク比やオッズ比の算出は，要因あり・なしの数とイベント発生・非発生の数を記した2×2表に基づいて行われますが，計算式の違いなどから，リスク比はコホート研究や介入研究といった前向き研究の効果量として用いられ，一方のオッズ比は症例対照研究の効果量として用いられます。

■リスク比またはオッズ比の算出ベースとなる2×2表

	イベント発生数	イベント非発生数	合計数
要因あり（曝露または介入）	a	b	a + b
要因なし（非曝露または非介入対照）	c	d	c + d
合計数	a + c	b + d	

リスク比（相対リスク）の概念と計算式

　リスクとは，イベントが発生する割合（イベント発生リスク）のことを意味します。要因（曝露または介入）があるか否かがイベント発生のリスクを高めるかどうかを評価する効果量がリスク比で，2×2表では横方向にみた指標となります。

　2×2表で，要因あり群のイベント発生リスクは$a/(a+b)$，要因なし群のイベント発生リスクは$c/(c+d)$となり，要因なし群のイベント発生リスクに対する要因あり群のイベント発生リスクの比であるリスク比は$[a/(a+b)]/[c/(c+d)]$で求められます。

　リスク比では，対象集団の合計数（$a+b$，$c+d$）が計算式に含まれるため，合計数によりリスク比の値が左右されます。このため，症例対照研究のように対象集団が作為的に選択される可能性のある場合には，リスク比は正しく算出されません。したがって，一般的に，リスク比はコホート研究や介入研究といった前向き研究の効果量として用いられます。なお，リスク比は相対リスクとも呼ばれます。

■リスク比の算出にあたり2×2表でみている方向

	イベント発生数	イベント非発生数	合計数
要因あり（曝露または介入）	a	b	a + b
要因なし（非曝露または非介入対照）	c	d	c + d
合計数	a + c	b + d	

■2×2表に基づいたリスク比の計算式

リスク	要因あり群のリスク	要因なし群のリスク
イベントが発生する割合	$\dfrac{a}{(a+b)}$	$\dfrac{c}{(c+d)}$
リスク比（リスク比）	要因あり群のイベント発生リスク / 要因なし群のイベント発生リスク	$\dfrac{a/(a+b)}{c/(c+d)}$
リスク比（RR）の解釈	イベント発生のリスク RR > 1：要因あり群 > 要因なし群 RR = 1：要因あり群 = 要因なし群 RR < 1：要因あり群 < 要因なし群	

参考 前向き研究（コホート研究・介入研究）と後ろ向き研究（症例対照研究）

コホート研究や介入研究は，現在のある集団（コホート）を対象に要因の曝露・介入群と非曝露・非介入群に分けて追跡調査し，将来のイベント発生リスクを検討する研究です。現在から未来に向かって調査するため前向き研究と呼ばれます。

一方，症例対照研究は，現在でイベントが発生した群と発生していない群について過去に遡って要因の曝露と非曝露の有無を調べてイベント発生との関連を検討する研究です。現在から過去に向かって調査するため後ろ向き研究と呼ばれます。

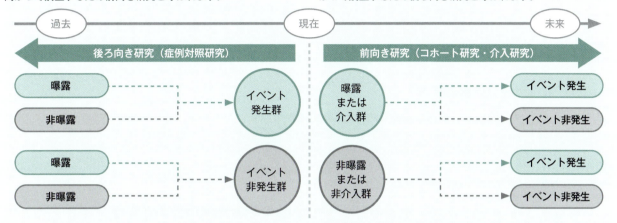

オッズ比の概念と計算式

オッズとは，イベント発生リスクのイベント非発生リスクに対する比を意味します。イベント発生群とイベント非発生群との間で，要因（曝露）の有無がイベント発生リスクを高めるかどうかを評価する効果量がオッズ比で，2×2表では縦方向にみた指標となります。

2×2表で，要因あり群のオッズは $[a／(a+c)]／[c／(a+c)] = a／c$，要因なし群のオッズは $[b／(b+d)]／[d／(b+d)] = b／d$ となり，要因なし群のオッズに対する要因あり群のオッズの比であるオッズ比は $[a／c]／[b／d] = ad／bc$ で求められます。

オッズ比はリスク比と異なり，計算式に対象集団の合計数が含まれないためオッズ比の値が変動することはありません。そのため，オッズ比はコホート研究や介入研究のほか，症例対照研究でも算出されます。一般的には，オッズ比は症例対照研究の効果量として用いられます。

■ オッズ比の算出にあたり2×2表でみている方向

	イベント発生数	イベント非発生数	合計数
要因あり（曝露または介入）	a	b	a＋b
要因なし（非曝露または非介入対照）	c	d	c＋d
合計数	a＋c	b＋d	

■ 2×2表に基づいたリスク比の計算式

リスク	要因あり群のリスク	要因なし群のリスク
イベントが発生するリスク／イベントが発生しないリスク	$\dfrac{[a／(a+c)]}{[c／(a+c)]} = \dfrac{a}{c}$	$\dfrac{[b／(b+d)]}{[d／(b+d)]} = \dfrac{b}{d}$
オッズ比	$\dfrac{\text{要因あり群のオッズ}}{\text{要因なし群のオッズ}}\ \dfrac{a／c}{b／d}$	$= \dfrac{ad}{bc}$
オッズ比（OR）の解釈	イベント発生のオッズ OR＞1：要因あり群＞要因なし群 OR＝1：要因あり群＝要因なし群 OR＜1：要因あり群＜要因なし群	

Q2 Kaplan-Meier 生存曲線とはどのようなものですか

Kaplan-Meier 生存曲線は，死亡や疾患発症などのイベントがどのくらいのあいだ発生しなかったか（生存割合）を評価する生存時間解析から導き出される生存時間データで，追跡期間における累積生存割合をグラフで示したものです。生存時間解析では，追跡期間中にイベントが発生しない例や途中で追跡できなくなった例は"打ち切り例"と呼ばれますが，追跡期間が長くなるほど打ち切り例の累積発生数が多くなり，生存対象者数が少なくなるため，Kaplan-Meier 生存曲線は右にいくほど推定精度が低くなる傾向があります。

Kaplan-Meier 生存曲線の描出

Kaplan-Meier 生存曲線では，横軸に追跡期間を，縦軸に累積生存割合をとって，以下の手順で時間経過による累積生存割合の軌跡が描出されます。

① 追跡開始時点の累積生存割合を1として，イベントが発生した段階でその時点での生存割合を算出する（最初のイベント発生段階では生存割合＝累積生存割合）

② 次のイベントが発生したら，その時点での生存割合を前回のイベント発生時で求めた累積生存割合に乗算して2回目のイベント発生時の累積生存割合を算出する。生存曲線は前回のイベント発生時の累積生存割合の水平線から2回目のイベント発生時での累積生存割合の水平線を階段状に描く

③ 打ち切り例が発生した場合には，生存者数を減算し，生存曲線上に打ち切り発生の目印をつける（累積生存割合は変化しない）

④ 上記の手順を追跡期間終了まで繰り返す

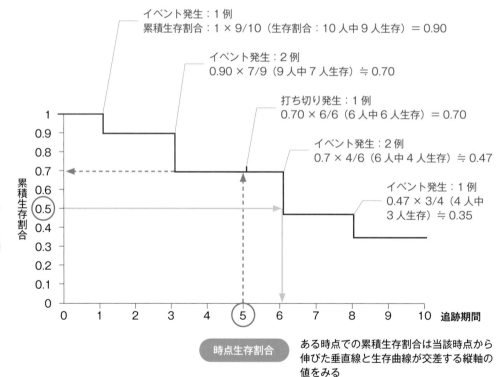

生存期間中央値
累積生存割合が50%となる時間（横軸の値）を生存期間中央値という

時点生存割合
ある時点での累積生存割合は当該時点から伸びた垂直線と生存曲線が交差する縦軸の値をみる

Kaplan-Meier 生存曲線の注意点	・打ち切り例が多いほど生存曲線の推定精度は低くなる ・追跡期間が長くなるほど生存対象者数が少なくなるため，生存曲線の右にいくほど推定精度は低くなる

Q3 ハザード比はどのような指標ですか

生存時間解析で2つの群のイベント発生率を比較する際の指標となるのがハザード比です。ハザードとは，ある時点におけるイベント発生率（瞬間的イベント発生率）を意味し，各群のハザードそのものの値は推定が困難ですが，比例ハザード性と呼ばれる前提条件のもとでは2群間のハザード比の算出が可能となり，2群間のイベント発生リスクを比較することができます。

ハザードの概念とハザード比の算出にあたっての考え方

生存曲線のような指数関数的な減衰曲線は対数をとることで時間定数を傾きとした比例直線に変換することができ，この時間定数の傾きがハザードになります。ハザードを傾きとした比例直線をハザード関数といい，時間に関連する部分の基準ハザードと時間に関連しない部分に分けた一次関数で表すことができます。ハザードの値そのものは時間の経過とともに変動するため推定することはできませんが，ある時点に限ればハザードは一定と考えられ，これを比例ハザード性と呼びます。比例ハザード性を前提条件とすれば，比較する群の基準ハザードは同じになるため，背景因子が同一であれば，2群間のハザード比は要因（介入または曝露）の影響の比として算出されます。

ハザード関数：

<u>基準ハザード</u> × <u>（要因の影響＋背景因子）</u>
時間に関連する部分　　　時間に関連しない部分

ハザード比算出の前提条件： 比例ハザード性

ハザードの値そのものは時間の経過とともに変動するが，ある時点に限ればハザードは一定と仮定する。たとえば，40歳と60歳の死亡ハザードは異なるが，40歳のある時点の死亡ハザードは一定と考えられる

要因A群と要因B群のKaplan-Meier生存曲線のハザード比

要因（介入または曝露）が異なる要因A群と要因B群のKaplan-Meier生存曲線では，それぞれのハザード関数は右のように示される。要因B群に対する要因A群のハザード比は下表の計算式となるが，比例ハザード性の前提条件から基準ハザードは一定とされ，また無作為化比較試験のように背景因子が同じであれば，ハザード比は（要因Aの影響）／（要因Bの影響）として表される

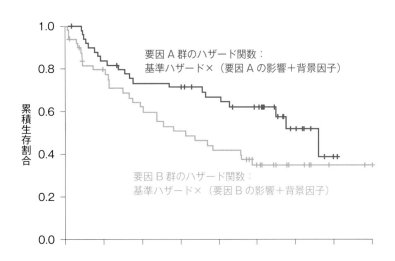

ハザード比	$\dfrac{要因A群のハザード}{要因B群のハザード}$	＝	$\dfrac{基準ハザード×（要因Aの影響＋背景因子）}{基準ハザード×（要因Bの影響＋背景因子）}$	＝ $\dfrac{要因Aの影響}{要因Bの影響}$
	比例ハザード性を前提条件とすれば，比較する群の基準ハザードは同じになるため，背景因子が同一であれば2群間のハザード比は要因（介入または曝露）の影響の比として算出される			
ハザード比（HR）の解釈	HR＜1：要因Aの影響＞要因Bの影響（要因Bに比べ要因Aでイベント発生までの時間が長い＝リスクが低い） HR＝1：要因Aの影響＝要因Bの影響（要因Aと要因Bにイベント発生までの時間に差はない） HR＞1：要因Aの影響＜要因Bの影響（要因Bに比べ要因Aでイベント発生までの時間が短い＝リスクが高い）			

Q4 メタ解析の Forest plot の読み方を教えてください

メタ解析とは，同じテーマの臨床研究について複数の効果量データを集めて統合し，真の効果量を推計する統計学的手法です。Forest plot は，メタ解析の結果を総合的に示すグラフで，個々の研究の効果量と信頼区間，統合された効果量と信頼区間について視覚的にわかりやすい情報として提示されます。

効果量の重み付け

臨床研究にはサンプルサイズが大きい研究もあればサンプルサイズが小さい研究もあり，複数の研究の効果量データを定量的に正しく統合するためには，効果量の重み付けを行う必要があります。一般的に，サンプルサイズの大きい研究では効果量のバラツキが小さく，サンプルサイズの小さい研究では効果量のバラツキが大きくなります。このため，サンプルサイズの違いによるバラツキの影響を少なくするため，メタ解析ではサンプルサイズが大きい研究にはウェイトを重くかけ，サンプルサイズが小さい研究にはウェイトを軽くかけます。

メタ解析で統合効果量の算出に用いられる代表的な統計モデル

メタ解析の統合効果量を算出する際に用いられる代表的な統計モデルに，固定効果モデル（fixed-effects model）と変量効果モデル（random-effects model）があり，統合する臨床研究の母集団に基づき適した統計モデルが用いられます。

固定効果モデル（fixed-effects model）

固定効果モデルは，すべての研究の母集団が均質（たとえば各母集団が同じ民族など）であると仮定したモデルで，研究間の効果量のバラツキはサンプリングに伴う偶然の誤差のみとされる。均質な母集団を対象とした研究を統合するのに適した方法であるが，研究間の偏りがないと仮定するため，統合された効果量の信頼区間が狭くなり，過大に評価されることがある

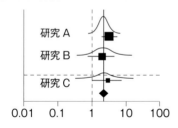

変量効果モデル（random-effects model）

変量効果モデルは，統合する研究の母集団が異質（たとえば各母集団が異なる民族など）と仮定したモデルで，研究間の効果量のバラツキはサンプリングに伴う偶然の誤差と，母集団の異質性による偏りの両者によるものとされる。研究間の偏りがあると仮定するため，統合された効果量の信頼区間は広くなるが，異質性がある研究でもデータを統合できるメリットがある

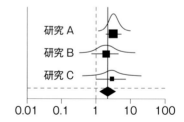

平林由広. 初めの一歩 メタアナリシス Review Manager ガイド. 克誠堂出版, 2014.

異質性（異質性の検定）の統計学的検定

メタ解析では，統合する個々の研究の結果にどの程度のバラツキがみられるかを評価する異質性（統計学的異質性）の検定が行われます。異質性の検定は，メタ解析で統合された効果量の推定値の信頼性に関係します。統計学的異質性の統計量には，コクランの統計量 Q（Cochrans's Q）と I^2 統計量があります。

コクランの統計量 Q（Cochran's Q）

コクランの統計量 Q は，個々の研究の効果量とメタ解析で統合された効果量の差をベースに算出される統計量で，Q の値が大きいほど異質性が大きいと評価される。Q の判定には χ^2 検定が用いられ，それにより得られる p 値で統計学的有意性を評価できる。ただし，Q の値は統合する研究数に左右される性質がある

I^2 統計量

I^2 統計量は，コクランの統計量 Q をベースに算出される，統合する研究数に左右されない統計量で，異質性の程度を 0～100％ で評価することができる。I^2 値が 0～25％ で「異質性が低い」，25～50％ で「異質性は中程度」，50～75％ で「異質性が高い」，75～100％ で「異質性が非常に高い」と評価される

メタ解析の Forest plot の読み方

異質性の検定
コクランの統計量 Q は、個々の研究の効果量とメタ解析で統合された効果量の差をベースに算出される統計量で、Q の値（または I^2 統計量）が大きいほど異質性が大きいと評価される。Q の判定には χ^2 検定が用いられ、それにより得られる p 値で統計学的有意性を評価できる

比較対象とされた効果量
比較対象となる効果量には、相対的効果量であるリスク比、オッズ比、ハザード比、絶対的効果量であるリスク差、平均差、標準化平均差などがある。図の効果量はリスク比（RR）となっている

統合効果量の算出に用いられた統計モデル
統合効果量の算出にどの統計モデルが用いられたかが示されている。図では、固定効果モデル（fixed-effects model）が用いられている

個々の研究の効果量
■の位置が個々の研究の効果量の点推定を意味し、■の大きさが重み付けされた研究のサイズを表す、また 95％信頼区間は真の効果が 95％の確率で存在すると考えられる範囲で、研究の精度が高いほど範囲は狭くなる

Study or Subcategory	Treatment n/N	Control n/N	RR (Fixed) 95% CI	Weight %	RR (Fixed) 95% CI
Feigher et al	37/53	13/30		7.31	1.61(1.03, 2.52)
Thomson et al	13/21	5/15		2.57	1.86(0.84, 1.09)
Hollyman et al	53/67	39/74		16.32	1.50(0.84, 1.09)
Doogan & Langdon	48/96	40/90		18.18	1.13(0.83, 1.53)
Mynors+Wallis et al	10/31	1/30		0.45	9.68(1.32, 71.04)
Lecrubier et al	24/37	28/45		11.13	1.04(0.75, 1.45)
Malt et al	65/121	60/129		25.58	1.15(0.90, 1.48)
Phillipp et al	73/109	30/47		18.46	1.05(0.82, 1.35)
Total (95% CI)	535	460		100.00	1.26(1.12, 1.42)

Total events: 323 Treatment, 216 Control

Test for heterogeneity; χ^2 = 12.36, df = 7 (P = .09), I^2 = 43.4%
Test for overrall effect; Z = 3.89 (P < .0001)

0.01 0.1 1 10 100
Favors placebo   Favors treatment

効果量の重み付け
効果量を定量的に正しく統合するために、サンプルサイズが大きい研究にはウェイトを重くかけ、サンプルサイズが小さい研究にはウェイトを軽くかける重み付けが行われる

統合効果の検定
統合効果の統計量である Z 値は有意性の指標であり、有意性が高いほど Z 値は大きくなる（有意であるかどうかは p 値をみるとよい）

有意差判定の基準線
個々の研究の効果量および統合された効果量が有意であるか否かを判定する基準線。基準線の左右に比較する群のどちらが優位であるかが示され、効果量の信頼区間が基準性をまたいでいるか否かで有意性が判定される

統合された効果量
◆の中心が個々の研究結果を統合した効果量の点推定を意味し、◆の左右幅が 95％信頼区間を表す。◆の信頼区間が有意であるか否かの基準線をまたいでいる場合には「有意差なし」、またいでいない場合には「有意差あり」と評価される

統合効果量の算出に用いられる代表的な統計モデル	固定効果モデル（fixed-effects model）	・すべての研究の母集団が同じであると仮定したモデルで、均質な母集団を対象とした研究を統合するのに適している ・統合された効果量の信頼区間が狭くなるため、過大に評価されることがある
	変量効果モデル（random-effects model）	・統合する研究の母集団が異なると仮定したモデルで、統合された効果量の信頼区間は広くなる ・偏りがあり異質性が高い研究のデータを統合する場合に用いられる

コクランの統計量 Q（χ^2 検定）	異質性
有意差なし	なし
有意差あり	あり

I^2 統計量	異質性
0〜25%	低い
25〜50%	中程度
50〜75%	高い
75〜100%	非常に高い

Q5 回帰係数とはどのようなものですか?

　変数間に関連があり,ある変数の値から別の変数の値を予測するための統計解析手法が回帰分析です。予測の元となる変数を説明変数（独立変数）と呼び,予測の対象となる変数を目的変数（従属変数）と呼びます。回帰分析のうち,1つの目的変数を1つの説明変数で予測するモデルを単回帰分析といい,2つの変数間の直線的な関係性は以下の一次方程式で表されます。下記の回帰式では,説明変数Xの値がわかれば目的変数Yの値を導くことができ,説明変数Xの値が1単位増えたときの目的変数Yの変化量を表すb（回帰直線の傾き）を回帰係数といいます。

単回帰モデルの回帰式：Y = bX + a（Y: 目的変数, X：説明変数, b：回帰係数, a：切片）

回帰直線の算出方法の考え方

　2つの変数間の散布図において,実測データ上のあるX座標に対応するY座標の値を実測値といい,同じX座標の回帰直線上におけるY座標の値を予測値といいます。単回帰分析では,各実測データにおける実測値と予測値との差分（誤差）が最小となる回帰直線を求めます。回帰直線の具体的な算出方法は省略しますが,数学的には各実測データの誤差（実測値－予測値）の2乗の総和を最小にする計算式で導かれます（最小二乗法）。イメージ的には,各実測データの誤差の長さを一辺とした正方形の面積の総和が最小となるような直線を求めることとなります。最小二乗法により算出した回帰直線の傾きが回帰係数になります。

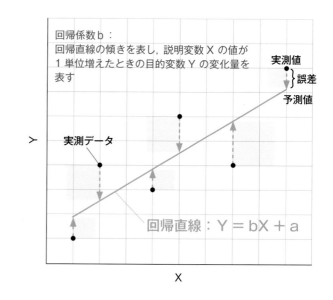

単回帰分析による決定係数（R^2）の意味と解釈

　回帰直線において,各実測データの実測値と予測値との差分は誤差のバラツキ（右図のⓑ）となり,Y値の平均値（$\bar{Y}$）と予測値の差分は予測値のバラツキ（右図のⓒ）となり,両者を合わせたものがY値のバラツキ（Y値の実測値と平均値の差分,右図のⓐ）となります。

　誤差のバラツキⓑが小さいほど回帰直線の精度が高いことを意味しますが,逆に予測値のバラツキⓒは説明変数Xがばらつくほど大きくなるため,ⓒ／ⓐを基に算出される値のR^2は,目的変数Yの変動のうち説明変数Xの変動で説明できる割合を表します。このR^2の値を決定係数（または単寄与率）と呼びます。たとえば,決定係数R^2が0.75であれば,目的変数Yの変動のうち,75％は説明変数Xの変動で説明できることを意味します。

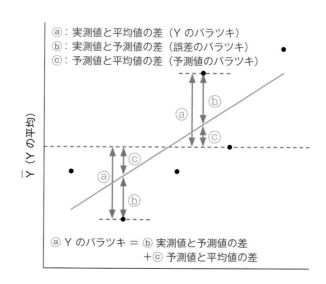

単回帰分析が1つの目的変数を1つの説明変数で予測したのに対して，1つの目的変数を複数の説明変数で予測するのが重回帰分析です。重回帰分析の回帰式は以下の方程式により表されます。各説明変数Xの回帰係数を偏回帰係数といい，単回帰分析の回帰係数と同様に，各説明変数が1単位増えたときの目的変数Yの変化量を表します。

重回帰モデルの回帰式：
$$Y = b_1X_1 + b_2X_2 + b_3X_3 + \cdots + a$$
(Y: 目的変数，X：説明変数，b：回帰係数，a：切片)

偏回帰係数（bまたはB）の意味と解釈

それぞれの偏回帰係数は，各説明変数Xの単位が1単位増えたときの目的変数Yの変化量を表しますが，各説明変数Xの単位が異なる場合には，偏回帰係数はどの説明変数がどの程度目的変数に影響を与えているかの大小を直接的に表すわけではありません。たとえば，下記のように，年齢・BMI・食塩摂取量の3つを説明変数として血圧（目的変数）を予測する重回帰分析では，算出された偏回帰係数は各説明変数の単位が異なるため，偏回帰係数により各説明変数が目的変数に及ぼす影響の大きさを比較することはできません。一般的に，偏回帰係数はbまたはBの記号で表されます。

$$血圧 = b_1 × 年齢 + b_2 × BMI + b_3 × 食塩摂取量 + a$$

| 年齢が1歳増加したときの血圧に及ぼす影響の大きさ | BMIが1単位増加したときの血圧に及ぼす影響の大きさ | 食塩摂取量が1g増加したときの血圧に及ぼす影響の大きさ | → 算出された偏回帰係数は各説明変数の単位が異なるため，比較することはできない |

標準偏回帰係数（β）の意味と解釈

説明変数Xと目的変数Yの平均を0，標準偏差を1として標準化して重回帰分析を行うと，標準偏回帰係数と呼ばれる値が得られます。標準偏回帰係数は，他の説明変数が一定という条件のもと，ある説明変数が標準偏差が1つ変化したときの目的変数の標準偏差がどれだけ変化するのかを表し，各変数の単位やバラツキとは無関係な値であるため，各説明変数の相対的な影響力の大きさを比較することができます。一般的に，標準偏回帰係数はβの記号で表されます。

重回帰分析による重寄与率（R^2）の意味と解釈

単回帰分析による決定係数（単寄与率）と同様に，重回帰分析でも目的変数の変動のうち全説明変数の変動で説明できる割合を表す決定係数を算出することができ，重寄与率（R^2）と呼ばれます。たとえば，説明変数X_1とX_2の重寄与率R^2が0.75であれば，目的変数Yの変動のうち，75％はX_1とX_2の変動による影響であることを意味します。

■回帰分析により算出される各パラメータの読み方

単回帰分析	回帰係数（bまたはB）	説明変数の値が1単位増えたときの目的変数の変化量を表す
	決定係数（R^2）	目的変数の変動のうち説明変数の変動で説明できる割合を表す
重回帰分析	偏回帰係数（bまたはB）	ある説明変数の値が1単位増えたときの目的変数の変化量を表す。偏回帰係数間の比較はできない
	標準偏回帰係数（β）	ある説明変数の値が1標準偏差増えたときの目的変数の変化量を表す。偏回帰係数間で比較が可能
	重寄与率（R^2）	目的変数の変動のうち全説明変数の変動で説明できる割合を表す

Q6 相関係数とはどのようなものですか？

2つの変数間に関連性があるかどうかを解析する手法を相関分析といい，相関分析により2つの変数の関連の強さを表す指標として算出されるのが相関係数です。相関係数はrで表され，−1から1までの値をとります。符号が＋の場合は"正の相関"を，符号が−の場合は"負の相関"を意味し，rの絶対値（｜r｜）が大きいほど相関が強いことを表します。なお，相関分析では，相関係数により2つの変数の関連性の強さを判断することができますが，2つの変数の因果関係を判断することはできません。

相関係数の算出方法の考え方

・各変数の平均とのズレが算出のベース

相関係数の具体的な算出方法は省略しますが，数学的にはそれぞれの変数について平均からどれだけズレ（平均との差）ているのかをベースに算出されます。右図は各サンプルのXとYの変数の値をプロットした散布図ですが，それぞれの値についてXの平均値およびYの平均値からのズレ（距離）を求めて，「Xの平均とのズレ（距離）」と「Yの平均とのズレ（距離）」の積の総和を基に計算されます。イメージ的には，「Xの平均とのズレ（距離）」と「Yの平均とのズレ（距離）」の長さを2辺とした長方形の面積の大きさを求め，それら面積の大きさを合計したものをベースに算出されると考えることができます。

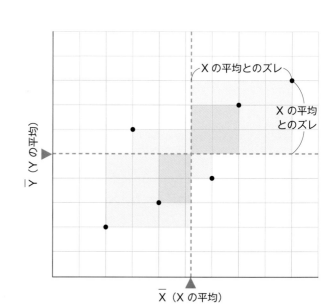

・各変数の平均とのズレの積の符号

「Xの平均とのズレ」と「Yの平均とのズレ」は平均よりも大きいか小さいかでプラス（＋）かマイナス（−）のどちらかをとります。したがって，両者を積算した面積は＋か−のどちらかの符号をもつことになります。右図に示すように，XとYのそれぞれの平均より大きいか小さいかで散布図は4つの領域にわけることができます。面積の符号は領域Aと領域Dが＋，領域Bと領域Cが−となり，領域Aと領域Dのサンプルが多いほど＋の面積が多くなり，算出される相関係数は＋の方向に大きくなり（正の相関），逆に領域Bと領域Cにサンプルが多いほど−の面積が多くなり，算出される相関係数は−の方向に大きくなります（負の相関）。一方，領域A〜Dにまんべんなくサンプルが分散していると，＋の面積と−の面積の大きさが相殺されて，算出される相関係数は小さくなります。

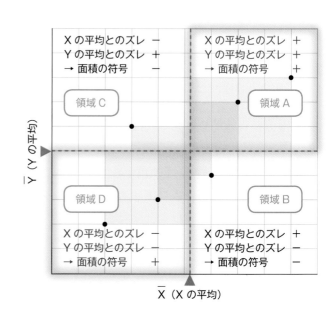

相関係数 r による相関の強さの評価

相関係数 r は，関連性の強弱を「相関が強い・弱い」で表現されます．左下図は r 値の大きさによる散布図のパターンをいくつか示したものですが（負の相関の場合には右肩下がりの散布図になります），r の絶対値（｜r｜）が 1 の完全な相関がみられる場合にはデータが直線的にならび，｜r｜が 0 に近づくにつれて散布図の分布は丸みを帯びていきます．相関係数 r による相関の強さの評価は，一般的に右下表に示す目安が用いられています．

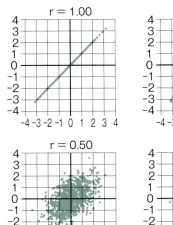
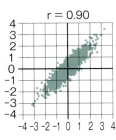
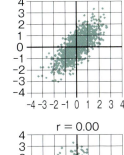

相関係数 r	相関の強さ
r = 0	相関なし
0 < ｜r｜ ≦ 0.2	ほとんど相関なし
0.2 < ｜r｜ ≦ 0.4	弱い相関あり
0.4 < ｜r｜ ≦ 0.7	中程度の相関あり
0.7 < ｜r｜ < 1.0	強い相関あり
r = 1.0 または r = −1.0	完全な相関

相関係数の統計学的仮説検定の解釈

相関分析では，相関係数の統計学的仮説検定も行われ，p 値が算出されます．相関係数の統計学的仮説検定は，「2 つの変数には相関がまったくない」という帰無仮説に対して行われるもので，p 値が 5％の有意水準を下回って帰無仮説が棄却できたとしても，相関の強弱を表すわけではないことに注意が必要です．相関係数の統計学的有意性は r 値の信頼性を意味するだけで，たとえば r の p 値が有意であったとしても，r の値が小さく「ほとんど相関なし」であれば，相関関係上はあまり意味はありません．

散布図による相関関係の確認

右図は，それぞれ異なった特徴をもつ散布図を示したものですが，これらのデータを相関分析すると相関係数はすべて 0.82 と等しくなります．相関係数の値だけをみても右図のような散布図の特徴の違いをみることはできません．相関係数は線形関係の強さを評価する指標ですので，線形関係にある右図 A 以外の非線形性のデータについて相関係数を算出しても意味はありません．これらは"アンスコムの数値例"と呼ばれ，相関係数の値のみで相関分析の結果を解釈することの不適切さを戒めたものです．相関係数を解釈する際には，散布図を確認して相関分析が適切であるかどうかを考慮することが大切です．

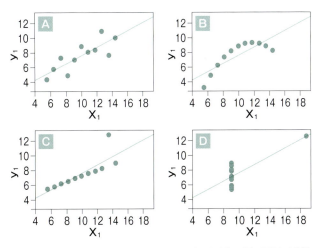

Anscombe FJ. American Statistician 27: 17-21, 1973.

生活習慣病に合併したうつ病を診る実地臨床医のための うつ病診療Q&A

2016年10月1日　第1版　第1刷発行	定　価　本体4,800円（税別）
	監修者　上島　国利
	発行者　高原　まゆみ
	発行所　アルタ出版株式会社
	http://www.ar-pb.com
	〒166-0016　東京都杉並区成田西3-7-12
	TEL 03-5790-8600　FAX 03-5790-8606

ISBN978-4-901694-79-7　C3047

JCOPY ＜㈳出版者著作権管理機構委託出版物＞

本書の無断複製（コピー）は著作権法上での例外を除き禁じられています．複写される場合は，そのつど事前に㈳出版者著作権管理機構（電話 03-3513-6969／FAX 03-3513-6979／e-mail：info@jcopy.or.jp）の許諾を得てください．